Monographien aus dem Gesamtgebiete der Psychiatrie

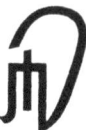

Monographien aus dem Gesamtgebiete der Psychiatrie

Herausgegeben von
H. Hippius, München · H. Saß, Aachen · H. Sauer, Jena

Band 86	Kosten und Kostenwirksamkeit der gemeindepsychiatrischen Versorgung von Patienten mit Schizophrenie Von H.J. Salize und W. Rössler (ISBN 3-540-64540-3)
Band 87	Psychosen des schizophrenen Spektrums bei Zwillingen Ein Beitrag zur Frage von Umwelt und Anlage in der Ätiologie „endogener" Psychosen Von E. Franzek und H. Beckmann (ISBN 3-540-64786-4)
Band 88	Arbeitsrehabilitation in der Psychiatrie Prospektive Untersuchungen zu Indikationen, Verläufen und zur Effizienz arbeitsrehabilitativer Maßnahmen Von T. Reker (ISBN 3-7985-1141-1)
Band 89	Borna Disease Virus Mögliche Ursache neurologischer und psychiatrischer Störungen des Menschen Von K. Bechter (ISBN 3-7985-1140-3)
Band 90	Psychiatrische Komorbidität bei Alkoholismus und Verlauf der Abhängigkeit Von M. Driessen (ISBN 3-7985-1169-1)
Band 91	Psychopathologische und SPECT-Befunde bei der produktiven Schizophrenie Von R.D. Erkwoh (ISBN 3-7985-1187-X)
Band 92	Soziokulturelle Faktoren und die Psychopathologie der Depression Empirische Untersuchungen zum pathoplastischen Einfluß soziokultureller Lebensformen bei der Melancholie Von D. Ebert (ISBN 3-7985-1185-3)
Band 93	Selbstbild und Objektbeziehungen bei Depressionen Untersuchungen mit der Repertory Grid-Technik und dem Gießen-Test an 139 PatientInnen mit depressiven Erkrankungen Von H. Böker (ISBN 3-7985-1202-7)
Band 94	Elektrokrampftherapie Untersuchungen zum Monitoring, zur Effektivität und zum pathischen Aspekt Von H.W. Folkerts (ISBN 3-7985-1204-3)
Band 95	Der Nerve Growth Factor bei neuropsychiatrischen Erkrankungen Ein pleiotroper Modulator mit peripherer und zentralnervöser Wirkung Von R. Hellweg (ISBN 3-7985-1205-1)
Band 96	Aufklärung und Einwilligung in der Psychiatrie Ein Beitrag zur Ethik in der Medizin Von J. Vollmann (ISBN 3-7985-1206-X)
Band 97	Tabakabhängigkeit Biologische und psychosoziale Entstehungsbedingungen und Therapiemöglichkeiten Von A. Batra (ISBN 3-7985-1212-4)
Band 98	Die psychosozialen Folgen schwerer Unfälle Von U. Schnyder (ISBN 3-7985-1213-2)
Band 99	Körperliche Aktivität und psychische Gesundheit Psychische und neurobiologische Effekte von Ausdauertraining bei Patienten mit Panikstörung und Agoraphobie Von A. Broocks (ISBN 3-7985-1240-X)
Band 100	Das dopaminerge Verstärkungssystem Funktion, Interaktion mit anderen Neurotransmittersystemen und psychopathologische Korrelate Von A. Heinz (ISBN 3-7985-1248-5)

Andreas Heinz

Das dopaminerge Verstärkungssystem

Funktion, Interaktion mit anderen Neurotransmittersystemen
und psychopathologische Korrelate

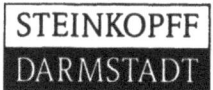

PD Dr. Andreas Heinz
Zentralinstitut für Seelische Gesundheit
J5
68159 Mannheim

Die Deutsche Bibliothek – CIP-Einheitsaufnahme
Heinz, Andreas: Das dopaminerge Verstärkungssystem: Funktion, Interaktion mit anderen Neurotransmittersystemen und psychopathologische Korrelate. – Darmstadt: Steinkopff, 2000
  (Monographien aus dem Gesamtgebiete der Psychiatrie; Bd. 100)
  ISBN 978-3-642-63333-1   ISBN 978-3-642-57714-7 (eBook)
  DOI 10.1007/978-3-642-57714-7

Dieses Werk ist urheberrechtlich geschützt. Die dadurch begründeten Rechte, insbesondere die der Übersetzung, des Nachdrucks, des Vortrags, der Entnahme von Abbildungen und Tabellen, der Funksendung, der Mikroverfilmung oder der Vervielfältigung auf anderen Wegen und der Speicherung in Datenverarbeitungsanlagen, bleiben, auch bei nur auszugsweiser Verwertung, vorbehalten. Eine Vervielfältigung dieses Werkes oder von Teilen dieses Werkes ist auch im Einzelfall nur in den Grenzen der gesetzlichen Bestimmungen des Urheberrechtsgesetzes der Bundesrepublik Deutschland vom 9. September 1965 in der Fassung vom 24. Juni 1985 zulässig. Sie ist grundsätzlich vergütungspflichtig. Zuwiderhandlungen unterliegen den Strafbestimmungen des Urheberrechtsgesetzes.

© 2000 by Springer-Verlag Berlin Heidelberg
Ursprünglich erschienen bei Steinkopff-Verlag Darmstadt 2000
Softcover reprint of the hardcover 1st edition 2000

Verlagsredaktion: Dr. Maria Magdalene Nabbe – Herstellung: Renate Münzenmayer
Umschlaggestaltung: Erich Kirchner, Heidelberg

Die Wiedergabe von Gebrauchsnamen, Handelsnamen, Warenbezeichnungen usw. in dieser Veröffentlichung berechtigt auch ohne besondere Kennzeichnung nicht zu der Annahme, daß solche Namen im Sinne der Warenzeichen- und Markenschutz-Gesetzgebung als frei zu betrachten wären und daher von jedermann benutzt werden dürften.

SPIN 10759407   85/7231-5 4 3 2 1 0 – Gedruckt auf säurefreiem Papier

Für Paasches Lukanga Mukara

Danksagung

Viele Personen und Institutionen haben an der Entstehung dieser Arbeit mitgewirkt. Ganz besonderen Dank schulde ich Herrn Professor Dr. H. Helmchen, ohne dessen wissenschaftliche und klinische Ausbildung und Betreuung diese Arbeit undenkbar wäre. Mein herzlicher Dank gilt aber auch all den anderen Mitarbeiterinnen und Mitarbeitern der Berliner Forschungsgruppe "Neurobiologische Mechanismen der Abhängigkeitserkrankungen", insbesondere Frau S. Kuhn, Herrn Privatdozent Dr. L.G. Schmidt, Herrn Privatdozent Dr. A. Baumgartner und Herrn Professor Dr. H. Rommelspacher.

Sehr zu Dank verpflichtet bin ich Herrn Professor Dr. D. Weinberger und Herrn Professor Dr. Dr. M. Linnoila, die am National Institute of Mental Health und am National Institute of Alcohol Abuse and Addiction die weiterführenden Studien gefördert und betreut haben. Ihre tatkräftige Unterstützung hat es mir ermöglicht, Studien an drei verschiedenen Patientengruppen und im Tiermodell durchzuführen. Der frühe und tragische Tod von Professor Markku Linnoila überschattet die Veröffentlichung dieser Habilitationsschrift.

Mein besonderer Dank gilt Dr. D. Jones, der mich bei allen methodischen Fragestellungen beriet und viele Nächte mit mir verbrachte, in denen die Studienplanung und Auswertung erfolgte.

Der Deutschen Forschungsgemeinschaft bin ich zu großem Dank verpflichtet, da sie meine Forschungsarbeit an den National Institutes of Health mit einem Habilitationsstipendium gefördert hat und diese Arbeit so überhaupt erst ermöglichte. Die Mitarbeiterinnen und Mitarbeiter sowie die Gutachter der DFG haben mich in allen anstehenden Fragen gut beraten und tatkräftig unterstützt.

Sehr herzlich möchte ich mich auch bei Herrn Professor Dr. H. Przuntek bedanken, dessen neurologische Ausbildung und Förderung mein Interesse am dopaminergen System und an dessen Bezug zur Psychomotorik geweckt hatte. Herzlichen Dank an Rosemarie Krämer vom Zentralinstitut in Mannheim für die Bearbeitung des Manuskripts. Ebenso gilt mein Dank allen Angehörigen, Freundinnen und Freunden, deren Ideen, Diskussionen und Unterstützung mir in den Jahren der wissenschaftlichen Arbeit sehr geholfen hat. Ganz besonders gilt dies für meine Frau, Jacqueline Juliet Jones-Heinz, deren Unterstützung sich nicht in wenigen Sätzen beschreiben lässt.

Mein ganz besonderer Dank gilt allen Patienten und Kontrollpersonen, die sich für die wissenschaftlichen Untersuchungen zur Verfügung gestellt haben. Sie sind es, die alle Untersuchungen erst möglich machen und denen die Forschungsarbeit nützen soll.

Auch in die in Untersuchungen einbezogenen Rhesusaffen sollen nicht unerwähnt bleiben. Wir haben bezüglich der radioaktiven Exposition bei der bildgebenden Untersuchung so behandelt, als ob es sich um menschliche Probanden handelt. Trotzdem muss festgehalten werden, dass die durchgeführten Untersuchungen nur den Patienten, nicht jedoch den Tieren selbst zugute kommen.

Die erhoffte Relevanz der Untersuchungen für die Behandlung von Patienten mit neurologischen und psychiatrischen Erkrankungen ist somit Sinn und Zweck der vorgelegten Studien.

Berlin/ Mannheim, Frühjahr 2000   Priv. Doz. Dr. Andreas Heinz

Inhaltsverzeichnis

1 **Einführung: Anatomie und Funktion des dopaminergen Verstärkungssystems** 1

    1.1   Zur Bedeutung des dopaminergen Verstärkungssystems für die Regulation zielgerichteten Verhaltens 1

    1.2   Die dopaminerge Innervation des präfrontalen Cortex und das Arbeitsgedächtnis (Working memory) 12

2 **Bedeutung und psychopathologische Korrelate einer dopaminergen Dysfunktion bei alkoholabhängigen Patienten** 17

    2.1   Unterschiedliche Hypothesen zur Bedeutung einer dopaminergen Dysfunktion bei alkoholabhängigen Patienten 17

    2.2   Dopaminerge Dysfunktion bei Alkoholabhängigen - Integration differenter Befunde im zeitlichen Ablauf der Abhängigkeitsentwicklung 18

    2.3   Untersuchungen zur Sensitivität zentraler Dopamin D1 und D2 Rezeptoren bei Alkoholabhängigen während chronischer Alkoholzufuhr und in der Abstinenz 20

    2.4   Zum Zeitverlauf der Rekonstitution dopaminerger Neurotransmission in der Abstinenz 24

    2.5   Ist die überdauernde Hyposensitivität dopaminerger Rezeptoren genetisch bedingt? 33

    2.6   Psychopathologische Korrelate der Hyposensitivität zentraler dopaminerger Rezeptoren 36

    2.7   Hyposensitivität zentraler dopaminerger Rezeptoren und Alkoholverlangen 43

    2.8   Methodik der Untersuchungen zum präsynaptischen Dopaminumsatz alkoholabhängiger Patienten 45

    2.9   Untersuchungen striärer Dopamintransporter bei Alkoholabhängigen 54

    2.10   Dopaminerge Transmission, Anhedonie und "Craving" bei Alkoholabhängigen - abschließende Bewertung der Ausgangshypothesen 59

X   Inhaltsverzeichnis

3   Exkurs: Serotonerge Dysfunktion bei Alkoholabhängigen und im Primatenmodell - Entstehung, Interaktion mit dopaminerger Transmission und psychopathologische Korrelate 63

3.1   Zur Bedeutung der hypostasierten psychopathologischen Korrelate einer serotonergen Dysfunktion 63
3.2   Serotonerge Dysfunktion, "antisoziale Verhaltensweisen" und Alkoholabhängigkeit 66
3.3   Die Interaktion entwicklungsspezifischer Stressfaktoren mit serotonerger Transmission - Bedeutung und soziale Implikationen .. 75
3.4   Untersuchungen zur serotonergen Transmission bei Alkoholabhängigen 78
3.5   Zur Interaktion serotonerger und dopaminerger Transmission am Beispiel von Patienten mit Gilles-de-la-Tourette Syndrom 83
3.6   Zusammenfassende Diskussion der Untersuchungen serotonerger Transmission 87

4   Dopaminerge Transmission und Anhedonie bei schizophrenen Patienten mit und ohne neuroleptische Behandlung 91

4.1   Subkortikale dopaminerge Transmission und Anhedonie bei schizophrenen Patienten mit und ohne neuroleptische Behandlung .. 91
4.2   Eigene Untersuchungen zur Negativsymptomatik und psychomotorischen Verlangsamung bei schizophrenen Patienten 95
4.3   Untersuchungen zur kortikalen Kontrolle subkortikaler dopaminerger Transmission im Primatenmodell und ihrer Bedeutung für die Pathogenese schizophrener Symptomatik 101
4.4   Schlussfolgerungen für die Hypothese einer phasischen versus tonischen Störung subkortikaler dopaminerger Transmission in der Schizophrenie 113

5   Zusammenfassung und Ausblick 121

Literatur 127

Index 151

1 Einführung: Anatomie und Funktion des dopaminergen Verstärkungssystems

1.1
Zur Bedeutung des dopaminergen Verstärkungssystems für die Regulation zielgerichteten Verhaltens

Das "*dopaminerge Verstärkungssystem*" ist ein entwicklungsgeschichtlich altes System, das durch sogenannte "primäre Verstärker" wie Essen, Trinken, sexuelle Aktivität und elterliches Fürsorgeverhalten angesprochen wird. Seine ausgeprägten Verstärkerwirkungen werden darauf zurückgeführt, dass es durch überlebenswichtige, mit der Nahrungsaufnahme oder Sexualität verbundene Reize aktiviert wird und so das Überleben der Art sichert (Ploog, 1990; Robbins und Everitt, 1996). Das Konzept der Verhaltensverstärkung lässt sich auf Skinner (1935) zurückführen, der postulierte, dass eine Handlung immer dann gehäuft auftritt, wenn sie "positiv verstärkt" wird. Skinner vermied es bewusst, eine positive *Verstärkung* ("positive reinforcement") mit psychologischen Konstrukten wie einer gehobenen Stimmung oder einem Lusterleben in Verbindung zu bringen. Bei der Verwendung behavioristischer Begriffe in der Suchtforschung wurde diese Trennung jedoch nicht immer aufrechterhalten, so dass die positive Verhaltensverstärkung oft als *Belohnung* ("reward") bezeichnet wurde, der eine affektiv positive, "hedonistische" Wirkung zugeschrieben wurde (Di Chiara, 1995; Koob und Le Moal, 1997). Eine solche Redeweise identifiziert jedoch den deskriptiven Begriff der "Verhaltensverstärkung" vorschnell mit nur einer der möglichen Ursachen verstärkt auftretender Verhaltensweisen, nämlich ihrer Belohnung in Form affektiv angenehmer Zustände. Im Folgenden soll deshalb der Begriff der *Verstärkung* verwandt werden, wenn von einer erhöhten Auftretenswahrscheinlichkeit bestimmter Verhaltensweisen gesprochen wird. Auch dieser Begriff ist nicht unzweideutig, da das neurobiologische System, das entscheidend an der Vermittlung der *verhaltensverstärkenden* Wirkung bestimmter Umweltreize beteiligt ist, das sogenannte "dopaminerge Verstärkungssystem", möglicherweise auch zur *Verstärkung der neuronalen Reizüberleitung und Reizverarbeitung* beiträgt (Daniel et al., 1991; Cohen und Servan-Schreiber, 1992). Unter der verstärkten Antwort der Neurone auf eintreffende Reize wird hier eine Zunahme der Signalübertragung im Verhältnis zum Rauschen verstanden, die zur fokussierten Aktivierung spezifischer neuronaler Netze führen soll (Daniel et al., 1991; Spitzer et al., 1995). Auch wenn die dopaminerge Neurotransmission an einer solchen Signalverstärkung beteiligt sein könnte, bezieht sich die weitere Rede vom dopaminergen Verstärkungssystem ausdrücklich nicht auf die möglicherweise gegebene Funktion der Signalverstärkung, sondern lediglich auf die behavioristisch definierte Verstärkung des Auftretens bestimmter Verhaltensweisen.

Eine Dysfunktion dieses dopaminergen Systems kann grundlegende Bereiche des menschlichen Verhaltens betreffen. Hinweise auf Störungen zentraler dopaminerger Transmission finden sich in so unterschiedlichen Krankheitsbildern wie

1.1 Zur Bedeutung des dopaminergen Verstärkungssystems für die Regulation zielgerichteten Verhaltens

der majoren Depression (Ansseau et al., 1988; Pitchot et al., 1992; Heinz, 1997), der Schizophrenie (Meltzer et al., 1984; Weinberger, 1987) und bei Abhängigkeitserkrankungen (Wise, 1988; Balldin et al., 1992). Störungen dopaminerger Transmission können die aus dem Mittelhirn aufsteigenden Bahnen betreffen, wobei traditionell zwischen zwei Bahnsystemen unterschieden wird: Erstens der von der Area ventralis tegmenti Tsai (VTA, A10) zum ventralen Striatum (Nucleus accumbens) ziehenden Bahn und zweitens den dopaminergen Projektionen von der Substantia nigra (A9) zum dorsalen Striatum (Dahlström und Fuxe, 1964; Wise, 1988; vgl. **Abb. 1**).

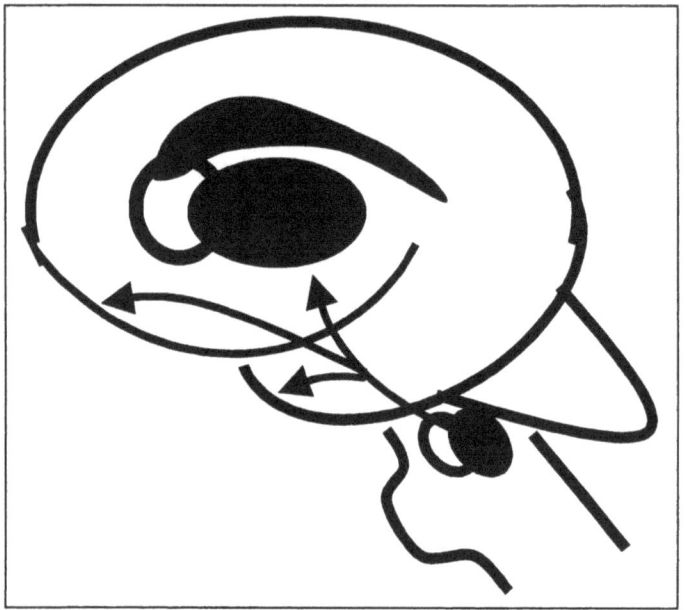

Abb. 1: Das dopaminerge Verstärkungssystem mit seinen aufsteigenden Projektionsbahnen zum ventralen Striatum (Nucleus accumbens, dargestellt durch einen Kreis) sowie zum frontalen und entorhinalen Kortex. Eng benachbart finden sich die dopaminergen Bahnen zum dorsalen Striatum (Nucleus caudatus und Putamen, dargestellt durch geschlossene Formen). Im Mittelhirn entspringen die dopaminergen Neurone im ventralen Striatum (dargestellt durch eine offene Ellipse) und in der Substantia nigra (dargestellt durch eine geschlossene Ellipse)

Dabei wurde angenommen, dass eine Dysfunktion der von der Substantia nigra zum dorsalen Striatum ziehenden Bahn zu extrapyramidalmotorischen Störungen führt, während eine Störung der dopaminergen Projektionen zum ventralen Striatum Motivation und emotionales Ausdrucksvermögen beeinträchtigt (Benninghoff, 1985; Wise, 1988). Die Bedeutung der dopaminergen Innervation des ventralen Striatums für motivationale Prozesse wurde aus Tierversuchen abgeleitet, in denen eine Reizung dieses Bahnsystems zur Verstärkung all jener Verhaltensweisen führte, die diese Reizung ausgelöst hatten (Ploog, 1990). Da postuliert wurde, dass die Verstärkerwirkung dopaminerger Stimulation mit einem subjektiven Lustempfinden verbunden ist, wurde auch vom dopaminergen "*Reward*"- oder *Belohnungs-System* gesprochen (Wise, 1980; Naber, 1990).

Gegen eine kategorische Trennung dopaminerger Bahnen in eine motivational bedeutsame Innervation des ventralen Striatums und eine "extrapyramidalmotorische" Innervation des dorsalen Striatums (Di Chiara und Imperato, 1988) wurde von Wise (1988) eingewendet, dass eine Reizung der gesamten aufsteigenden dopaminergen Bahnsysteme Verstärkerfunktion besitzt. Dazu kommt, dass die bei Nagetieren nachweisbare Trennung dopaminerger Innervation in eine ventrale Bahn, die von der VTA zum Nucleus accumbens zieht, und eine dorsale Bahn, die von der Substantia nigra zum dorsalen Striatum aufsteigt, sich bei Primaten so nicht aufrechterhalten lässt. Denn bei Primaten überlappen zum einen die Ursprungsareale beider Bahnsysteme im Mittelhirn, zum anderen entspringt die dopaminerge Innervation der sogenannten "Shell region" des Nucleus accumbens in der Substantia nigra und nicht in der VTA (Lynd-Balta und Haber et al., 1994a; 1994b). Auf der Basis der vorliegenden Befunde schlug Di Chiara (1995) vor, zwischen vier dopaminergen Systemen zu unterscheiden: erstens einem "mesostriato-pallidal system", das Caudatus, Putamen und die "Core region" des Nucleus accumbens umfasst, zweitens einem "mesostriato-amygdaloid system", das auch als "extended amygdala" bezeichnet wird, bestehend aus der "Shell region" des Nucleus accumbens und der zentralen und lateralen Amygdala, drittens dem "mesolimbic system", das die dopaminergen Projektionsarealen des Allokortex umfasst, und viertens dem "mesocortical system", das die dopaminergen Projektionen zum frontalen, parietalen und temporalen Isokortex bezeichnet.

Für eine Interaktion der verschiedenen dopaminergen Projektionsareale bei der dopaminvermittelten Verstärkung sprechen die Befunde von Schultz et al. (1993). Schultz und Mitarbeiter beobachteten, dass dopaminerge Neurone mit Ursprung in der Brodman Area 9 (A9) und A10 mit einer Erhöhung der Entladungsrate reagieren, wenn die Belohnung im Konditionierungsversuch eintrifft. Die Entladungsrate dopaminerger Neurone aus der A10 war zwar während des Erlernens der konditionierten Verhaltensantwort gegenüber Neuronen aus A9 und A8 erhöht, nach Erlernen der Verhaltensantwort fanden sich jedoch keine Unterschiede in der Entladungsrate der dopaminergen Neurone bei Eintreffen der Belohnung (Schultz et al., 1993). Auch bei Nagetieren sind die striären Projektionsareale dopaminerger Neurone aus A9 und A10, das dorsale und ventrale Striatum, offenbar beide an der Vermittlung der Verstärkerfunktion in Konditionierungsexperimenten beteiligt: Laut Beninger und Ranaldi (1994) kann durch Stimulation mit Amphetamin sowohl im Nucleus accumbens als auch im antero-dorsalen und posterioren Caudatus und Putamen eine verstärkte Verhaltensantwort ausgelöst werden.

Auf Grund von Konditionierungsversuchen wurde postuliert, dass einer Stimulation dopaminerger D1 Rezeptoren eine besondere Bedeutung für die Verstärkerwirkung zukommt (Shippenberg und Herz, 1987; Weed und Wolverton, 1995). Dopamin D1-Rezeptoren aktivieren den Second messenger c-AMP in GABAergen Neuronen des Striatums, die meist durch die Anwesenheit von Substanz P und Dynorphin gekennzeichnet sind (Fleminger, 1991; Gerfen, 1992). Diese GA-

1.1 Zur Bedeutung des dopaminergen Verstärkungssystems für die Regulation zielgrichteten Verhaltens

BAerge Neurone projizieren weitgehend auf GABAerge Neurone im Pallidum internum und bewirken eine Enthemmung thalamo-kortikaler Projektionen (sogenannter "direct pathway"; Gerfen, 1992; Cummings, 1993). Demgegenüber inhibieren Dopamin D2 Rezeptoren postsynaptisch c-AMP in GABAergen Neuronen im Striatum (Waddington, 1989), die häufig Enkephalin enthalten und thalamo-kortikale Projektionen über eine Inhibition des Nucleus subthalamicus aktivieren (sogenannter "indirect pathway"; Gerfen, 1992; Cummings, 1993; vgl. **Abb. 2**). Die Stimulierung des c-AMP kann im Tierversuch mittels postsynaptischer Aktivierung stimulierender G-Proteine durch Choleratoxin oder mittels einer Ausschaltung inhibitorisch wirkender G-Proteine durch Pertussistoxin erfolgen; beide Vorgehensweisen erhöhen die Cocaineinnahme (Nestler, 1994). Diese Befunde könnten die Hypothese stützen, dass die Verstärkerwirkung von Drogen über eine Aktivierung der Dopamin D1 Rezeptoren vermittelt wird, die über die Aktivierung stimulierender G-Proteine die c-AMP Konzentration erhöhen (Sibley und Monsma, 1992). Verschiedene Befunde sprechen jedoch dafür, dass auch Dopamin D2 Rezeptoren an der Vermittlung der dopaminergen Verstärkerfunktion beteiligt sind. So fanden Chu und Kelley (1992), dass eine konditionierte Verhaltensverstärkung nur bei gleichzeitiger Injektion von Dopamin D1 und D2 Agonisten auftrat, nicht jedoch bei isolierter Gabe selektiver D1 oder D2 Agonisten. Umgekehrt konnte ein konditioniertes Verlangen nach Cocain durch Blockade dopaminerger D2 Rezeptoren aufgehoben werden (Berger et al., 1996). Herz (1995) postulierte, dass Unterschiede im Konditionierungsparadigma für die differenten Befunde verantwortlich sein könnten. Die Konditionierung der Platzpräferenz, herbeigeführt durch Gabe einer Belohnung bei Aufsuchen einer bestimmten Kammer, wäre demnach nur von der Stimulation dopaminerger D1 Rezeptoren, aber nicht der D2 Rezeptoren, abhängig (Cunnigham et al., 1992). Demgegenüber könnte die Selbstapplikation bisher "belohnender" Substanzen sowohl durch Dopamin D1 als auch durch D2 Antagonisten beseitigt werden kann (Herz, 1995). In Anbetracht dieser Befunde räumte Herz (1995) ein, dass eine "funktionelle Trennung verschiedener Typen von Dopamin-Rezeptoren offenbar nicht durchwegs möglich" ist und dass Wechselwirkungen zwischen den Rezeptorsubtypen eine entscheidende Rolle spielen könnten. Diese Interpretation wird durch Befunde von Ranaldi und Beninger (1995) unterstützt, wonach Blockade der D1 Rezeptoren die D2 rezeptor-vermittelte Verstärkerwirkung im Konditionierungsexperimenten beseitigen kann.

1 Einführung: Anatomie und Funktion des dopaminergen Verstärkungssystems

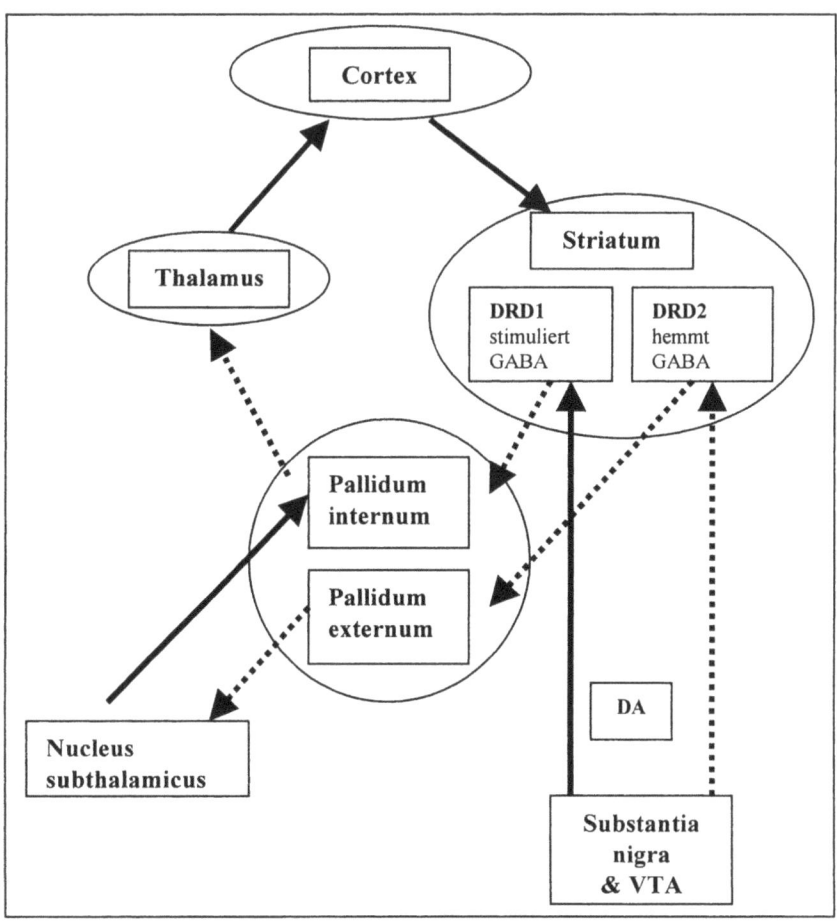

Abb. 2: Das direkte und das indirekte Bahnsystem in den Basalganglien und sein dopaminerger Input. GABAerg hemmende Bahnen sind gepunktet dargestellt, glutamaterg stimulierende durch durchgehende Linien.

Eine alternative Hypothese wurde von Nakajima (1989) vorgebracht, der postulierte, dass D1 Rezeptoren die Stärke der Belohnung vermitteln, während D2 Rezeptoren auf die Art des Verstärkers ansprechen. In seiner Studie reduzierte der D2 Antagonist Raclopride die Frequenz, mit der das Versuchstier einen Hebel drückte, um Nahrung, aber nicht andere Verstärker, als Belohnung zu erhalten. Nakajima (1989) räumte allerdings ein, dass die D2 Rezeptorblockade möglicherweise nicht zu einer Verminderung der Verstärkerwirkung der Nahrung führt, sondern nur die motorische Reaktionsfähigkeit des Versuchstiers beeinträchtigen könnte. Die Wirkung der D2 Rezeptorenblockade wäre somit auf eine schlichte

Störung der Lokomotorik zurückzuführen und eine Stimulation der D2 Rezeptoren wäre nicht an der neuronalen Vermittlung der Verstärkerwirkung beteiligt. Dieses Problem wurde auch von Ljungberg (1987) in einer Studie an Sprague Dawley Ratten angesprochen. Ljungberg (1987) verglich die Wirkung verschiedener Neuroleptika auf operante Verhaltensweisen, die ausgeführt wurden, um an Wasser als Belohnung zu gelangen, mit dem Effekt der Neuroleptika auf die Wassereinnahme selbst. Bei Gabe niedriger Dosen D2 blockierender Neuroleptika fand sich eine Verminderung der operanten motorischen Aktion, während die Wassereinnahme selbst erst bei höherer Dosierung der Neuroleptika reduziert war. Ljungberg (1987) folgerte, dass die verminderte Wassereinnahme bei hochdosierten Neuroleptika auf eine Verminderung der Verstärkerwirkung des Wassers zurückzuführen sei. Er postulierte, dass die Wassereinnahme als weniger belohnend erlebt werde, was er als Reduzierung der Motivation oder "Anhedonie" bezeichnete.

Der Begriff der Anhedonie, der Verlust der Lebensfreude (Andreason, 1982), war 1922 von dem amerikanischen Psychiater Myerson zur Beschreibung schizophrenen Erlebens verwandt worden. Myerson verstand Anhedonie als Folge zivilisatorischer Prozesse, die die geglückte Befriedigung menschlicher Bedürfnisse stören. In der Tradition der angloamerikanischen Empiristen stehend (Hume, 1978) ging Myerson davon aus, dass Gefühle und Leidenschaften das menschliche Verhalten steuern und dass eine gesunde Entwicklung nicht durch die Unterdrückung kindlicher Begierden, sondern durch ihre Wandlung in bewusst gesteuerte, langfristige Interessen gekennzeichnet sei. Die erfolgreiche Befriedigung der grundlegenden Bedürfnisse vermittele ein stabiles Realitätsgefühl. Dieser Realitätsbezug werde jedoch durch urbane Reizüberflutung und den gesellschaftlich erzwungenen Aufstau der Begierden verhindert. Das Resultat einer solchen pathologischen Entwicklung, die bis zur Manifestation einer schizophrenen Psychose führen könne, sei die Übererregung des Nervensystems und die Anhedonie, der "Verlust der Begierden und ihrer Befriedigung".

Myersons Betonung der Anhedonie fand anfangs innerhalb der zeitgenössischen Schizophrenietheorien wenig Resonanz. Cohen (1990) bemerkt ein erstaunliches Fehlen dieses Konzepts in den klassischen Schizophrenietheorien und vermutet, dass Kraepelin und Bleuler möglicherweise von dem schrecklichen Schicksal ihrer Patienten so beeindruckt waren, dass sie die vorgeblich weniger wichtige Unfähigkeit, Freude zu empfinden, nicht bemerkten. Dies ist jedoch aus verschiedenen Gründen unwahrscheinlich. Kraepelin (1897) und Bleuler (1911) lieferten detaillierte Beschreibungen anderer schizophrener Symptome und definierten das Krankheitsbild der Dementia praecox bzw. der Gruppe der Schizophrenien auf dieser Grundlage neu. Zudem finden sich verwandte Begriffe der Gefühlskälte oder emotionalen Verarmung in den Beschreibungen vieler Psychiater. Wie Myerson ging Reich (1973) davon aus, dass die gesellschaftlich erzwungene Unterdrückung der Bedürfnisse pathogen wirkt und dass schizophrene Patienten unfähig sind, ihre eigenen Gefühle wahrzunehmen. Kretschmer (1928;1939) betonte Gefühlskälte und trockene Rationalisierungen schizophrener Patienten und Kurt Schneider (1980) unterschied zwischen einer fortschreitenden Verödung des Gefühlslebens, Apathie und trotzigem Rückzug schizophrener Patienten.

Der Begriff der Anhedonie passte allerdings schlecht zur Betonung des autistischen Wunschdenkens, das die Schizophrenietheorie Bleulers kennzeichnet (1911). Bleuler (1906) hatte seine Theorie der Schizophrenien in Zusammenarbeit mit Freud formuliert und war wie dieser von den evolutionären Theorien Jacksons (1927) beeinflusst (Mester, 1984). Jackson (1927) sah das Gehirn als streng hierarchisch organisiertes Gebilde, bei dem primitivere und entwicklungsgeschichtlich ältere Hirnzentren die höheren Zentren informieren und durch diese in ihrer Aktivität gehemmt werden (**Abb. 3**).

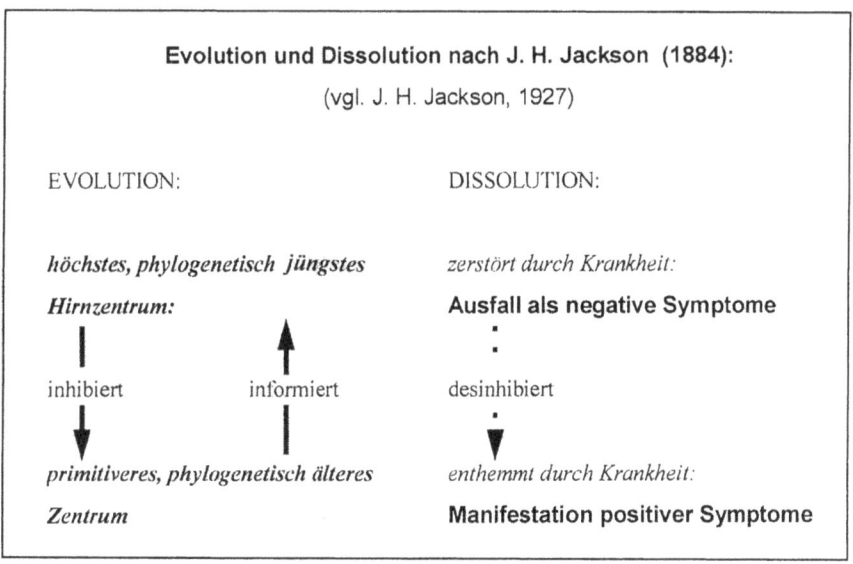

Abb. 3: Jacksons (1927) Modell der evolutionären Schichtung der Hirnfunktionen. Untergeordnete, phylogenetisch ältere Zentren leiten Informationen zu höheren Zentren und werden von diesen in ihrer Aktivität gehemmt. Der Ausfall der höheren Zentren führt zur Negativsymptomatik, die Enthemmung der niedrigeren Zentren zur Positivsymptomatik. Eine Hemmung höherer, phylogenetisch jüngerer Zentren durch niedrigere Zentren ist in diesem Modell nicht vorgesehen.

Geisteskrankheit wurde als Umkehrung der Evolution verstanden, bei der sich der Ausfall der Funktion der höheren Hirnzentren als Defizit bzw. "Negativsymptomatik" manifestiert, während die Enthemmung der entwicklungsgeschichtlich älteren Zentren zu "positiven Symptomen" wie zum Beispiel dem Auftreten von Halluzinationen und zur Wahnbildung führt. Haeckel hatte postuliert, dass die Ontogenese eine Rekapitulation der Phylogenese sei (Gould, 1977); die Enthemmung primitiver Hirnzentren wurde deshalb als Regression auf stammesgeschichtlich wie ontogenetisch frühe Entwicklungsstadien verstanden (Heinz, 1987). Freud (1911-13) und Bleuler (1911) wandten diese Gedanken auf die Entstehung der Dementia praecox bzw. der Gruppe der Schizophrenien an. Psychotisches Erleben wurde als Folge des Ausfalls logischen Denkens einerseits und der Enthemmung eines Wunschdenkens andererseits interpretiert, das ähnlich wie magische Prozeduren "primitiver" Völker zur Triebbefriedigung in der Phantasie neigt und die Realität verleugnet (Freud, 1913; Bleuler, 1927). Psychotische Patienten regredieren demnach auf die Stufe des Autoerotismus, der durch die halluzinierte Triebbefriedigung gekennzeichnet sei. Das Seelenleben folgt dann ausschließlich dem Lustprinzip und verwirft die störende Realität (Freud, 1911-13). Bleuler formte seinen Begriff des schizophrenen Wunschdenkens mit offenem Verweis auf Freuds Konzeption, allerdings unter Auslassung der umstrittenen Libidotheorie - der Autismus (Bleuler, 1911) ersetzte den Autoerotismus (Freud, 1911-13:314). Freud wie Bleuler glaubten, dass das Wunschdenken einer onto- wie phylogenetisch primitiven Weltsicht entspräche, die sich auch in der Denkweise der Stammesvölker finde (Bleuler, 1911; Freud, 1913-17). Psychiatrische und anthropologische Theorien stützten so gegenseitig die Annahme eines einheitlichen prälogischen Wunschdenkens, das sich bei "primitiven" Völkern (Lévy-Bruhl, 1910/1985) ebenso finde wie bei Kindern oder schizophrenen Patienten (Bleuler, 1911; 1927). Es ist die in diesem Modell vorgegebene Enthemmung des vom Lustprinzip gesteuerten Wunschdenkens, die sich nur schwer mit Myersons These vereinbaren lässt, dass die Schizophrenie gerade durch den Verlust der Begierden und ihrer Erfüllung, also durch Anhedonie, gekennzeichnet sei (Heinz und Heinze, 1998).

In der Folge gerieten jedoch die Grundlagen der großen evolutionären Erzählungen (Lyotard, 1993) unter zunehmende Kritik. Die Anthropologie wandte sich von den spekulativen Evolutionstheorien ab und der Feldforschung zu (Lévi-Strauss, 1973; Evans-Pritchard, 1976; Malinowski, 1987). Deren Ergebnisse entlarvten die These von der Irrationalität primitiver Völker als Mythos, der dem mangelnden Verständnis fremder Kulturen und den kolonialen Bedingungen geschuldet war, unter denen die älteren ethnographischen Informationen gesammelt worden waren (Evans-Pritchard, 1967; Heinz, 1997). Zudem wurde die These von der Ontogenese als Rekapitulation der Phylogenese in den Zwanzigerjahren weitgehend verlassen (Gould, 1977) und wird heute allenfalls auf die Embryonalentwicklung, nicht jedoch auf spätere Entwicklungsstadien angewandt (Czihiak, 1981). Somit entfiel die Notwendigkeit, psychotisches Erleben als Enthemmung primitiver, alogischer und triebgesteuerter Mechanismen des Seelenlebens zu verstehen. Hinzu kam, dass der Behaviorismus die Bedeutung der Belohnung für die Verhaltenskontrolle betonte (Watson, 1913; Skinner, 1953). Dies ermöglichte es dem Psychoanalytiker Rado und dem Verhaltenspsychologen Meehl, die Anhedonie in das Zentrum ihrer jeweiligen Schizophrenietheorie zu stellen. Rado (1956) ging davon aus, dass die Schizophrenie durch eine Störung des Lustprinzips und damit der fundamentalen Ebene des Seelenlebens gekennzeichnet sei. Auf Grund dieser Störung der "hedonistischen Entwicklungsstufe" könnten schizophrene Patienten bei einem Verlust von Zuneigung und Freude psychisch dekompensieren. Bei Rado (1956) ist es also die fundamentale Störung des Lustprinzips selbst, nicht dessen Enthemmung durch Verlust der rationalen Kontrolle, die zur psychotischen Kompensation führt. Auch Meehl (1962) verstand die Anhedonie als "verlässlichstes und dramatischstes" Zeichen der Schizophrenie. Er führte die Anhedonie auf eine genetisch bedingte Funktionsstörung der limbischen Zentren zurück, die normalerweise Freude und Belohnung vermitteln. Meehl nahm an, dass eine synaptische Funktionsstörung die Signalübertragung so beeinträchtige, dass negative Rückkopplungsmechanismen überwiegen. Die Aktivierung negativer Feedback-Mechanismen könnte durch pathogene frühkindliche Einflüsse so verstärkt werden, dass Anhedonie und Ambivalenz als Folge der Enthemmung aversiver, inhibitorischer Zentren auftreten (Meehl, 1962).

Der Begriff der Anhedonie wurde von Stein und Wise (1971) in die Diskussion um die zerebralen Verstärkersysteme eingebracht. Eine Störung des damals noch als überwiegend noradrenerg vorgestellten Rewardsystems sollte demnach zur Anhedonie, dem Verlust des Lustempfindens bei Eintreffen einer Belohnung, führen. Die Theorie beruhte auf Untersuchungen in denen die Versuchstiere eine elektrische Selbststimulation der Nahrungsaufnahme dann vollzogen, wenn die Elektroden entlang der aufsteigenden noradrenergen und dopaminergen Bahnen platziert waren (Ploog, 1990). Die durch Stimulation dopaminerger und nordrenerger Bahnen erzielte Verstärkung ("Reinforcement") von Verhaltensweisen wurde auf Lustgefühle zurückgeführt, die die Handlung belohnen ("Reward") und die Wahrscheinlichkeit einer Wiederholung der operanten Verhaltensweise erhöhen. Umgekehrt sollte ein Ausfall der catecholaminergen Verstärkungssysteme zur Anhedonie führen (Stein und Wise, 1971). Tatsächlich konnte die euphorisierende Wirkung des Amphetamins durch Blockade der Dopamin-, nicht jedoch der Noradrenalin-Rezeptoren aufgehoben werden (Gunne et al., 1972), was zur Fokussierung weiterer Studien auf das dopaminerge Verstärkungssystem beitrug (Naber, 1990).

Der Schluss von der Verstärkerwirkung einer Stimulation auf die assoziierte Lustempfindung wurde allerdings von Ploog als ungerechtfertigt zurückgewiesen (Ploog, 1990). So wies Ploog (1990) darauf hin, dass bilaterale Amygdalektomie bei Affen zum Emotionsverlust führt, während die Verstärkerwirkung von unkonditionierten und konditionierten Stimuli erhalten bleibt. Ploog (1990) folgert aus diesen Befunden, dass "das Phänomen der Verstärkung ... phylogenetisch sehr alt" sei, während "die Fähigkeit zur Lust vermutlich sehr jung [ist]." Deshalb hätten Theorien wie die Anhedoniehypothese von Stein und Wise (1971) "angesichts der komplexen kausalen Zusammenhänge wenig Erklärungswert" (Ploog, 1990). Aber auch von anderer Seite aus geriet die Anhedoniehypothese unter Kritik. So beobachteten Schultz et al. (1993), dass dopaminerge Neurone mit Ursprung in der Area 9 und 10 zwar während des Erlernens einer konditionierten Reaktion ihre Entladungsrate steigern, wenn der Reiz eintrifft, dass sie jedoch nach dem Erlernen der Reaktion nicht weiter durch das Eintreffen der Belohnung aktiviert werden. Statt dessen feuerten diese Neurone nun bei Darbietung des konditionierten Reizes, enkodierten also dessen Bedeutung als auffälligen, Belohnung anzeigenden ("salient") Stimulus (Schultz, 1992). Das dopaminerge Verstärkungssystem würde also Umweltreize als potentiell belohnend kodieren, wäre aber nicht selbst Träger der Lustempfindung, die sich bei Eintreffen der Belohnung einstellt.

Diese Interpretation wird durch Untersuchungen von Lamb et al. (1991) unterstützt. Die genannten Autoren ermöglichten es Opiatabhängigen, sich Morphin oder Placebo selbst zu verabreichen, ohne dass ihnen gesagt wurde, in welcher Präparation sich das Verum befand. Wie andere Drogen mit Abhängigkeitspotential stimuliert Morphin die Dopaminfreisetzung im ventralen Striatum, offenbar vermittelt über eine Aktivierung von μ-Opioidrezeptoren in der VTA (Spanagel et al., 1992). Interessant an dem Versuch von Lamb und Mitarbeitern ist, dass das Morphin so niedrig dosiert war, dass es weder subjektiv euphorisierenden Effekte produzierte noch an den Nebenwirkungen erkannt werden konnte. Dennoch verabreichten sich die opiatabhängigen Versuchspersonen signifikant häufiger Morphin, was dafür spricht, dass es seine Verstärkerwirkung unabhängig von der subjektiv ausgelösten Euphorie entwickelt (Lamb et al., 1991). Ähnliche Befunde erhoben Fischman und Foltin (1992) bei Cocainabhängigen. Aus den genannten Befunden folgerten Robinson und Berridge (1993), dass das dopaminerge Verstärkungssystem nicht die euphorisierenden, lustvollen Effekte von Drogen mit Abhängigkeitspotential vermittelt, sondern bestimmte Stimuli als "attraktiv" bzw. "zur Handlung anspornend" kennzeichnet: "One psychological function of this neural system is to attribute 'incentive salience' to the perception and mental representation of events associated with activation of the [mesotelencephalic dopamine] system". In ähnlicher Weise unterscheiden Robbins und Everitt (1996) zwischen den anspornenden bzw. motivierenden Effekten primärer und sekundärer (konditionierter) Verstärker einerseits, die wahrscheinlich durch dopaminerge Neurotransmission vermittelt werden, und ihren konsumptiven Wirkungen andererseits. Unter dieser "konsumptiven" Wirkung wird dabei das Wohlbefinden verstanden, dass sich bei Eintreffen bzw. Verzehren des Verstärkers einstellt und das möglicherweise mit der Aktivierung körpereigener Endorphine in Verbindung steht (Robbins und Everitt, 1996).

Die Kritik der Anhedoniehypothese durch Robinson und Berridge (1993) richtet sich insbesondere gegen die Annahme, dass aus der Reduktion zielgerichteter Verhaltensweisen nach Blockade oder Zerstörung der dopaminergen Neurotransmission auf einen Verlust des subjektiven Lustempfinden (des "Likings") beim Eintreffen belohnender Substanzen geschlossen werden kann. Die Verminderung zielgerichteter Verhaltensweisen könnte ebenfalls durch ein einfaches motorisches Defizit oder durch eine Verminderung der Motivation bzw. der Begierde nach der Substanz (des "Wantings") bedingt sein. In einer Serie von Studien wurden diese Alternativen von Berridge und Robinson (1998) untersucht. Nach weitgehend kompletter Zerstörung der aufsteigenden dopaminergen Bahnsysteme konsumierten Laborratten keine Zuckerlösung mehr, die sie sonst bevorzugen. Die motorischen Fähigkeiten zur Essensaufnahme blieben erhalten, so dass ein reines motorisches Defizit nicht als Ursache der fehlenden Nahrungsaufnahme (Aphagie) in Betracht kommt. Die Frage, ob eine Störung des Genusses beim Nahrungskonsum vorliegt, kann an Hand spezifischer motorischer Muster untersucht werden, die auftreten, wenn den Tieren ein Nahrungsmittel gefällt (zum Beispiel strecken die Ratten die Zunge rhythmisch vor und zurück oder schieben sie seitlich vor). Wenn den dopaminverarmten Ratten nun süße Nahrungsmittel verabreicht wurden, blieben diese hedonischen Reaktionen erhalten. Sie konnten durch Konditionierung mit aversiven Stimuli vermindert und durch Zugabe hedonisch aktivierender Substanzen wie z.B. von Benzodiazepinen verstärkt werden. Aus den genannten Befunden folgerten Berridge und Robinson (1998), dass die Aphagie nach Zerstörung des dopaminergen Systems durch eine fehlende Motivation zur Konsumption und nicht durch verminderten Genus bei der Nahrungsaufnahme bedingt ist. Sie konnten somit die Komponenten der Begierde und Lust, des "Wantings" und "Likings", voneinander trennen und zeigen, dass die Zerstörung der dopaminergen Neurotransmission nicht zur Anhedonie führt.

Gegen diesen Versuch, zwischen motivationalen dopaminergen und konsumptiven endorphinergen Effekten der Verstärker zu unterscheiden, könnte allerdings eingewandt werden, dass das subjektive Erleben der Euphorie (des "High") nach Cocain oder Amphetaminapplikation zeitlich mit der Bindung dieser Substanzen an Dopamintransporter im Striatum zusammenfällt, was für die Beziehung zwischen dopaminerger Stimulation und "konsumptiven" Glücksgefühlen spricht (Volkow et al., 1995). Zudem weist Di Chiara (1995) auf eine Reihe von Untersuchungen hin, die eine verstärkte Dopaminausschüttung sowohl während der Antizipation wie der Konsumption primärer Verstärker nachwiesen. Di Chiara (1995) folgert, dass das dopaminerge System auf unterschiedliche Weise Einfluss auf die Motivation nähme, indem es sowohl durch stark affektbesetzte wie durch belohnungsanzeigende Stimuli aktiviert werde und Einfluß auf die psychomotorische Aktivierung wie den Erwerb konditionierter Verhaltensweisen nähme. Die integrierende Bedeutung des dopaminergen Systems bestünde demnach in der Regulation der Verhaltensverstärkung, wobei die dopaminerge Neurotransmission die Motivationslage moduliert und den Erwerb wie die Manifestation der verhaltensaktivierenden Eigenschaften bestimmter Umweltreize beeinflusst.

Zwei Hypothesen stehen sich also bezüglich der psychischen Korrelate dopaminerger Transmission im Verstärkungssystem gegenüber: Erstens die Annahme, dass diese Transmission Glücksgefühle vermittelt und bei einer Störung zur Anhedonie (Wise, 1982) führt, und zweitens die Hypothese, dass sich motivationale und konsumptive Wirkungen des belohnenden Verstärkers unterscheiden lassen und dass nur die anspornende ("incentive") Wirkung der inneren und äußeren Hinweisreize durch dopaminerge Transmission vermittelt wird (Robinson und Berridge, 1993). Aus dem Wissenstand von 1992 und der bis dahin erfolgten Arbeit der Klinischen Forschergruppe "Neurobiologische Mechanismen der Abhängigkeit" der Psychiatrischen Klinik der FU Berlin ergab sich unsere *erste Ausgangshypothese*, dass sich Anhedonie als nosologieübergreifendes Korrelat einer Störung dopaminerger Transmission nachweisen lässt (Heinz et al., 1994). Als *zweite Ausgangshypothese* postulierten wir in Anlehnung an Bermanzohn und Siris (1992), dass sich Anhedonie auf Grund der engen funktionellen Zusammenhänge zwischen den dopaminergen Bahnen zum ventralen und dorsalen Striatum häufig in Zusammenhang mit psychomotorischer Verlangsamung manifestiert (Heinz et al., 1994).

Die sich aus dieser Fragestellung ergebenden Forschungsergebnisse sind im folgenden dargestellt. Eine erste Gruppe von Untersuchungen erfolgte im Rahmen der Berliner Forschergruppe in den Jahren 1992 bis 1995; an die Auswertung der Ergebnisse schlossen sich weiterführende Untersuchungen an, die in den Jahren

1996 und 1997 am National Institute of Mental Health (Washington, DC) und am National Institute for Alcohol Abuse and Addiction (Bethesda) durchgeführt wurden. Der Aufenthalt in den USA wurde durch ein Habilitationsstipendium der DFG (Az: He 2597/1-1) ermöglicht.

1.2
Die dopaminerge Innervation des präfrontalen Cortex und das Arbeitsgedächtnis (Working memory)

Bevor auf die Rolle des dopaminergen Verstärkungssystems für die Pathogenese verschiedener psychiatrischer Krankheitsbilder eingegangen werden kann, muss die Bedeutung kortikaler dopaminerger Projektionen beschrieben werden. Dies zum einen deshalb, weil es Hinweise darauf gibt, dass die dopaminerge Projektion von der A10 zum frontalen Neokortex (Benninghoff, 1985) an der Regulation der subkortikalen Dopaminfreisetzung beteiligt ist und dass diese kortikale Kontrolle der subkortikalen dopaminergen Transmission bei der Schizophrenie gestört ist (Weinberger, 1987). Zum anderen scheint die dopaminerge Innervation des sogenannten präfrontalen Kortex (Weinberger, 1987) entscheidend zur Funktionsfähigkeit des sogenannten Arbeitsgedächtnis ("Working memory") beizutragen, dem eine zentrale Rolle beim Erlernen zeitverzögerter operanter Verhaltensweisen zugeschrieben wird (Williams und Goldman-Rakic, 1995) und das bei Schizophrenen funktionell gestört zu sein scheint (Weinberger und Lipska, 1995).

Die Rolle des Arbeitsgedächtnisses wurde meist im Rahmen von Konditionierungsversuchen untersucht, bei denen das Versuchssubjekt auf die Präsentation eines konditionierten Stimulus nach einer gewissen Zeitverzögerung mit der entsprechenden motorischen Antwort reagieren muss (Desimone, 1995); so musste beispielsweise ein Affe auf die Darbietung eines visuellen Reizes auf einem Computermonitor nach drei Sekunden mit der Berührung der Stelle auf dem Monitor reagieren, an der der visuelle Reiz zuvor erschienen war (Williams und Goldman-Rakic, 1995). Williams und Goldman-Rakic (1995) fanden nun, dass präfrontale Neurone während der Zeitverzögerung kontinuierlich feuern und so offenbar die Information bezüglich des konditionierten Stimulus im Arbeitsgedächtnis aufrechterhalten. Die Lokalisation der aktivierten präfrontalen Neurone ist direkt von der Art des präsentierten Stimulus abhängig, so dass Williams und Goldman-Rakic (1995) von einem Gedächtnisfeld ("Memory field") im präfrontalen Cortex sprechen, das einen bestimmten Reiz präsentiert. Die Aktivität dieser präfrontalen Neurone ist offenbar abhängig von einer optimalen Stimulation, die durch Aktivierung der Dopamin D1 Rezeptoren vermittelt wird. Sowohl bei exzessiver Stimulation oder bei weitgehender Blockade der D1 Rezeptoren ist das Gedächtnisfeld und die Leistung der Versuchstiere vermindert, während eine geringgradige Blockade der D1 Rezeptoren offenbar die Aktivität der präfrontalen Neurone im Gedächtnisfeld optimiert (Williams und Goldman-Rakic, 1995).

Demgegenüber fand sich bei geringgradiger Blockade des D2 Rezeptors keine Verbesserung der Leistung des Arbeitsgedächtnis (Williams und Goldman-Rakic, 1995). Umgekehrt konnte die Leistung des Arbeitsgedächtnisses bei gesunden

Versuchspersonen durch Gabe von Dopamin D2 Rezeptoragonisten verbessert werden konnte (Luciana et al., 1992). Der optimalen Stimulation des D1 Rezeptors scheint demnach eine entscheidende Rolle bei der Regulation des Arbeitsgedächtnisses zuzukommen, während sowohl Überstimulation unter Stress oder verminderte dopaminerge Transmission im Alter die Leistung des Arbeitsgedächtnisses beeinträchtigen können (Desimone, 1995). Demgegenüber scheint die Blockade dopaminerger D2 Rezeptoren regelhaft zu einer Verschlechterung der Leistung des Arbeitsgedächtnisses führen (Williams und Goldman-Rakic, 1995).

Eine Verbindung zwischen der dopaminergen Innervation des präfrontalen Kortex und dem subkortikalen dopaminergen Verstärkungssystem ergibt sich auf zweierlei Weise: Zum einen enkodieren präfrontale Neurone nicht nur Informationen über die Lokalisation von Stimuli, auf die zeitverzögert mit einer entsprechenden operanten Handlung geantwortet werden muss, sondern auch die Art der zu erwartenden Belohnung (Watanabe, 1996). Wenn die neuronalen Substrate des Arbeitsgedächtnisses auch die Art der Verstärker enkodieren, so weist dies auf die Beteiligung des frontalen Kortex beim Erlernen verstärkter Verhaltensweisen hin. Passend zu dieser Interpretation fanden Schultz et al. (1993) während des Erlernens einer verzögerten Reaktion eine Aktivierung von dopaminergen A10 Neuronen, die sowohl in das Striatum als auch in den frontalen Kortex projizieren. Die Innervation des ventralen Striatums mag dabei eher den verhaltensaktivierenden bzw. motivationalen Aspekt des konditionierten Stimulus enkodieren, während die Innervation des frontalen Kortex spezifische Informationen über die Art der zu erwartenden Belohnung sowie über die temporo-spatialen Eigenschaften des konditionierten Stimulus enthält, die für die richtige Ausführung der zeitverzögerten motorischen Reaktion unabdingbar sind (Williams und Goldman-Rakic, 1995; Watanabe, 1996). Dies entspräche der Bedeutung des Arbeitsgedächtnisses im präfrontalen Cortex ("PFC"), das als "zentrales Exekutivsystem" Aufmerksamkeit und Informationsfluss zwischen verschiedenen Kurzzeitspeichern reguliert (D'Esposito et al., 1995) und so zielgerichtetes Verhalten ermöglichen soll (Watanabe, 1996). Zum anderen beeinflusst die präfrontale Dopaminfreisetzung die subkortikale dopaminerge Transmission. So führt dopaminerge Stimulation des präfrontalen Kortex zur Inhibition der subkortikalen Dopaminfreisetzung im Striatum (Kolachana et al., 1995). Dieser Effekt wird möglicherweise über eine dopaminerge Stimulation GABAerger Interneurone im präfrontalen Kortex vermittelt (Lewis und Anderson, 1995), die die glutamaterge Stimulation der subkortikalen Dopaminfreisetzung inhibieren (Imperato et al., 1990; Kalivas, 1995; Taber et al., 1995; vgl. auch **Abb. 26**). Weinberger (1987) postulierte, dass es dann zu einer Enthemmung der subkortikalen dopaminergen Transmission kommt, wenn deren frontokortikale Regulation zu einem frühen Zeitpunkt der Individualentwicklung beeinträchtigt wird.

Die dopaminerge Innervation des präfrontalen Cortex wird dadurch kompliziert, dass außer Dopamin D1 und D2 Rezeptoren auch Dopamin D4 Rezeptoren an ihr beteiligt sind (Sibley und Monsma, 1992). Dopamin D4 Rezeptoren gehören wie D3 Rezeptoren zur sogenannten D2-Rezeptorfamilie und sind durch ihre inhibitorische Wirkung auf die Adenylatzyklase gekennzeichnet (Sibley und Monsma, 1992). Im Unterschied zum D3 Rezeptor, der sich vor allem im limbischen System auffinden lässt (Kilts, 1991), finden sich Dopamin D4 Rezeptoren im frontalen Kortex, der Amygdala, im Mittelhirn und der Medulla oblongata (Sibley und Monsma, 1992). Die präfrontale Kontrolle subkortikaler Dopaminfreisetzung könnte demnach über die dopaminerge Innervation frontaler D1 oder D4 Rezeptoren vermittelt sein, während die Dichte frontaler D2 Rezeptoren bekanntermaßen deutlich niedriger ausfällt (Williams und Goldman-Rakic, 1995).

Dopamin D3 und D4 Rezeptoren erschienen besonders interessant für die Pathogenese der Schizophrenie, da sie vornehmlich im limbischen System und frontalen Kortex ausgeprägt sind und einer Störung des fronto-temporolimbischen Netzwerks entscheidende Bedeutung bei der Entstehung der Schizophrenie zukommen könnte (Weinberger und Lipska, 1995). Die Dichte dopaminerger D3 Rezeptoren ist am höchsten im Tuberculum olfactorium, Hypothalamus und ventralen Striatum (Sibley und Monsma, 1992), so dass Störungen des dopaminergen Verstärkungssystems bei schizophrenen oder alkoholabhängigen Patienten durchaus über diesen Rezeptorsubtyp vermittelt sein könnten. Die Untersuchung verschiedener Polymorphismen des Dopamin D3 Rezeptorgens (DRD3) ergab jedoch widersprüchliche und häufig nicht replizierte Befunde bezüglich einer Assoziation mit Schizophrenie (Nanko et al., 1993; Dubertret et al., 1998; Malhotra et al., 1998; Serretti et al., 1999a) oder Alkoholabhängigkeit (Higuchi et al., 1996; Parsian et al., 1997). Demgegenüber berichteten sowohl Seeman et al. (1993) als auch Murray et al. (1995), dass sich eine erhöhte Dichte des Dopamin D4 Rezeptors im dorsalen und ventralen Striatum schizophrener Patienten autoradiographisch nachweisen lässt. Diese Untersuchungen werden allerdings dadurch kompliziert, dass die D4 Rezeptorendichte nicht direkt bestimmt werden konnte, sondern aus der Differenz zwischen der Bindung des Liganden Racloprid an D2 und D3 Rezeptoren zu der Bindung von YM 09151-2 oder Methylspiperone and D2, D3 *und* D4 Rezeptoren in derselben Region abgeleitet wurde (Seeman et al., 1993; Murray et al., 1995). Diese indirekte Bestimmung der D4 Rezeptorendichte birgt eigene methodologische Probleme; zudem widersprechen die Ergebnisse Studien, die nur geringste Mengen von m-RNA für den D4 Rezeptor im Striatum nachweisen konnten (Matsumoto et al., 1996), was Murray et al. (1995) mit der hypothetischen Lokalisation der D4 Rezeptoren auf präsynaptischen Terminals im Striatum zu erklären suchten. Die funktionelle Rolle solcher präsynaptisch lokalisierter D4 Rezeptoren ist ungeklärt, es wäre aber denkbar, dass sie im Sinne präsynaptischer Autorezeptoren die Dopaminausschüttung im Verstärkungssystem reduzieren. Allerdings fanden Lahti und andere (1998) in einer Studie, die die Dichte der D4 Rezeptoren direkt mittels eines selektiven Liganden bestimmte, keine erhöhte D4 Bindung im Striatum schizophrener Patienten. Statt dessen fand sich eine erhöhte D4 Verfügbarkeit im entorhinalen Cortex, und zwar unabhängig davon, ob die Patienten kurz vor ihrem Tod noch mit Neuroleptika behandelt worden waren oder bereits drei Monate vorher keine neuroleptische Medikation mehr erhalten hatten. Die Bestimmung der m-RNA des D4 Rezeptors ergab widersprüchliche Befunde (Roberts et al., 1996; Stefanis et al., 1998), was durch die insgesamt geringe kortikale und striäre Konzentration der m-RNA des D4 Rezeptors (Matsumoto et al., 1996) oder durch Neuroleptikawirkungen bedingt sein könnte (Ritter und Meador-Woodruff, 1997). In mehreren Assoziationsstudien konnte keine Assoziation des Dopamin D4 Rezeptorgen-Polymorphismus mit Schizophrenie nachgewiesen werden (Macciardi et al., 1994; Sanyal und Van Tol, 1997; Serretti et al., 1999b). Dies könnte dafür sprechen, dass eine erhöhte kortikale oder striäre Dichte der D4 Rezeptoren, so sie durch weitere Studien bestätigt wird, funktionell im Zusammenspiel mit anderen Neurotransmittern entsteht und nicht primär genetisch bedingt ist.

Die Frage, wie eine Störung der kortikalen Kontrolle subkortikaler Dopaminausschüttung aussehen könnte, welche Dopaminrezeptor-Subtypen an ihr beteiligt sein könnten und welche weiteren Transmittersysteme mit der dopaminergen Transmission interagieren, wird im folgenden an Hand von Untersuchungen im Tiermodell und verschiedenen psychiatrischen und neurologischen Erkrankungen weiterverfolgt werden. Die Interaktion der dopaminergen und serotonergen Neurotransmission wird in einem *Exkurs* an Hand unserer Befunde zur serotonergen Transmission bei alkoholabhängigen Patienten und Patienten mit Gilles-de-la-Tourette Syndrom dargestellt werden. Im Primatenmodell werden zwei zentrale Hypothesen zur Pathogenese der Schizophrenie untersucht werden: *Erstens die Hypothese von Weinberger* (1987), dass eine entwicklungsspezifisch früh erworbene kortikale Läsion zur Enthemmung der subkortikalen dopaminergen Transmission führt. *Zweitens untersuchten wir die Hypothese von Grace* (1991), dass zwischen der tonischen, basalen und der phasischen Dopaminfreisetzung unterschieden werden muss und dass eine präfrontale Dysfunktion zur Erniedrigung der tonischen dopaminergen Transmission führt, so dass phasische Dopaminfreisetzung auf hypersensitive D2 Rezeptoren trifft und zur Entstehung psychotischer Symptome beitragen könnte.

2 Bedeutung und psychopathologische Korrelate einer dopaminergen Dysfunktion bei alkoholabhängigen Patienten

2.1 Unterschiedliche Hypothesen zur Bedeutung einer dopaminergen Dysfunktion bei alkoholabhängigen Patienten

Der ethanol-induzierten Stimulation des dopaminergen Verstärkungssystems wird eine zentrale Rolle bei der Entstehung der Alkoholabhängigkeit zugeschrieben. Im Tierversuch stimuliert Alkoholkonsum die Entladungsrate dopaminerger Neurone im ventralen und in geringergradigem Ausmaß auch im dorsalen Striatum (Mereu et al., 1984; Imperato und Gessa, 1986), was über die subjektiv erlebte Belohnung zur Verstärkung jener Verhaltensweisen führen soll, die die Stimulation des dopaminergen Verstärkungssystems ausgelöst hatten (Wise, 1988). Im Tierexperiment führt dopaminerge Stimulation zur psychomotrischen Aktivierung und fördert das Erkundungsverhalten ("Exploratory behavior"; Tabakoff und Kiianmaa, 1982; Wise und Bozarth, 1987). Cloninger (1987a) verglich das Erkundungsverhalten der Laborratten mit einem Persönlichkeitszug beim Menschen ("Personality trait"), den er "Novelty Seeking" nannte. Er nahm weiter an, dass das sogenannte "Alkoholsuchverhalten" alkoholabhängiger Patienten einen Sonderfall des Erkundungsverhaltens darstellt und bei den Personen stärker ausgeprägt ist, die mit einer größeren Dopaminfreisetzung auf Alkoholkonsum reagieren (Cloninger, 1987b). Diese Hypothese beruht auf einer Untersuchung von Schuckit et al. (1983), nach der sich eine verminderte alkoholinduzierte Prolactinausschüttung bei jungen Männern fand, deren Väter alkoholabhängig waren und die so ein erhöhtes Risiko aufwiesen, ebenfalls an Alkoholabhängigkeit zu erkranken. Cloninger (1987b) postulierte, dass ein primär verminderter Dopaminumsatz zu hypersensitiven Dopaminrezeptoren führt, die sich als Verminderung der Prolactinausschüttung nach alkoholinduzierter Dopaminfreisetzung manifestiert. Aktivitäten, die dieses primär dysfunktionelle dopaminerge System stimulieren, werden demnach verstärkt ausgeführt und Suchtstoffe, die das dopaminerge Verstärkungssystem stimulieren, werden häufiger konsumiert (Cloninger, 1987b). Das so entstehende "Alkoholsuchverhalten" ist laut Cloninger (1987b) besonders stark bei einer Gruppe Alkoholabhängiger ausgeprägt, die unter einem frühen Erkrankungsbeginn leiden und zu impulsivem und unüberlegtem Verhalten neigen.

Eine komplementäre Hypothese wurde von Balldin et al. (1985; 1992) aufgestellt. Balldin et al. (1992) beobachteten eine reduzierte Sensitivität zentraler dopaminerger Rezeptoren bei Alkoholabhängigen nach Detoxikation. Die Stimulierbarkeit der Dopaminrezeptoren wurde dabei mittels der Ausschüttung des Wachstumshormons (Growth hormone) nach Gabe des D1- und D2-Rezeptoragonisten Apomorphin gemessen. Balldin et al. (1985; 1992) postulierten, dass ein primär hyposensitives, "schwaches" dopaminerges System durch externe Alkoholzufuhr aktiviert werde und dass das Verlangen nach Alkohol die physiologische Funktion habe könnte, dieses hypofunktionale dopaminerge System durch Alkoholzufuhr zu stimulieren. In einer Folgestudie brachten Balldin et al. (1993) die verminderte Stimulierbarkeit dopaminerger Rezeptoren mit genetischen Untersuchungen in Verbindung, nach denen bei Alkoholabhängigen das A1 Allel des DRD2 Rezeptors vermehrt auftrete (Blum et al. 1990), und mit einer verminderten Dichte des D2 Rezeptors assoziiert sei (Noble et al., 1991). Cloninger (1987b) postulierte also, dass bestimmte Individuen eine primär reduzierte basale Dopaminausschüttung aufweisen, die zu hypersensitiven postsynaptischen Dopaminrezeptoren führen soll und so die belohnende Wirkung des Alkoholkonsums verstärkt. Demgegenüber gingen Balldin et al. (1985; 1992; 1993) von einer wahrscheinlich genetisch bedingten Hyposensitivität zentraler D2 Rezeptoren aus, die zum Ausgleich dieser Dysfunktion durch alkoholinduzierte Dopaminausschüttung und damit zum exzessiven Alkoholkonsum prädisponiert.

Diese theoretischen Differenzen führten zu unterschiedlichen Erklärungsansätzen, welche psychopathologischen Variablen und spezifischen Verhaltensweisen mit der Entstehung und Aufrechterhaltung der Alkoholabhängigkeit in Verbindung zu bringen sind. Cloninger (1987a; 1987b) meinte, dass hypersensitive Dopaminrezeptoren erhöhtes Novelty Seeking und verstärkte Impulsivität verursachen könnten, während andere Autoren hyposensitive Dopaminrezeptoren und eine im Entzug verminderte Dopaminausschüttung mit Dysphorie, Anhedonie und dem Verlangen nach Alkohol in Verbindung brachten (Balldin et al., 1992; Rossetti et al., 1992). Zudem indizieren die unterschiedlichen Erklärungsansätze differente therapeutische Strategien auf neurobiologischer Ebene: ein primär hypersensitives dopaminerges System müsste eher in seiner Reaktivität reduziert werden, während eine Unterfunktion dopaminerger Rezeptoren durch externe Substitution mit Dopaminagonisten (Schmidt & Rommelspacher, 1996) ausgeglichen werden könnte. Die Klärung der theoretischen Fragestellung beinhaltet also wichtige therapeutische Implikationen.

2.2
Dopaminerge Dysfunktion bei Alkoholabhängigen - Integration differenter Befunde im zeitlichen Ablauf der Abhängigkeitsentwicklung

Untersuchungen im Tierversuch weisen darauf hin, dass die widersprüchlich aussehenden Befunde zur Störung dopaminerger Transmission bei Alkoholabhängigen sich in ein zeitliches Schema einordnen lassen, in dem ihnen eine spezifische Rolle bei der Entwicklung und Aufrechterhaltung der neurobiologischen Korrelate abhängigen Verhaltens zukommt. So fanden sich Hinweise auf eine präsynaptisch reduzierte Dopaminfreisetzung und eine postsynaptisch erhöhte Sensitivität dopaminerger Rezeptoren bei Individuen mit einem erhöhten Risiko, an Alkoholabhängigkeit zu erkranken, *bevor* der chronische Alkoholkonsum eingesetzt hatte (Schuckit et al., 1983; Cloninger, 1987b). Demgegenüber beobachteten Balldin et al. (1985; 1992; 1993) eine reduzierte Sensitivität dopaminerger Rezeptoren bei Alkoholabhängigen *nach* langjährigem und ausgeprägtem Alkoholkonsum.

Die Hypothese, dass ein primär hypofunktionelles dopaminerges System durch Alkoholkonsum stimuliert, nach chronischem Konsum jedoch in seiner Kapazität reduziert ("down-reguliert") wird, wird durch eine Arbeit an Vervetaffen unterstützt. Mash und andere (1996) beobachteten, dass alkoholpräferierende Vervetaffen niedrigere Konzentrationen des Dopaminmetaboliten "Homovanillin acid" (HVA) im Liquor aufweisen, wenn HVA *vor* Beginn des chronischen Alkoholkonsums gemessen wird. Erniedrigte HVA Konzentrationen werden als Indikator eines reduzierten zentralen Dopaminumsatzes ("Turnovers") angesehen und waren bei den alkoholpräferierenden Primaten mit einer erhöhten Dichte präsynaptischer Dopamintransporter assoziiert (Mash et al., 1996). Wenn die Alkoholwirkungen auf die dopaminerge Transmission bei Laborratten und Primaten vergleichbar sind, sollte Alkoholkonsum die Entladungsrate dopaminerger Neurone im dorsalen und ventralen Striatum stimulieren (Mereu et al., 1984; Imperato und Gessa, 1986). Tatsächlich fanden sich bei Vervetaffen erhöhte HVA Spiegel im Liquor sowohl nach akutem (fünftägigem) wie chronischem (einmonatigem) Alkoholkonsum. Der Anstieg der HVA Konzentrationen nach chronischem Alkoholkonsum war mit einer Reduktion der Dopamintransporter-Dichte im Striatum assoziiert (Mash et al., 1996). Da Mash und andere (1996) davon ausgingen, dass Alkohol die Dopaminfreisetzung durch Umkehrung der Funktion des Dopamintransporters (DAT) ausüben könnte, was den Dopamintransporter in eine Art "Dopaminfreisetzpumpe" verwandeln würde, interpretierten sie die beobachtete Reduktion der DAT Dichte als kompensatorische "Down-Regulation."

Postsynaptisch führt chronischer Alkoholkonsum bei Laborratten zur Reduktion der Dichte dopaminerger D2 Rezeptoren im dorsalen und ventralen Striatum (Rommelspacher et al., 1992). Derartige kompensatorische Regulationsvorgänge ("Counteradaptation") wirken einer übermäßigen externen Stimulation entgegen und tragen so zur Aufrechterhaltung der Homöosthase bei (Koob und Le Moal, 1997). Die offenbar alkoholinduzierte Reduktion der D2 Rezeptorendichte war innerhalb von fünftägiger Abstinenz reversibel (Rommelspacher et al., 1992). Änderungen der Affinität dopaminerger D2 Rezeptoren nach chronischem Alkoholkonsum fanden sich nicht (May, 1992). Allerdings sind die Befunde im Tierversuch widersprüchlich; einige Autoren fanden Änderungen der Dichte und Affinität dopaminerger D1 Rezeptoren im Nucleus accumbens (Pellegrino und Druse, 1992; May, 1992), während keinerlei Änderungen der Dichte der D2 Rezeptoren im ventralen oder dorsalen Striatum beobachtet wurde (Pellegrino und Druse, 1992; Hietala et al., 1990). Es ist möglich, dass Speziesdifferenzen oder alimentäre Faktoren zu den unterschiedlichen Befunden beitragen (Hietala et al., 1990; Rommelspacher et al., 1992). Sollte der Befund reduzierter Dopamin D2 Rezeptoren im Striatum chronisch alkoholkonsumierender Ratten jedoch durch weitere Untersuchungen unterstützt werden, würde dies darauf hindeuten, dass die von Balldin et al. (1995; 1992; 1993) beobachtete verminderte Sensitivität dopaminerger Rezeptoren auf die "Down-Regulation" dieser Rezeptoren auf die Auswirkungen chronischer Alkoholintoxikation zurückzuführen ist.

Diese Interpretation führt zur Hypothese, dass ein primär hypofunktionales dopaminerges System mit "Novelty Seeking" assoziiert ist und zum Alkoholkonsum prädisponiert (Cloninger, 1987b). Chronischer Alkoholkonsum führt dann zur erhöhten Dopaminfreisetzung, die im Verstärkungssystem den Suchtmittelkonsum belohnt und so zur Aufrechterhaltung des Alkoholkonsums beiträgt. Gleichzeitig werden postsynaptisch die Dopamin D2 Rezeptoren in ihrer Dichte reduziert, so dass ein erhöhter Alkoholkonsum notwendig wird, um dieselbe Verstärkerwirkung durch Stimulation dieser Rezeptoren zu erzielen (Koob und Le Moal nennen dies "changing the set point for the efficacy of reinforcers"). Bei Unterbrechung der Alkoholzufuhr fällt die präsynaptische Dopaminfreisetzung rapide ab (Rossetti et al., 1992), während die postsynaptische Hyposensitivität sich nur verzögert zurückbildet. Ein derartiges Geschehen wurde von Solomon (1977) im Rahmen der "opponent process theory" konzeptualisiert. Demnach bilden sich die der Drogenwirkung entgegengesetzten, gegenregulatorischen Adaptationsprozesse nach Entzug des Suchtstoffs langsamer wieder zurück als dies bei den direkten Folgewirkungen der Drogeneinnahme der Fall ist. Dies führt zum Überwiegen der gegenregulatorischen Vorgänge bei Beendigung des Drogenkonsums (Di Chiara, 1995; Koob und Le Moal, 1997). Wir postulierten deshalb, dass eine nach Beendigung chronischen Alkoholkonsums auftretende Dysfunktion des dopaminergen Verstärkungssystems subjektiv als Dysphorie und Anhedonie erlebt wird und dazu motiviert, diesen negativen affektiven Zustand durch erneute Alkoholzufuhr zu beseitigen (Heinz et al., 1994). Die hier skizzierten Hypothesen zur dopaminergen Transmission und ihren psychopathologischen Korrelaten in verschiedenen Stadien der Abhängigkeit wurden in einer Reihe eigener Untersuchungen bei Alkoholabhängigen überprüft, die in der Folge im einzelnen dargestellt werden.

2.3 Untersuchungen zur Sensitivität zentraler Dopamin D1 und D2 Rezeptoren bei Alkoholabhängigen während chronischer Alkoholzufuhr und in der Abstinenz

Die Sensitivität zentraler dopaminerger Rezeptoren kann beim Menschen durch subkutane Gabe des Dopamin D1 und D2 Agonisten Apomorphin bestimmt werden (Lal, 1988), wobei die Menge des nach der dopaminergen Stimulation ausgeschütteten Wachstumshormons ("Growth hormone", GH) zur Quantifizierung der Rezeptorsensitivität herangezogen wird (Meltzer et al., 1984; Balldin et al., 1985; Ansseau et al., 1988). Apomorphin passiert die Blut-Hirn-Schranke innerhalb weniger Minuten (Symes et al., 1976). Maximale zerebrale Konzentrationen wurden im Tierversuch etwa 20 Minuten nach subkutaner Injektion beobachtet; etwa 60 Minuten nach Injektion war die Substanz noch im Gehirn nachweisbar (Butterworth und Barbeau, 1975). Die dopamin-induzierte Ausschüttung des Wachstumshormons erfolgt beim Menschen wahrscheinlich durch Stimulation hypothalamischer, postsynaptischer D2 Rezeptoren (Lal und Martin, 1980; Tallo und Malarkey, 1981; Fabbrini et al., 1988), die ihre Wirkung über rezeptorgekoppelte G-Proteine (sogenannte "Second messenger") entfalten (Bunzow et al. 1988; Enjalbert et al., 1988; Landis et al., 1989). Die dopaminerge Kontrolle der GH-Ausschüttung erfolgt offenbar sowohl auf der Ebene des Hypothalamus wie der Hypophyse (Meister et al., 1985). Gegen die Hypothese, dass Apomorphin die GH-Ausschüttung auf der Ebene der Hypophyse und nicht des Hypothalamus stimuliert, spricht jedoch, dass die direkte dopaminerge Stimulation der Hypophyse die Ausschüttung des Wachstumshormons supprimiert (Marcovitz et al., 1982).

Zudem zeigten alkoholabhängige Patienten keine verminderte GH-Sekretion, wenn die Hypophyse direkt mittels des Growth Hormone Releasing Hormones (GHRH) stimuliert wurde, während die apomorphin-induzierte GH-Ausschüttung bei denselben Patienten vermindert war, was ebenfalls gegen eine primäre Störung der GH-Sekretion im Bereich der Hypophyse spricht (Wiesbeck et al., 1998).

Die Sekretion des Wachstumshormons erfolgt pulsatil und ist insbesondere in den frühen Morgenstunden erhöht (Strobl und Thomas, 1994), so dass wiederholte Messung der basalen GH-Ausschüttung und Untersuchungen zur selben Tageszeit unabdingbar sind. Die apomorphin-induzierte Ausschüttung des Wachstumshormons könnte durch Enzyminduktion bei Lebererkrankungen beeinflusst werden, da Apomorphin in der Leber metabolisiert wird (Balldin et al., 1985). Lal und andere (1982) fanden eine verminderte GH-Ausschüttung bei Patienten mit Leberzirrhose. Weitere Faktoren, die die apomorphin-induzierte GH-Ausschüttung beeinflussen könnten, sind Alter, Geschlecht (Ettigi et al., 1975), Gewichtsverlust (Goodwin et al., 1987), Stress während der Detoxikation oder die Gabe GABAerger Medikation (Balldin et al., 1985; 1992). Da einige dieser Faktoren notwendigerweise zwischen Alkoholabhängigen und gesunden Kontrollpersonen differieren, empfiehlt sich die wiederholte intraindividuelle Testung oder der Vergleich verschiedener Gruppen alkoholabhängiger Patienten, die sich im Hinblick auf die Schwere ihrer Entzugssymptome oder ihrer Lebererkrankung nicht signifikant voneinander unterscheiden.

In unserem Untersuchungsdesign wurden alkoholabhängige Patienten mit frühem Rückfall nach Detoxikation mit Patienten verglichen, die über einen klinisch relevanten Untersuchungszeitraum abstinent bleiben konnten (Heinz et al., 1995a). Hypostasiert wurde, dass neurobiologische Faktoren, die zur Aufrechterhaltung des Alkoholkonsums beitragen, sich nur in der Gruppe der Rückfälligen finden lassen, während unspezifische Effekte chronischen Alkoholkonsums bei später rückfälligen wie abstinenten Patienten zu finden sein sollten. Wenn also eine Hypofunktion zentraler Dopamin D2 Rezeptoren, wie sie mit dem Apomorphintest bestimmt werden kann, den Schluss auf eine Minderfunktion des dopaminergen Verstärkungssystems zulässt, müsste diese Dysfunktion mit Dysphorie, Depressivität oder Anhedonie, dem Verlangen nach Alkohol, und einem hohen Rückfallrisiko verbunden sein (Balldin et al., 1992; Rossetti et al., 1992; Heinz et al., 1994). Sollte hingegen Cloningers (1987a; 1987b) Hypothese vom dopaminvermittelten "Novelty seeking" zutreffen, so müsste die Sensitivität zentraler Dopaminrezeptoren mit dem Ausmaß dieses Persönlichkeitszuges ("Traits") assoziiert sein. Weiterhin wäre zu erwarten, dass sich die veränderte Sensitivität dopaminerger Rezeptoren im Verlauf der Abstinenz zurückbildet, wenn sie Folge des chronischen Alkoholkonsums ist, während ihre Persistenz bei Rückfälligen darauf hinweisen würde, dass die Dysfunktion zentraler Dopaminrezeptoren einen residualen Defekt nach langjähriger Alkoholintoxikation oder einen prädisponierenden Faktor der Alkoholabhängigkeit darstellt.

Die genannten Hypothesen wurden schrittweise geprüft. Untersucht wurden in einer ersten Studie 55 alkoholabhängige Patienten, die sich zur Behandlung ihrer Abhängigkeitserkrankung in der Sonderforschungsambulanz für Abhängigkranke der Psychiatrischen Klinik der FU Berlin vorgestellt hatten und die mit der Teilnahme an einer klinischen Studie einverstanden waren (Heinz et al., 1995a). Die Diagnosestellung erfolgte an Hand der Abhängigkeitskriterien des ICD-10 ("International Classification of Diseases"; World Health Organisation, 1991). Alle Patienten wurden klinisch und mittels eines Fragenkatalogs zum Substanzmissbrauch ("Composite International Diagnostic Interview"; Robins et al., 1988) untersucht. Patienten mit Leberzirrhose wurden nicht in die Studie aufgenommen (Heinz et al., 1995a). Am Tag der stationären Aufnahme wurden die Patienten psychiatrisch, neurologisch und allgemeinmedizinisch untersucht. Der Blutalkoholspiegel wurde gemessen und der chronische Alkoholkonsum mittels CDT ("Carbohydrate-deficient transferrin"; Stibler et al., 1986) bestimmt. Patienten, die Drogen konsumierten oder unter metabolischen, endokrinen oder primär neuropsychiatrischen Erkrankungen litten, wurden von der Untersuchung ausgeschlossen. Da die Dichte der Dopamin D2 Rezeptoren im Tierversuch innerhalb von 5 Tagen nach Entgiftung ansteigt (Rommelspacher et al., 1992), wurden nur Patienten in die Untersuchung eingeschlossen, die zuletzt am Tag der Aufnahme oder am Vortag Alkohol konsumiert hatten.

Entzugssymptome wurden mit Clomethiazol behandelt, wenn die Patienten mehr als 12 Punkte auf dem CIWA Score ("Clinical Institute Withdrawal Assessment for Alcohol Scale"; Sullivan et al., 1989) erhielten. Die Patienten wurden drei Wochen lang stationär entgiftet und nachfolgend über mindestens sechs Monate ambulant nachbetreut. Die ambulante Behandlung umfasste im ersten Monat nach Entlassung wöchentliche Beratungsgespräche bei einem Therapeuten, die in den weiteren Monaten im zweiwöchentlichen Abstand stattfanden (Heinz et al., 1995a). Bei jedem Kontakt mit dem Therapeuten wurden der Blutalkoholspiegel und die CDT ("Carbohydrate Deficient Transferrin") Werte bestimmt, um die Berichte der Patienten bezüglich ihres vorausgegangenen Alkoholkonsumverhaltens zu überprüfen. Als Rückfall wurde ein Alkoholkonsum von mindestens 50 g Ethanol gewertet. Allerdings nahmen alle Patienten, die im Untersuchungszeitraum einen Rückfall aufwiesen, nachfolgend den regelmäßigen Alkoholkonsum wieder auf (Heinz et al., 1995a). Am Ende des sechsmonatigen Untersuchungszeitraums wurden soweit möglich die Verwandten der Patientinnen und Patienten befragt, um die Patientenangaben bezüglich der Abstinenz zu validieren.

Um zwei klinisch klar unterscheidbare Gruppen untersuchen zu können, wurden die Patienten je nach dem klinischen Erfolg der Behandlung in zwei Gruppen eingeteilt: Eine erste Gruppe umfasste diejenigen Patienten, die innerhalb der ersten drei Monate nach Entgiftung rückfällig wurden, die zweite Gruppe bestand aus Patienten, die mindestens sechs Monate lang abstinent blieben. Beide Patientengruppen waren hinsichtlich ihres Alters, der Erkrankungsdauer und des Ausmaßes ihres chronischen Alkoholkonsums sowie der Leberschädigung vergleichbar (Heinz et al., 1995a). Zur Bestimmung der Sensitivität zentraler Dopaminrezeptoren wurde die apomorphin-induzierte Ausschüttung des Wachstumshormons gemessen, die bei den gesunden Kontrollpersonen ihren Maximalwert 60 Minuten nach subkutaner Gabe von 0,01 mg Apomorphin pro kg Körpergewicht erreicht (Heinz et al., 1995a). Die dopaminerg induzierte GH-Ausschüttung (maximale Ausschüttung 60 Minuten nach Injektion minus Basalwert) wurde am Aufnahme-

2 Bedeutung und psychopathologische Korrelate einer dopaminergen Dysfunktion bei alkoholabhängigen Patienten

tag sowie nach einer Woche Abstinenz bestimmt. Nach Apomorphingabe steigt die GH-Ausschüttung bei gesunden Kontrollpersonen etwa um das zwanzigfache an (**Abb. 4**). Um bei Alkoholabhängigen eine mögliche Konfundierung durch entzugsbedingte Störungen der GH-Ausschüttung feststellen zu können, wurde doppelblind bei einem Drittel aller Patienten Placebo statt Apomorphin verabreicht. Die GH-Werte stiegen nach der Placebogabe nicht an und lagen weiterhin im Bereich der Basalwerte der gesunden Kontrollpersonen und der übrigen Alkoholabhängigen (Heinz et al., 1996a). Somit ist der nach Apomorphingabe beobachtete Anstieg der GH-Ausschüttung auch bei Alkoholabhängigen auf die Medikamentenwirkung selbst zurückzuführen.

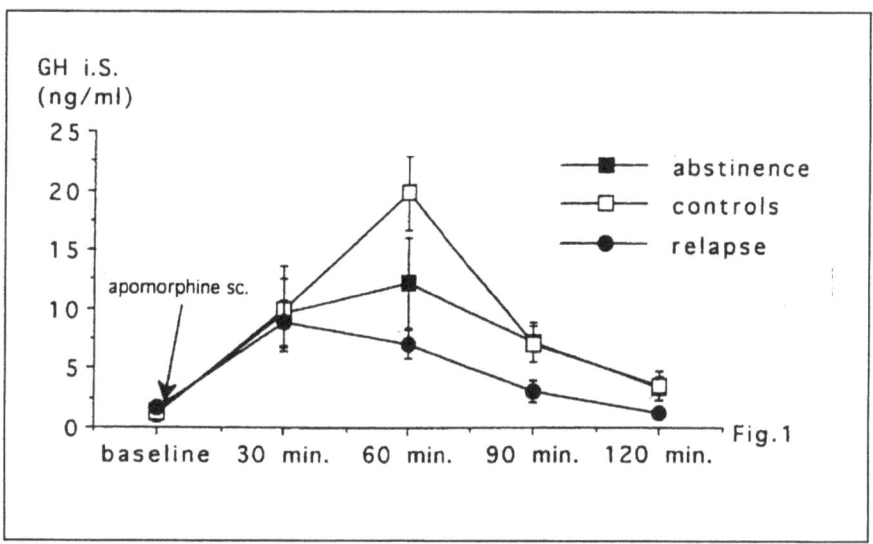

Abb. 4: Apomorphin-induzierte GH-Ausschüttung bei 10 gesunden Kontrollpersonen und bei alkoholabhängigen Patienten eine Woche nach Detoxifikation. Zweiundzwanzig Patienten blieben in den ersten 6 Monaten nach Entgiftung abstinent ("Abstinente"), 33 Patienten wurden rückfällig ("Rückfällige").

Am Aufnahmetag beobachteten wir eine signifikant reduzierte Sensitivität zentraler dopaminerger Rezeptoren bei später rückfälligen Patienten im Vergleich zu abstinent bleibenden Patienten und gesunden Kontrollpersonen (Heinz et al., 1995a; ANOVA: $F = 4,81$, $df = 2$, $p = 0.01$; **Abb. 4**). Nach acht Tagen Abstinenz war die apomorphin-induzierte GH-Ausschüttung bei den später rückfällig werdenden Patienten immer noch numerisch reduziert, ohne dass diese Differenz statistisch signifikant wurde (die Irrtumswahrscheinlichkeit für falsch positive Resultate betrug 6.5 % [$p = 0.065$]; Heinz et al., 1995a).

Die Reduktion der zentralen dopaminergen Sensitivität am Aufnahmetag und ihre Rückbildung innerhalb der ersten abstinenten sieben Tage spricht dafür, dass sie auf einer alkoholinduzierten "Down-Regulation" zentraler Dopaminrezeptoren beruht, die gegenregulatorisch eine Überfunktion dopaminerger Transmission während des Intoxikationsstadiums verhindern soll und die sich nach Beendigung der Alkoholzufuhr zurückbildet. Für diese Annahme spricht, dass wir bei später rückfälligen Patienten eine Korrelation zwischen der GH-Ausschüttung und dem Ausmaß des chronischen Alkoholkonsums feststellen konnten, die allerdings nur einen Teil der beobachteten Varianz erklärte (Pearsons r^2 = 36%). Andererseits unterschieden sich später rückfällig werdende und abstinent bleibende Patienten nicht durch das absolute Ausmaß des vorhergegangenen akuten oder chronischen Alkoholkonsums oder durch die Dauer oder Schwere des Abhängigkeitssyndroms. Dieser überraschende Befund könnte zum einen dadurch erklärt werden, dass eine genetische Vulnerabilität rückfälliger Patienten bei vergleichbarem Alkoholkonsum zu einer stärker verminderten Sensitivität dopaminerger Rezeptoren führte. Zum anderen könnte eingewandt werden, dass das von uns ermittelte Maß chronischen Alkoholkonsums, die Trinkmenge in den letzten sechs Monaten vor stationärer Aufnahme, entweder von den Patienten unzuverlässig berichtet wurde oder zur Bestimmung chronischen, eventuell lebenslangen Alkoholkonsums ungeeignet ist. Diesen Hypothesen wurde in späteren Studien nachgegangen.

Ein weiterer interessanter Befund unserer ersten Studie bestand im Hinweis auf eine unterschiedliche Rückbildungsgeschwindigkeit der alkoholinduzierten Reduktion dopaminerger Sensitivität. So zeigten sowohl rückfällig werdende wie abstinent bleibende Patienten eine ähnlich reduzierte GH-Ausschüttung, wenn diese unter der Bedingung akuter Alkoholintoxikation bestimmt wurde, d.h. wenn die Patienten ihren letzten Alkoholkonsum am Aufnahmetag vollzogen hatten. Hatten die Patienten dagegen am Vortag zuletzt Alkohol getrunken, so fand sich eine reduzierte GH-Ausschüttung nur bei später rückfällig werdenden Patienten (Heinz et al., 1995a), was für eine verzögerte Rekonstitution dopaminerger Sensitivität bei diesen Patienten sprach. Auch dieser Befund wurde in einer Nachfolgestudie weiter exploriert.

2.4
Zum Zeitverlauf der Rekonstitution dopaminerger Neurotransmission in der Abstinenz

Eine genauere Überprüfung der Rekonstitution dopaminerger Transmission in der ersten Woche nach Detoxikation ergab eine interessante Differenz zwischen Alkoholabhängigen mit späterem Rückfall und Patienten, die über sechs Monate abstinent bleiben konnten (Heinz et al., 1995b). Untersucht wurden in dieser Studie außer der apomorphin-induzierten GH-Ausschüttung auch die Dopaminspiegel im peripheren Blut sowie die Aktivität von "Second messenger"-Mechanismen, die an den Dopamin D2 Rezeptor gekoppelt sind (Bunzow et al. 1988; Enjalbert et al., 1988; Landis et al., 1989). Damit wurde der Versuch unternommen, sowohl Anhaltspunkte für die präsynaptische Dopaminfreisetzung als auch für die zentrale Dopamin D2 Rezeptorfunktion und den Funktionszustand postsynaptischer "Second messenger" Mechanismen zu gewinnen. Inwieweit peripher bestimmte Dopaminspiegel allerdings als Indikatoren für die zentrale Dopaminfreisetzung angesehen werden können, soll im folgenden diskutiert werden.

Untersucht wurden 45 Patienten und zehn gleichaltrige gesunde Kontrollpersonen. Von den 45 Patienten nahmen 26 ihren Alkoholkonsum wieder auf, während 19 über den Untersuchungszeitraum abstinent bleiben konnten (Heinz et al., 1995b). Das Untersuchungsdesign entsprach dem bereits beschriebenen Vorgehen (Heinz et al., 1995a) mit der Ausnahme, dass wir in die Gruppe der rückfälligen Patienten dieses Mal auch Alkoholabhängige einschlossen, die ihren Rückfall erst nach drei Monaten Abstinenz erlitten. Wir hatten zuvor befürchtet, dass Patienten mit einem Rückfall kurz vor Beendigung des Beobachtungszeitraums unangemessenerweise von solchen gesondert werden könnten, die unmittelbar nach Ende der sechsmonatigen Studiendauer rückfällig wurden. Dies war bei unseren Patienten jedoch nicht der Fall. Statt dessen beobachteten wir, dass auch die wenigen rückfälligen Patienten, die erst nach drei Monaten einen Rückfall erlitten, nach diesem ersten Rückfall wieder regelmäßig zu trinken anfingen, während die abstinent bleibenden Patienten meist weit über den sechsmonatigen Beobachtungszeitraum hinaus keinen Rückfall erlitten.

Die apomorphin-induzierte GH-Ausschüttung wurde wie bereits beschrieben untersucht (Heinz et al., 1995a). Die absolute Dopaminkonzentration im peripheren Blut wurde mittels High Performance Liquid Chromatography (HPLC) bestimmt, nachdem die sulfo-konjugierte Dopaminfraktion, wie anderweitig beschrieben, hydrolisiert worden war (Sällström Baum et al., 1994). Die inhibitorische Wirkung von D2-gekoppelten G-Proteinen auf die Aktivität der Adenylatzyklase wurde am Thrombozytenmodell untersucht (Lichtenberg-Kraag et al., 1995). Dabei wurde die Konzentration der G_i- und $G_ß$-Proteine mittels Immunoblot-Analyse bestimmt. In vorhergehenden Untersuchungen bei Alkoholabhängigen waren erhöhte Werte der G_i- und $G_ß$-Proteine in der ersten Woche nach Detoxikation gefunden worden, wobei letztere mit einer verminderte Aktivität der Adenylatzyklase assoziiert waren (Lichtenberg-Kraag et al., 1995).

Unter den Bedingungen der chronischen Intoxikation fanden wir wie bereits in der vorhergehenden Studie (Heinz et al., 1995a) eine verminderte Sensitivität zentraler Dopaminrezeptoren bei Patienten, die im Untersuchungszeitraum rückfällig wurden (MANOVA, "group effect": $p = 0.01$; Heinz et al., 1995b; **Abb. 5**). Erneut zeigten später abstinent bleibende Patienten eine reduzierte dopaminerge Sensitivität nur dann, wenn sie im Zustand der akuten Alkoholintoxikation untersucht wurden, d.h. wenn die letzte Alkoholeinnahme nur wenige Stunden vor der Messung der GH-Ausschüttung erfolgt war. Die peripheren Dopaminspiegel und die inhibitorische Aktivität der D2-gekoppelten G-Proteine differierte nicht zwischen Patienten und gesunden, altersgematchten Kontrollpersonen.

2.4 Zum Zeitverlauf der Rekonstitution dopaminerger Neurotransmission in der Abstinenz

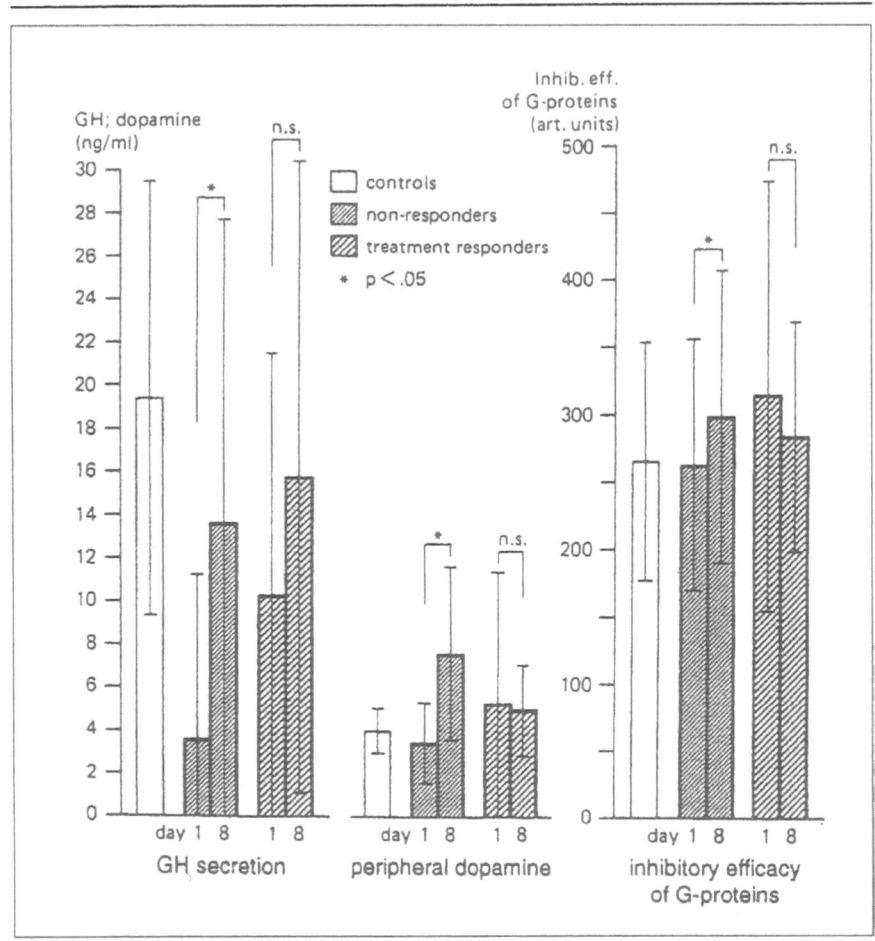

Abb. 5: Periphere Dopaminspiegel, die apomorphin-induzierte GH-Ausschüttung und die Aktivierbarkeit inhibitorischer G-Proteine bei 10 gesunden Kontrollpersonen und bei alkoholabhängigen Patienten am Aufnahmetag und nach einwöchiger Abstinenz. Neunzehn Patienten blieben in den ersten 6 Monaten nach Entgiftung abstinent ("treatment responders"), 26 Patienten wurden rückfällig ("non-responders").

Der entscheidende Befund ergab sich bei der Untersuchung der Rekonstitution dopaminerger Transmission in der Abstinenz: Beide Patientengruppen unterschieden sich deutlich im Zeitverlauf der Rückbildung der dopaminergen Dysfunktion. Später abstinent bleibende Patienten zeigten einen signifikanten Anstieg der Sensitivität zentraler Dopaminrezeptoren und eine Zunahme der peripheren Dopaminspiegel und der inhibitorischen Aktivität der G-Proteine innerhalb der ersten 24 Stunden nach Detoxikation (**Abb. 6**). Nach einwöchiger Abstinenz differierten weder ihre GH-Ausschüttung noch die peripheren Dopaminspiegel oder die G-Protein Aktivität von den Werten gesunder Kontrollpersonen. Demgegenüber

2 Bedeutung und psychopathologische Korrelate einer dopaminergen Dysfunktion bei alkoholabhängigen Patienten

zeigten später rückfällig werdende Patienten keine signifikante Differenz in der GH-Ausschüttung, in ihren Dopaminspiegeln oder der G-Protein Aktivität, wenn sie unter der Bedingung der akuten Intoxikation oder nach eintägiger Detoxikation untersucht wurden. Nach einwöchiger Abstinenz fand sich bei den später rückfälligen Patienten jedoch ein deutlicher Anstieg der GH-Ausschüttung, der peripheren Dopaminspiegel und der G-Protein Aktivität (Student's t-Test, alle $p < 0.05$; **Abb. 6**). Dabei stieg die Sensitivität dopaminerger Rezeptoren auf Normalwerte an, während die peripheren Dopaminspiegel die Werte gesunder Kontrollpersonen signifikant überschritten (Student's t-Test, $p = 0.01$; Heinz et al., 1995b; **Abb. 5**).

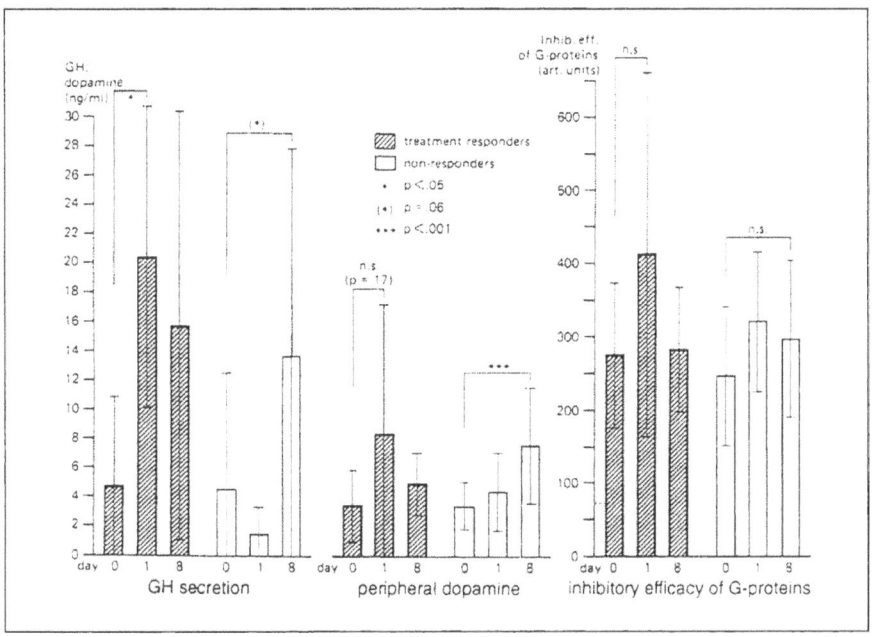

Abb. 6: Die apomorphin-induzierte GH-Ausschüttung, periphere Dopaminspiegel und die Aktivierbarkeit inhibitorischer G-Proteine bei alkoholabhängigen Patienten am Aufnahmetag ("Day 0") und nach vierundzwanzigstündiger ("Day 1") und einwöchiger Abstinenz ("Day 7"). Sechzehn Patienten blieben in den ersten 6 Monaten nach Entgiftung abstinent ("abstainer"), 26 Patienten wurden rückfällig ("relapser").

Wir fanden somit eine deutliche Differenz in der Geschwindigkeit, mit der sich die dopaminerge Neurotransmission in der frühen Abstinenz veränderte. Bei Patienten mit guter Prognose und weniger schwer ausgeprägter dopaminerger Dysfunktion waren die Anpassungsprozesse offenbar innerhalb der ersten Tage nach Detoxikation abgeschlossen. Interessanterweise normalisierte sich nicht nur die Sensitivität dopaminerger Rezeptoren innerhalb der ersten 24 Stunden nach Detoxikation, sondern auch die im Entzug rasch ansteigenden Dopaminspiegel und die kurzfristig erhöhte Stimulierbarkeit der G-Proteine bildeten sich innerhalb der ersten Entzugswoche zurück. Diese Patienten zeigten also eine rasche Normalisierung der dopaminergen Transmission nach Beendigung der chronischen Alkoholzufuhr. Demgegenüber zeigten später rückfällig werdende Patienten auch nach einer Woche Abstinenz noch Auffälligkeiten im Bereich der untersuchten dopaminergen Variablen.

Nestler (1994) hatte auf Grund von Tierversuchen hypostasiert, dass eine Aktivierung des "Second messengers" c-AMP ein zentrales neurobiologisches Korrelat der Drogenabhängigkeit darstellen könnte. Nestler (1994) postulierte, dass die c-AMP Aktivierung durch eine drogenvermittelte Reduktion inhibitorischer G-Proteine erklärt werden könnte. Da eine Aktivierung der inhibitorischen G-Proteine unter anderem über Dopamin D2 Rezeptoren erfolgt (Sibley und Monsma, 1992), könnte die von uns beobachtete Reduktion der Sensitivität zentraler Dopamin D2 Rezeptoren ein Mechanismus sein, der diese Wirkung von Suchtstoffen vermittelt. Dies allerdings nur dann, wenn die apomorphin-induzierte Stimulation der GH-Ausschüttung selektiv über eine Stimulation der D2 Rezeptoren ausgelöst wird, wie dies die Befunde von Fabbrini et al. (1988) nahelegen. Bei den von uns untersuchten Patienten fanden wir allerdings keine überdauernde Reduktion der Aktivierbarkeit inhibitorischer G-Proteine, die an den D2 Rezeptor gekoppelt sind. Eher war das Gegenteil der Fall und wir beobachteten eine kurzfristig auftretende, wahrscheinlich kompensatorische Erhöhung der Aktivierbarkeit dieser G-Proteine in der frühen Abstinenz (Lichtenberg-Kraag et al., 1995; Heinz et al., 1995b). Diese Befunde weisen darauf hin, dass die isolierte Untersuchung einzelner Faktoren dopaminerger Transmission zu vorschnellen Verallgemeinerungen bezüglich des Funktionszustands des dopaminergen Systems führen kann, wenn nicht beachtet wird, dass eventuell auftretende Veränderungen auch kompensatorischen Charakter haben könnten. Die Aktivität der G-Proteine wird zudem nicht nur durch die Sensitivität postsynaptischer Dopaminrezeptoren beeinflußt, sondern auch über andere Rezeptortypen beeinflußt. So kann die vielfältige Interaktion von Suchtstoffen mit G-Proteinen und nachfolgenden "Second messenger" Mechanismen zur Aktivierung von Transkriptionsfaktoren wie CREB ("cAMP response element binding protein") und Fos führen, die wiederum die Expression verschiedener Gene und damit zum Beispiel auch die Produktion der G-Proteine selbst regulieren (Nestler, 1994; Nestler und Aghajanian, 1997). Insgesamt ergibt sich ein komplexes Bild interdependenter Mechanismen monoaminerger Transmission, deren Adaptation an chronische Suchtmittelzufuhr auch die Genexpression selbst verändern kann.

Am interessantesten für die Einschätzung der dopaminergen Transmission erscheint die Beobachtung, dass die peripheren Dopaminspiegel in der frühen Abstinenz bei nachfolgend rückfällig werdenden Patienten ansteigen (Heinz et al., 1995b). Falls die peripheren Dopaminspiegel einen Anhaltspunkt für die zentrale Dopaminproduktion liefern, könnte dieser Befund anzeigen, dass diese Patienten eine verstärkte Dopaminfreisetzung aufweisen. Periphere Dopaminspiegel sind allerdings nicht leicht zu interpretieren. Wir bestimmten die peripheren Dopaminspiegel durch Bestimmung des sulfo-konjugierten Dopamins. Die Herkunft des Dopaminsulfats ist in der Literatur umstritten. Einige Autoren nehmen an, dass das sympathoadrenale System die Hauptquelle des peripheren, sulfo-konjugierten Dopamins darstellt (Hashizume et al., 1988). Zu Beginn des Alkoholentzugs steigen sowohl die peripheren Noradrenalinspiegel wie der zentrale Noradrenalinumsatz an (Linnoila et al., 1987; Mäki et al., 1990). Da das periphere Dopamin wahrscheinlich auf noradrenerge Stimulation hin von den sympathischen Nervenendigungen freigesetzt wird (Yoshimura et al., 1989), wäre sein peripherer Anstieg zu Beginn des Entzugs mit der zu diesem Zeitpunkt verstärkten noradrenergen Transmission zu erklären. Wir fanden jedoch die signifikant erhöhten Dopaminspiegel bei den später rückfällig werdenden Patienten nicht zu Beginn des Entzugs, sondern nach einwöchiger Abstinenz. Zu diesem Zeitpunkt bilden sich der primär erhöhte Noradrenalinspiegel und der erhöhte Noradrenalinumsatz wieder auf Normalwerte zurück (Linnoila et al., 1987; Mäki et al., 1990). Die nach einer Woche erhöht gefundenen, peripheren Dopaminspiegel lassen sich also nicht einfach mit nur kurzfristig zu Beginn des Entzugs ansteigenden Noradrenalinumsatz erklären. Die Ursache für den von uns beobachteten Anstieg des peripheren Dopamins nach einwöchiger Abstinenz ist somit ungeklärt. Es gibt jedoch Hinweise darauf, dass der von uns beschriebene Anstieg des peripheren Dopamins einen gleichartigen Anstieg des zentralen Dopaminumsatzes spiegelt: George et al. (1992; 1999) fanden erhöhte Konzentrationen des Dopaminmetaboliten HVA im Liquor alkoholabhängiger Patienten mit hohem Rückfallrisiko nach dreiwöchiger Abstinenz. Erhöhte HVA Konzentrationen im Liquor können nicht durch erhöhte periphere Dopaminspiegel verursacht werden, da Dopamin die Blut-Hirn-Schranke nicht passieren kann. Deshalb hypostasierten wir, dass sowohl periphere wie zentrale Dopaminspiegel in den ersten Wochen der Abstinenz ansteigen (Heinz et al., 1996b). Diese Interpretation wird durch eine Studie von Tiihonen et al. (1998) gestützt, in der eine vermehrte präsynaptische Dopaminproduktion im Striatum alkoholabhängiger Patienten beobachtet wurde. Gegenüber der Gruppe der Kontrollpersonen war die Dopaminproduktion, gemessen mittels Fluoro-DOPA PET zwar in einzelnen Bereichen des Putamens und Caudatus erhöht, die Patienten zeigten jedoch eine erhebliche interindividuelle Varianz in ihrer Dopaminproduktion. Die untersuchten alkoholabhängigen Patienten waren durch einen späten Krankheitsbeginn nach dem 25. Lebensjahr gekennzeichnet. Leider untersuchten Tiihonen und andere nicht, ob die Patienten mit deutlich erhöhter striärer Dopaminproduktion auch ein erhöhtes Rückfallrisiko aufwiesen. Die Studien von George et al. (1992; 1999) und Tiihonen et al. (1998) sprechen zusammenfassend dafür, dass zumindest eine Subgruppe alkoholabhängiger Patienten durch einen erhöhten Dopaminumsatz in der frühen Abstinenz gekennzeichnet ist, der mit einem erhöhten Rückfallrisiko verbunden sein könnte.

Die theoretische Bedeutung unserer Beobachtung eines retardierten Anstiegs peripherer und möglicherweise auch zentraler Dopaminspiegel ergibt sich aus der Frage, ob dieser Befund als primär pathologisch oder kompensatorisch zu verstehen ist. Falls periphere und zentrale Dopaminspiegel nur kompensatorisch erhöht sind, um eine persistierende Dysfunktion dopaminerger Rezeptoren auszugleichen, wäre anzunehmen, dass ein hypofunktionelles dopaminerges Verstärkungssystem mit der hohen Rückfallrate der Patienten in Verbindung steht. Falls jedoch die präsynaptische Dopaminfreisetzung bei später rückfälligen Patienten primär erhöht ist und die postsynaptische "Down-Regulation" dopaminerger Rezeptoren sekundär erfolgt, wäre das Verstärkungssystem bei Patienten mit hohem Rückfallrisiko überaktiv bzw. "sensitiviert". Die erste Hypothese entspricht der Annahme von Wise (1987), dass ein hypofunktionales dopaminerges Verstärkungssystem zur Anhedonie oder Dysphorie (Rosetti et al., 1992) führt und dass der Alkoholkonsum erfolgt, um diese negativen Emotionen zu reduzieren (Heinz et al., 1994). Die zweite Annahme entspricht der Theorie von Robinson und Berridge (1992), wonach ein sensitiviertes dopaminerges Verstärkungssystem die betroffenen Individuen zur Suche nach den als wichtig und lustbringend kodierten Stimuli motiviert, was sich psychopathologisch als Verlangen ("Craving") nach der Suchtsubstanz manifestiert. Therapieversuche müssten im ersten Fall zur Substitution der dopaminergen Transmission führen, im zweiten Fall aber zur Blockade eines übersensitivierten dopaminergen Verstärkungssystems.

Zur empirischen Klärung der angesprochenen Problematik müsste die Frage geklärt werden, ob sich eine überdauernde Dysfunktion zentraler dopaminerger Rezeptoren nachweisen lässt, die mit negativen Emotionen wie Anhedonie oder Dysphorie in Zusammenhang steht, oder ob eine persistierende Erhöhung der präsynaptischen Dopaminfreisetzung mit dem Verlangen nach Alkohol oder einem bestimmten "Drogensuchverhalten" in Verbindung gebracht werden kann. Eng mit der ersten Fragestellung verbunden ist die Frage nach einem genetischen Beitrag zur "Down-Regulation" dopaminerger Rezeptoren bei Patienten mit hoher Rückfallrate. Diesen Fragestellungen wurde in weiteren Studien nachgegangen.

Unsere eigenen, bisher dargestellten Befunde erbrachten keine klare Aussage hinsichtlich der Frage einer überdauernden Hyposensitivität dopaminerger Rezeptoren. In unserer ersten Patientenkohorte (Heinz et al., 1995a) fand sich nach einwöchiger Abstinenz noch eine trendmäßige Reduktion dopaminerger Rezeptoren bei Patienten mit hohem Rückfallrisiko, während später rückfällige Patienten aus der zweiten Kohorte nach acht Tagen Abstinenz keine verminderte Sensitivität zentraler Dopaminrezeptoren mehr aufwiesen (Heinz et al., 1995b). In einer etwas kleineren Gruppe alkoholabhängiger Patienten, deren GH-Ausschüttung insgesamt über einen Zeitraum von drei Monaten beobachtet werden konnte, fand sich auch drei Monate nach der Detoxikation noch eine verminderte Sensitivität dopaminerger Rezeptoren bei rückfälligen Patienten (Dettling et al., 1995). Dieser Befund würde eindeutig für eine überdauernde Reduktion der dopaminergen Rezeptorsensitivität sprechen, wenn die rückfälligen Patienten nicht mehrheitlich bereits vor der Messung der apomorphin-induzierten GH-Ausschüttung wieder damit begonnen hätten, Alkohol zu konsumieren. Die jeweils vor der GH-Ausschüttung konsumierte Alkoholmenge war zwar gering und erfolgte meist einige Tage vor der endokrinologischen Untersuchung, so dass der Effekt auf die GH-Ausschüttung wahrscheinlich gering ist. Eine verstärkte Vulnerabilität der Funktion dopaminerger Rezeptoren auch gegenüber kleinen Alkoholmengen ist bei dieser Patientengruppe allerdings nicht sicher auszuschließen (Dettling et al., 1995).

Befunde anderer Arbeitsgruppen stützen die Annahme, dass einige alkoholabhängige Patienten mit langer Krankheitsdauer eine persistierende Hyposensitivität zentraler Dopaminrezeptoren aufweisen. So fanden Balldin et al. (1992; 1993) eine reduzierte Sensitivität zentraler Dopaminrezeptoren nach zweimonatiger und

2 Bedeutung und psychopathologische Korrelate einer dopaminergen Dysfunktion bei alkoholabhängigen Patienten

durchschnittlich siebenjähriger Abstinenz. In einer dritten Patientengruppe fand sich allerdings keine signifikante Reduktion der GH-Sekretion nach Apomorphingabe (Balldin et al., 1985). Demgegenüber beobachteten auch Wiesbeck et al. (1995) eine reduzierte dopaminerge Sensitivität nach mindestens fünfwöchiger Abstinenz.

Studien mit bildgebenden Verfahren erbrachten weitere Hinweise darauf, dass sich bei abstinenten Patienten eine persistierende "Down-Regulation" dopaminerger D2 Rezeptoren findet. So fanden Hietala et al. (1994) in einer Studie mit Raclopride PET zwar keine verminderte Dichte (B_{max}) dopaminerger D2 Rezeptoren und keine signifikante Verminderung der D2 Rezeptoraffinität (k_D); bei Ermittlung des Quotienten B_{max}/k_D, des sogenannten "Bindungspotentials", zeigten alkoholabhängige Patienten jedoch signifikant verminderte Werte gegenüber gesunden Kontrollpersonen. Die Bildung diese Quotienten ist nicht so willkürlich, wie es bei oberflächlicher Betrachtung vielleicht erscheinen mag, da B_{max}/k_D dem Quotienten aus "gebundenem" versus "freiem Liganden" (B/F) zum Zeitpunkt des Äquilibriums am Bindungsort entspricht (Hietala et al., 1994). Dieser Wert wird bei PET und SPECT Studien häufig verwendet, da er sich aus dem Quotienten des spezifisch gebundenen Radiotracers zum unspezifisch gebundenen Liganden ermitteln lässt (Laruelle et al., 1994). Dabei wird davon ausgegangen, dass die Dissoziationskonstante k_D um so größer ist, je mehr unbesetzte Bindungsstellen [R] sich bei gleicher Konzentration des freien Radioliganden [F] im Vergleich zu besetzten Bindungsstellen [B] nachweisen lassen:

(1) $k_D = [R][F]/[B]$

mit [R] = Zahl freier Bindungsstellen, [F] = der Menge des freien Radioliganden und [B] = der Zahl der mit dem Radioliganden besetzten Bindungsstellen.

Da zweitens:

(2) $[R] = (B_{max} - B)$

d.h. da die Zahl der freien Bindungsstellen der Anzahl aller Bindungsstellen (B_{max}) minus der durch den Radioliganden okkupierten (B) entspricht, folgt aus (1) und (2):

(3) $k_D = [(B_{max} - B)][F]/[B]$

Durch Umformung aus (3) entsteht (4):

(4) $[B]/[F] = [(B_{max} - B)]/ k_D$

Bei Gabe von Tracerdosen des Radioliganden, d.h. wenn wie gewöhnlich nur minimale Mengen des Radioliganden verabreicht werden, geht die Zahl der besetzten Bindungsstellen gegen Null, so dass [B] vernachlässigt werden kann. Damit ergibt sich die Gleichung, die von Hietala et al. (1994) zur Bestimmung der Dopamin D2 Rezeptorenverfügbarkeit verwandt wurde:

(5) $[B]/[F] = [B_{max}]/ k_D$

Die Autoren selbst interpretierten ihr Ergebnis als Hinweis auf eine verminderte Verfügbarkeit dopaminerger D2 Rezeptoren; diese könnte durch eine verminderte Dichte der Rezeptoren oder durch eine erhöhte Konzentrationen des endogenen Dopamins bedingt sein, das mit dem Radioliganden um die Bindungsstelle konkurriert (Hietala et al., 1994). Die Aussagekraft der Studie ist allerdings durch das Untersuchungsdesign von vornherein limitiert, da die Autoren neun Patienten untersuchten, deren Abstinenzdauer zwischen einer und 68 Wochen schwankte

(Hietala et al., 1994). Angesichts des von Balldin et al. (1985) wie von uns (Heinz et al., 1995b) beobachteten kurzfristigen Anstiegs der Stimulierbarkeit zentraler dopaminerger Rezeptoren in der frühen Abstinenz wäre eine bessere Vergleichbarkeit der Abstinenzdauer dringend zu empfehlen gewesen. In einer weiteren PET Studie mit alkoholabhängigen Patienten fanden Volkow et al. (1996) eine signifikante Reduktion der D2 Verfügbarkeit. Diese verminderte Verfügbarkeit der Dopamin D2 Rezeptoren könnte Ausdruck einer verminderten Rezeptordichte sein. Es ist jedoch ebenfalls möglich, dass erhöhte endogene Dopaminspiegel mit dem Radioliganden um die Bindung am D2 Rezeptor konkurrieren (Fisher et al., 1995), ohne dass die Dichte der D2 Rezeptoren selbst vermindert wäre. Die letztgenannte Interpretation würde gut mit der Beobachtung von George et al. (1992) und Tiihonen et al. (1998) übereinstimmen, dass zumindest eine Subgruppe alkoholabhängiger Patienten einen erhöhten Dopaminumsatz in der frühen Abstinenz aufweist.

Eine post-mortem Studie zeigte eine nicht-signifikante Reduktion der D2 Rezeptorendichte im Nucleus caudatus schwer alkoholabhängiger Patienten (Noble et al., 1991). Von Hietala et al. (1994) wurde allerdings angemerkt, dass die Aussagekraft der Studie durch Faktoren wie vorhergehende Neuroleptikamedikation oder eine unzuverlässige Diagnosestellung limitiert sein könnte. Die von Hietala et al. (1994) ebenfalls aufgeworfene Frage, ob es sich bei der postulierten "Down-Regulation" zentraler Dopamin D2 Rezeptoren um eine unspezifische Folge allgemeiner Hirnatrophie handelt, kann von unserer Arbeitsgruppe zumindest dahingehend beantwortet werden, dass die verminderte Sensitivität zentraler Dopaminrezeptoren einen wesentlich besseren Prädiktor des Rückfallrisikos darstellt als die mit der CT gemessene allgemeine Hirnatrophie (Schmidt et al., 1996). Es ist somit zwar nicht ausgeschlossen, dass die verminderte Sensitivität zentraler Dopaminrezeptoren auf die allgemeine Hirnatrophie und nicht auf spezifische Störungen der dopaminergen Transmission im Entzug zurückzuführen ist, die Auswirkung dieser dopaminergen Dysfunktion ist jedoch klinisch offensichtlich bedeutsamer als die allgemeine Verminderung des Hirnvolumens.

Zusammenfassend kann also gesagt werden, dass neuroendokrinologische, bildgebende und autoradiographische Studien Hinweise auf eine überdauernde Dysfunktion dopaminerger Rezeptoren zumindest bei einer Subgruppe schwer alkoholabhängiger Patienten mit hohem Rückfallrisiko liefern. Gleichzeitig fanden sich Hinweise auf einen verzögerten Anstieg der peripheren Dopaminspiegel in dieser Patientengruppe. Ein Zusammenhang zwischen beiden Phänomenen ist theoretisch denkbar, jedoch nicht zwingend, da eine verminderte Sensitivität zentraler Dopaminrezeptoren zum Beispiel auch durch einen genetisch bedingten Defekt dopaminerger Rezeptoren bedingt sein könnte.

2.5
Ist die überdauernde Hyposensitivität dopaminerger Rezeptoren genetisch bedingt?

Das Interesse an der Sensitivität zentraler D2 Rezeptoren wurde besonders durch Untersuchungen von Noble und Blum gefördert, die ein erhöhtes Vorkommen des TaqA1 Allels des Dopamine D2 Rezeptors (DRD2) bei schwer alkoholabhängigen Patienten beobachtet hatten (Blum et al., 1990). Eine von Noble et al. (1991) beobachtete diskrete Reduktion der striären D2 Rezeptorendichte bei alkoholabhängigen Patienten war mit dem Auftreten dieses A1 Allels assoziiert. Lawford et al. (1995) verabreichten den Dopamin D2 Agonisten Bromocriptin als dopaminsubstitutive Pharmakotherapie bei alkoholabhängigen Patienten nach der Detoxikation. Alle Patienten waren bezüglich ihres DRD2 Allels (A1 oder A2) untersucht worden. Patienten mit dem A1 Allel sprachen zwar klinisch etwas besser auf die Dopaminsubstitution an, im Beobachtungszeitraum von drei Monaten zeigten sich jedoch keine signifikanten Unterschiede in der Rückfallrate.

Wir untersuchten deshalb, ob die von uns beobachtete Assoziation einer verminderten dopaminergen Sensitivität mit einem hohen Rückfallrisiko auf die genetisch bedingte Minderfunktion dopaminerger Rezeptoren zurückgeführt werden kann (Heinz et al., 1996c). Untersucht wurden insgesamt 113 Kontrollpersonen und 97 alkoholabhängige Patienten, die zum Teil aus den bereits berichteten Patientengruppen stammten. Erneut fanden wir die bereits beschriebene Reduktion der zentralen dopaminergen Sensitivität bei später rückfällig werdenden Patienten unter der Bedingung der chronischen Intoxikation und nach eintägiger Abstinenz (MANOVA, "group factor": $F = 5.85$, $df = 1$, $p = 0.02$). Nach einwöchiger Abstinenz fand sich erneut kein signifikanter Unterschied in der GH-Ausschüttung zwischen später abstinenten und rückfälligen Patienten (Heinz et al., 1996c).

Da Apomorphin sowohl D1 wie D2 Rezeptoren stimuliert (Lal, 1988), untersuchten wir die GH-Ausschüttung bei Patienten mit verschiedenen RFLPs ("Restriction fragment length polymorphisms") des Dopamin D1 und D2 Rezeptors. Die untersuchten genetischen Polymorphismen am DRD1 und DRD2 sind jeweils durch eine singuläre Basensubstitution bedingt, die eine Änderung des Restriktionsorts für das Bsp1268I bzw. TaqI Restriktionsenzym bedingen. Wir fanden keinerlei signifikante Assoziation zwischen der klinisch relevanten Hyposensitivität dopaminerger Rezeptoren und den verschiedenen Genotypen des Dopamin D1 und D2 Rezeptors, unabhängig davon, ob die apomorphin-induzierte GH-Ausschüttung am Aufnahmetag (**Abb. 7**) oder nach einwöchiger Abstinenz bestimmt wurde (Heinz et al., 1996c). Das einzige Ergebnis, das überhaupt in die Nähe statistischer Signifikanz kam, war eine verminderte GH-Ausschüttung bei homozygoten Trägern des D1 Allels des Dopamin D1 Rezeptors (Aufnahmetag: ANOVA, $F = 2.8$, $df\ 0\ 1$, $p = 0.098$; einwöchige Abstinenz: $F = 2.91$, $df = 1$, $p = 0.092$). Die homozygoten Träger dieses D1 Allels hatten weder mehr Alkohol konsumiert noch Hinweise auf eine längere Dauer oder Schwere der Abhängigkeit. Basierend auf unseren Mittelwerten und Varianzen führten wir eine Poweranalyse durch. Diese zeigte, dass zur Beobachtung eines hypothetischen Effekts des DRD1 Bsp1268I RFLPs auf die GH-Ausschüttung mit 90% Sicherheit insgesamt mindestens 92 Patienten per Gruppe zu untersuchen wären. Dies weist auf eine eher geringe Effektstärke dieser möglichen genetischen Kontribution hin. Keinerlei signifikante Interaktion ergab sich zwischen den untersuchten Genotypen und dem Vorkommen von Alkoholabhängigkeit oder dem Behandlungsausgang (Heinz et al., 1996c).

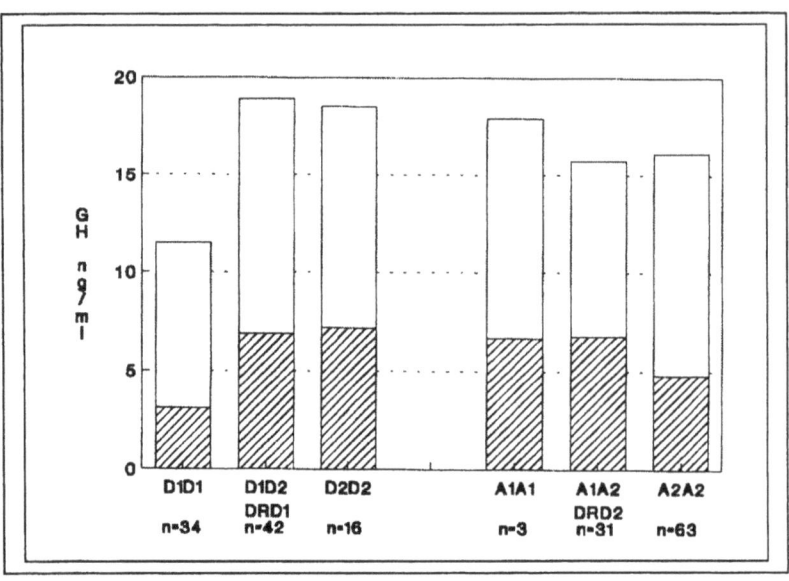

Abb. 7: Die apomorphin-induzierte GH-Ausschüttung (Mittelwert schraffiert, Standardabweichung als leere Balken dargestellt) bei alkoholabhängigen Patienten mit verschiedenen Allelen des Dopamin D1 (DRD1) und D2 (DRD2) Rezeptors zu Beginn der Abstinenz. Insgesamt wurden siebenundneunzig Patienten untersucht.

Insgesamt konnten wir die von Blum et al. (1990) postulierte Assoziation des TaqA1 Polymorphismus des DRD2 mit schwerer Alkoholabhängigkeit nicht bestätigen. Auch andere Untersuchungsgruppen hatten die Beobachtung von Blum et al. (1990) nicht replizieren können (Pato et al., 1993). Allerdings untersuchten wir für das jeweilige Gen nicht-funktionelle RFLPs, die sich außerhalb des eigentlich kodierenden Genbereichs befanden. Zudem schließen unsere Befunde nicht aus, dass eine nahegelegene, funktionell wichtige Mutation unentdeckt bleibt oder dass der beobachtete Effekt zu schwach oder selten ist, um statistische Signifikanz zu erreichen. Zumindest für den DRD1 ist jedoch bekannt, dass solche Mutationen insgesamt sehr selten auftreten (Liu et al., 1995). Zudem beobachteten Goldman und Mitarbeiter (1997; 1998) keine Assoziation zwischen alkoholabhängigem Verhalten und einem funktionell relevanten Polymorphismus des D2 Rezeptor-

2 Bedeutung und psychopathologische Korrelate einer dopaminergen Dysfunktion bei alkoholabhängigen Patienten

gens, der durch die Substitution der Aminosäuren Ser311→Cys gekennzeichnet ist (Cravchik et al., 1996).

Bezüglich des Dopamin D2 Rezeptors, dem beim Menschen eine besondere Bedeutung für die apomorphin-induzierte GH-Ausschüttung zukommen soll (Fabbrini et al., 1988), untersuchten wir einen zweiten RFLP, der sich anders als der TaqIA Polymorphismus innerhalb des Exons 8 des Dopamin D2 Rezeptorgens befindet (Finckh et al., 1997). Wiederum zeigte sich keine signifikante Assoziation zwischen dem untersuchten RFLP und der apomorphininduzierten GH-Ausschüttung am Aufnahmetag oder nach einwöchiger Abstinenz. Dabei muss allerdings berücksichtigt werden, dass akuter Alkoholkonsum am Aufnahmetag die GH-Ausschüttung generell bei allen Patienten reduziert und dass sich signifikante Unterschiede zwischen Patienten mit hohem und niedrigem Rückfallrisiko nur dann fanden, wenn der letzte Alkoholkonsum der Patienten mindestens 24 Stunden zurücklag (Heinz et al., 1995a; 1995b). Wenn in dieser Patientengruppe die Patienten, die homozygote Träger des A/A Allels des Exon 8 RFLPs waren, mit den Trägern des G Allels verglichen wurden, zeigte sich eine signifikante Reduktion der GH Ausschüttung bei den A/A Homozygoten. Bei späterer Testung nach dreimonatiger Abstinenz war dieser Unterschied statistisch nicht mehr signifikant (Finckh et al., 1997). Dieser Befund weist darauf hin, dass die von uns beobachtete, verzögerte Restitution der Sensitivität zentraler Dopaminrezeptoren (Heinz et al., 1995a; 1995b) möglicherweise bei einem bestimmten Genotyp des DRD2 besonders ausgeprägt ist.

Dies wäre ein klassisches Beispiel für eine Gen-Umwelt-Interaktion: Eine reduzierte Sensitivität des DRD2 findet sich demnach in Folge chronischen Alkoholkonsums zum Zeitpunkt der frühen Abstinenz, nicht jedoch nach längerfristiger Abstinenz. Träger eines bestimmten Allels des DRD2 Exon 8 weisen dann eine höhere Vulnerabilität gegenüber chronischem Alkoholkonsum auf, die sich als verzögerte Restitution der Sensitivität der D2 Rezeptoren manifestiert. Bei Einhalten einer strikten Alkoholabstinenz bildet sich die dopaminerge Dysfunktion zurück, so dass keine signifikante Differenz gegenüber den Trägern des anderen Allels mehr nachweisbar ist.

Wir hatten ja bereits in unserer ersten Studie beobachtet, dass die reduzierte GH-Ausschüttung bei Patienten mit frühem Rückfall signifikant mit der chronischen Trinkmenge korreliert war, obwohl die absolute Trinkmenge sich nicht von jener der später abstinent bleibenden Patienten unterschied (Heinz et al., 1995a). Dies deutete darauf hin, dass ein gewisser genetisch bedingter oder vorzeitig erworbener Vulnerabilitätsfaktor bei diesen später rückfälligen Patienten dazu beiträgt, dass sich das Ausmaß des vorherigen Alkoholkonsums als Reduktion der D2 Rezeptorsensitivität in der frühen Abstinenz manifestiert. Unsere Beobachtung bezüglich des untersuchten Exon 8 Polymorphismus innerhalb des D2 Rezeptorgens deutet darauf hin, dass dieser RFLP einen solchen Vulnerabilitätsfaktor darstellen könnte. Patienten, die homozygote Träger des Exon 8 A/A Allels sind, wurden numerisch etwas häufiger rückfällig, dieser Unterschied wurde jedoch statistisch nicht signifikant (Finckh et al., 1997). Da umgekehrt eine verminderte

GH-Ausschüttung in der frühen Abstinenz in verschiedenen Patientengruppen mit dem Rückfallrisiko assoziiert war (Heinz et al., 1995a; Dettling et al., 1995; Heinz et al., 1996c), scheint die verzögerte Rekonstitution der dopaminergen Sensitivität sich jedoch nicht ausschließlich oder auch nur weitgehend mit der genetischen Konstitution des Exons 8 des DRD2 erklären zu lassen.

In unserem Patientenkollektiv fanden wir demnach keine Hinweise darauf, dass das Risiko, an Alkoholabhängigkeit zu erkranken, bei bestimmten Allelträgern der untersuchten Polymorphismen am DRD2 (TaqIA und Exon 8) erhöht sei (Heinz et al., 1996; Finckh et al., 1997). Bei Vorliegen eines positiven Befundes stellt sich allerdings die Frage nach den individuellen und sozialen Konsequenzen einer derartigen Erkenntnis. Die Brisanz solcher Befunde wird durch Bestrebungen von Noble und Blum verdeutlicht, die von ihnen postulierte Assoziation des DRD2 A1 Allels mit Alkoholabhängigkeit in einen kommerziell nutzbaren Test umzusetzen (Horgan, 1992). Ein solcher Test könnte beispielsweise von Unternehmern verwandt werden, um potentielle Arbeitnehmer auf ihr Abhängigkeitsrisiko hin zu untersuchen. Weiterhin wurde die Testung von Kindern oder gar Föten diskutiert (Horgan, 1992), offenbar, um zur Entscheidung über mögliche Schwangerschaftsabbrüche beizutragen. Eine solche Anwendungsweise steht jedoch in Widerspruch zum Interesse des Patienten, keiner Schädigung durch die medizinische Diagnostik und Behandlung ausgesetzt zu werden. Während die Erforschung der neurobiologischen Grundlagen der Suchterkrankungen im Interesse der einzelnen Patienten erfolgen kann, denen damit idealerweise additive pharmakotherapeutische Behandlungsmöglichkeiten und eine Abschätzung ihres Erkrankungsrisikos zur Verfügung steht, bedürfen die sozialpolitischen Konsequenzen der pathophysiologischen und genetischen Erkenntnisse dringend einer gesellschaftlichen Diskussion, um einen potentiell diskriminatorischen Missbrauch zu verhindern (Heinz und Schmidt, 1993).

2.6
Psychopathologische Korrelate der Hyposensitivität zentraler dopaminerger Rezeptoren

Sollte die beobachtete Hyposensitivität zentraler dopaminerger Rezeptoren im frühen Entzug einen primären Faktor im Rückfallgeschehen darstellen (und nicht nur sekundär eine erhöhte präsynaptische Dopaminfreisetzung kompensieren), so müsste sich die resultierende dopaminerge Dysfunktion psychopathologisch als Störung der Verstärkerfunktion nachweisen lassen (Heinz et al., 1996a). Die Meinungen gehen jedoch auseinander, wenn das genaue psychopathologische Korrelat einer Dysfunktion des dopaminergen Verstärkungssystems beim Menschen beschrieben werden soll. So postulierte Wise (1982), dass "Anhedonie" das Korrelat einer Störung des dopaminergen Verstärkungssysstems darstellt, während Rossetti et al. (1992) eine dysphorische Verstimmung als wahrscheinlichstes Korrelat der neurobiologischen Störung anführten. Klein (1974) schlug dagegen vor, dass eine depressive Verstimmung im Sinne eines "Fehlens von tatsächlicher oder

2 Bedeutung und psychopathologische Korrelate einer dopaminergen Dysfunktion bei alkoholabhängigen Patienten

antizipierter Befriedigung" aus einer "Entgleisung im Belohnungssystem" resultiere (Pflug, 1990).

Eine weitere Variante war von Cloninger in die Diskussion eingebracht worden, der eine *Hyper*sensitivität dopaminerger Rezeptoren mit hohem "Novelty Seeking" und einer Prädisposition zum exzessiven Alkoholkonsum in Verbindung gebracht hatte (Cloninger 1987b). Cloninger (1987a; 1987b) hatte sich nicht direkt zum Zustand nach langjährigem Alkoholkonsum geäußert, es ist aber davon auszugehen, dass Cloningers Hypothese vom generellen Zusammenhang zwischen der Sensitivität zentraler Dopaminrezeptoren und dem "Novelty Seeking" auch dann gelten soll, wenn chronische Alkoholintoxikation die Funktion des dopaminergen Verstärkungssystems beeinflußt (Heinz et al., 1996a).

Zur Untersuchung der möglichen psychopathologischen Korrelate einer Hyposensitivität dopaminerger Rezeptoren wurden die Persönlichkeitsvariablen "Novelty Seeking", "Harm Avoidance" und "Reward Dependence" mittels Cloninger's Tridimensional Personality Questionnaire (TPQ; Cloninger, 1987a) bei alkoholabhängigen Patienten vor Entgiftung und nach sechsmonatiger Behandlungsdauer erfasst (Heinz et al., 1996a). Während der ambulanten Kontaktphase vor Beginn der Detoxikation wurden die Patienten zudem mittels des "Brief Psychiatric Rating Scales" (BPRS; Overall & Gorham, 1962) untersucht. Weiterhin wurde die Stimmungslage mittels des "Self-rating Anxiety Scale" (SAS; Zung 1971) und des "Self-Rating Depression Scale" (SDS; Zung 1965) im ersten Monat nach Entgiftung wöchentlich und dann zweiwöchentlich erfasst. Das Verlangen nach Alkohol ("Craving") wurde wöchentlich mittels einer visuellen Analogskala ermittelt, wobei die Patienten dazu angehalten wurden, jedes subjektive Verlangen nach Alkohol in der vorhergehenden Woche zu berichten (Heinz et al., 1996d). Die übrige Untersuchung und Behandlung der Patienten entsprach dem bereits beschriebenen Vorgehen, der Untersuchungszeitraum betrug sechs Monate (Heinz et al., 1995b).

Im Untersuchungszeitraum rückfällig werdende Patienten mit verminderter GH-Ausschüttung am Aufnahmetag waren entgegen unserer Erwartung nicht depressiver oder ängstlicher als Patienten ohne dopaminerge Dysfunktion, die nach der stationären Entgiftung abstinent bleiben konnten (Heinz et al., 1996a; 1996d). Dies galt sowohl für die Stimmungslage vor Entgiftung (Heinz et al., 1996d), als auch für die Untersuchung von Ängstlichkeit und Depressivität im wöchentlichen oder zweiwöchentlichen Abstand nach Detoxikation (Heinz et al., 1996a). Eher war das Gegenteil der Fall: Vor Aufnahme hatten die später rückfällig werdenden Patienten signifikant niedrigere Werte auf der Subskala für "Ängstlichkeit und Depression" des BPRS (Student's t-test, $p = 0.02$; **Abb. 8**; Heinz et al., 1996d) und auch nach der Entgiftung waren später rückfällige Patienten weniger ängstlich (SAS) und depressiv (SDS; **Abb. 9**) als die im Untersuchungszeitraum abstinent bleibenden Patienten (Heinz et al., 1996a).

2.6 Psychopathologische Korrelate der Hyposensitivität zentraler dopaminerger Rezeptoren

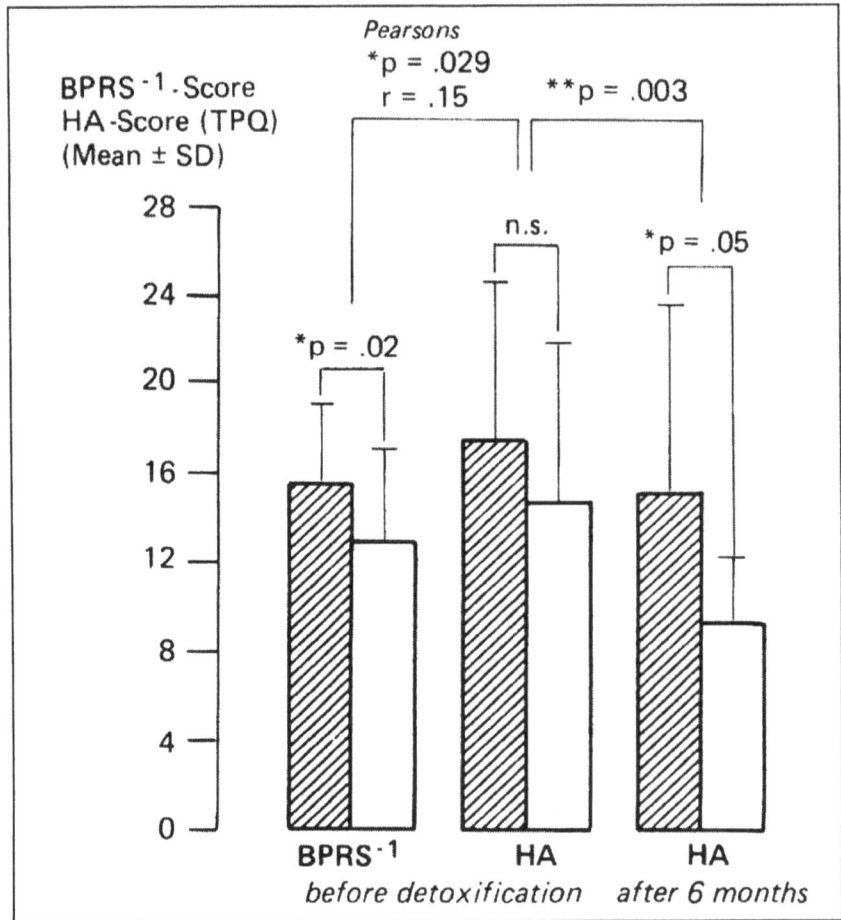

Abb. 8: Ängstlichkeit und Depression (BPRS Subscore) sowie der Persönlichkeitszug der Schadensvermeidung („Harm Avoidance", HA) bei alkoholabhängigen Patienten vor der stationären Aufnahme. Sechzehn Patienten blieben in den ersten 6 Monaten nach Entgiftung abstinent ("abstainer", schraffierte Balken links), 26 Patienten wurden rückfällig ("relapser", leere Balken rechts).

2 Bedeutung und psychopathologische Korrelate einer dopaminergen Dysfunktion bei alkoholabhängigen Patienten

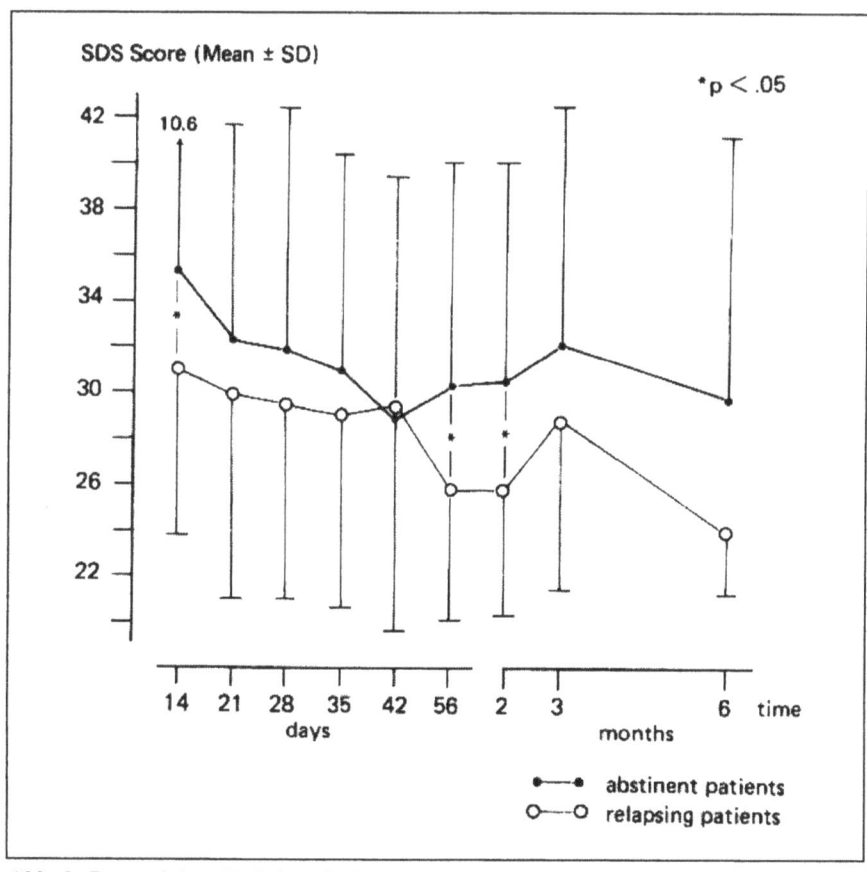

Abb. 9: Depressivität (SDS) bei alkoholabhängigen Patienten nach der stationären Entgiftung. Sechzehn Patienten blieben in den ersten 6 Monaten nach Entgiftung abstinent ("abstainer"), 26 Patienten wurden rückfällig ("relapser").

Dieser überraschende Befund erklärt sich wahrscheinlich auf Grund der Assoziation von Depressivität und Ängstlichkeit mit vorsichtigem Verhalten. So beobachteten wir eine signifikante Korrelation zwischen den Scores für Ängstlichkeit und Depressivität und Cloningers Persönlichkeitsmerkmal der "Harm Avoidance" (HA), d.h. der Tendenz zur "Schadensvermeidung" (Pearsons r = 0.37 bis 0.45 zu unterschiedlichen Untersuchungszeitpunkten; **Abb. 10**; Heinz et al., 1996a). Bereits 1992 hatten Svrakic et al. beobachtet, dass "Harm Avoidance" und "Depressivität" in einer Stichprobe gesunder Kontrollpersonen miteinander assoziiert waren. Einen weiteren Hinweis darauf, dass "Harm Avoidance" mit Depressivität und Ängstlichkeit assoziiert sind, konnten wir aus der Beobachtung gewinnen, dass sowohl die HA (TPQ) als auch Depressivität (SDS) und Ängstlichkeit (SAS) im Untersuchungszeitraum nach Detoxikation signifikant abnahmen (Heinz et al.,

1996a). "Harm Avoidance" scheint somit kaum das Kriterium eines stabilen Persönlichkeitsmerkmals zu erfüllen, sondern spiegelt eher die Stimmungslage wieder; bei depressiven oder ängstlichen Patienten ist entsprechend die Tendenz zur "Schadensvermeidung" stärker ausgeprägt. Es mag gerade diese Tendenz zu vorsichtigem Verhalten sein, die die etwas depressiveren und ängstlicheren Patienten im Beobachtungszeitraum vor dem Rückfall bewahrt hat (Heinz et al., 1996a). Es ist wichtig, darauf hinzuweisen, dass die von uns beobachteten Patienten nicht schwer depressiv waren und dass die Diagnose einer primären psychiatrischen Erkrankung ein Ausschlusskriterium in allen unseren Studien darstellte. Unser Ergebnis berührt von daher nicht die Frage, ob ausgeprägte Depressivität oder das Vorliegen einer Angsterkrankung zum Rückfallrisiko beitragen. Unser Ergebnis stimmt mit den Resultaten einer Untersuchung an Opiatabhängigen von Powell et al. (1993) und einer Metaanalyse von Hartka et al. (1991) überein. Hartka et al. (1991) beobachteten, dass depressivere Alkoholabhängige in den ersten zwei Jahren nach Detoxikation ein niedrigeres Rückfallrisiko aufwiesen; nach zweijähriger Abstinenz dreht sich allerdings diese Tendenz um, so dass depressivere Patienten zu diesem Zeitpunkt häufiger rückfällig werden.

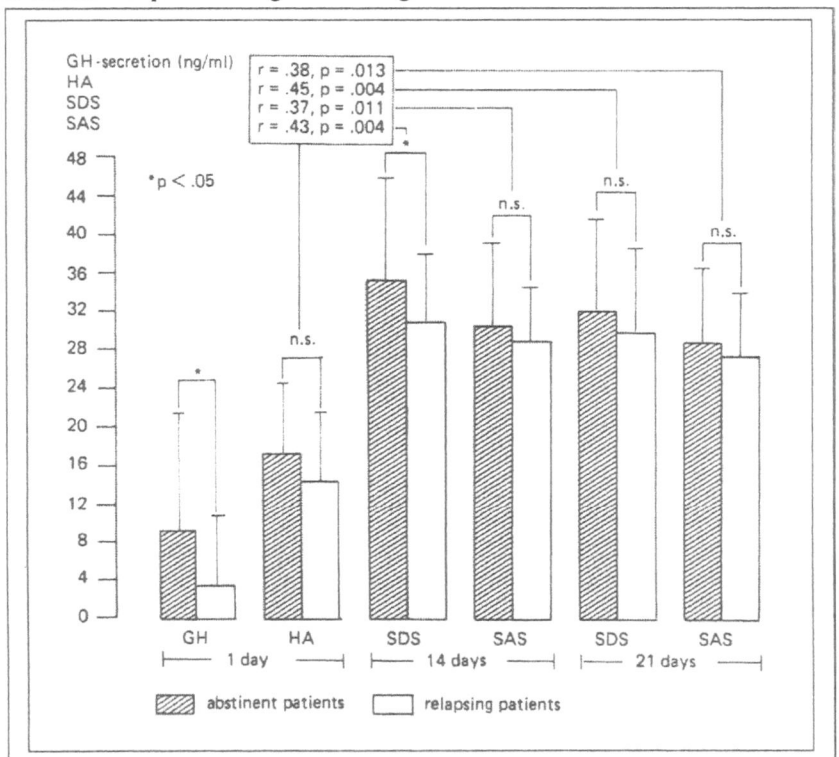

Abb. 10: Korrelationen zwischen Ängstlichkeit (SAS), Depressivität (SDS) und "Harm Avoidance" (TPQ) bei alkoholabhängigen Patienten vor und nach der Detoxifikation. Sechzehn Patienten blieben in den ersten 6 Monaten nach Entgiftung abstinent ("abstainer"), 26 Patienten wurden rückfällig ("relapser").

2 Bedeutung und psychopathologische Korrelate einer dopaminergen Dysfunktion bei alkoholabhängigen Patienten

Wenn also ängstlichere und depressivere Patienten eine stärkere Tendenz zur "Schadensvermeidung" und zu vorsichtigem Verhalten aufweisen, mag sie dies davor bewahren, sich in Situationen zu begeben, in denen sie wieder zu trinken anfangen, sei es, dass sie ihre Stammkneipe aufsuchen oder im Supermarkt vor dem Regal mit den alkoholischen Getränken stehen bleiben. Unsere Interpretation wird dadurch unterstützt, dass später rückfällige Patienten ebenfalls etwas höhere Werte auf der Skala für "Novelty Seeking" aufwiesen, ohne dass dieser Befund statistische Signifikanz erreichte (Heinz et al., 1996a). Möglicherweise ist es gerade diese Kombination aus erniedrigter Ängstlichkeit und damit Vorsicht und erhöhter Risikobereitschaft, die einige Patienten einem besonders starken Rückfallrisiko aussetzt. Einen indirekten Hinweis darauf, dass diese Interpretation zutrifft, konnten wir aus der Interaktion der Persönlichkeitsscores mit der Trinkmenge in den sechs Monaten vor Detoxikation gewinnen. Später rückfällige Patienten tranken um so mehr Alkohol, je höher ihr "Novelty seeking" ausgeprägt war (Spearman's R = 0.67); später abstinent bleibende Patienten zeigten vor der Entgiftung eine negative Korrelation zwischen der Trinkmenge und dem Ausmaß ihrer "Harm Avoidance", wobei vor allem die "Angst vor Unsicherheit" (Harm Avoidance Subscore 2) mit einem verminderten Alkoholkonsum verbunden war (R = -0.64). Je unsicherer sich diese Patienten fühlten, desto weniger wagten sie also offenbar zu trinken (Heinz et al., 1996a).

Diese Beobachtung ergibt auch einen Hinweis darauf, wie Ängstlichkeit, Trinkmenge und die Sensitivität der zentralen Dopaminrezeptoren miteinander in Verbindung stehen könnten. Eine erhöhte Ängstlichkeit und "Harm Avoidance" war mit einer verminderten Trinkmenge vor Detoxikation assoziiert, die wiederum mit der Sensitivität der Dopaminrezeptoren interagierte (Heinz et al., 1996a). In unserer Untersuchung fanden sich also Hinweise darauf, dass die Stimmungslage über die Beeinflussung des Trinkverhaltens auf die Sensitivität zentraler Dopaminrezeptoren zurückwirkt. Nach Beendigung des Alkoholkonsums könnte dagegen die genetische Konstitution der Dopamin D2 Rezeptoren direkt mit der Stimmungslage assoziiert sein. So fanden Finckh et al. (1997), dass der A/A Genotyp des Exons 8 bei Alkoholabhängigen mit erhöhter Ängstlichkeit und Depressivität nach Detoxikation assoziiert ist. Möglicherweise manifestieren sich hier unterschiedliche Effekte vor und nach Detoxikation. *Vor* Detoxikation wären somit erhöhte Ängstlichkeit und Vorsicht mit einer verminderten Trinkmenge und einer verminderten Alkoholwirkung auf die Stimulierbarkeit dopaminerger Rezeptoren assoziiert, während sich *nach* Detoxikation eine genetische, über D2 Rezeptoren vermittelte Disposition zu erhöhter Ängstlichkeit und Depressivität manifestieren könnte, ohne durch die Wirkung chronischen Alkoholkonsums überlagert zu werden. Die genannten Überlegungen sind allerdings spekulativ und werden durch die jeweils begrenzte Fallzahl der genannten Untersuchungen limitiert (Heinz et al., 1996a; Finckh et al., 1997).

Bezüglich Cloningers (1987b) Hypothese vom dopaminerg vermittelten "Novelty Seeking" ergibt sich die Frage, ob dieser Persönlichkeitsfaktor mit der Sensitivität zentraler Dopaminrezeptoren assoziiert sind. In der von uns untersuchten Patientengruppe konnte diese Hypothese nicht bestätigt werden. Wir fanden keinerlei signifikante Korrelation zwischen "Novelty Seeking" oder einem seiner Subscores und der apomorphin-induzierten GH-Ausschüttung. Statt dessen war "Novelty Seeking" bei den später rückfällig werdenden Patienten mit der chronischen Trinkmenge korreliert (R = 0.67), die wiederum mit der GH-Ausschüttung interagierte (R = 0.43; Heinz et al., 1996a). Wenn man es wagt, diesen Korrelationen eine kausalen Sinn unterzuschieben, dann beeinflussen möglicherweise Persönlichkeitsfaktoren und Stimmungslage die Risikobereitschaft und Trinkmenge, die sich wiederum auf die Sensitivität der dopaminergen Rezeptoren auszuwirken scheint. Dieses Ergebnis mag enttäuschend klingen angesichts des Versuchs, im Tierexperiment beobachtbare und neurobiologisch charakterisierbare Verhaltensweisen wie "exploratory behavior" oder "drug seeking behavior" in analoge menschliche Persönlichkeitsmerkmale zu übersetzen (Cloninger 1987a; 1987b). Es erscheint bei näherem Hinsehen aber auch als gewagt, davon auszugehen, dass die Verbalisationsfähigkeit und allgemein höhere Komplexität menschlicher Verhaltensweisen sich nicht auf das sogenannte "Temperament" oder gar auf so sozial wie individualpsychologisch komplexe Verhaltensweisen wie das Trinkverhalten auswirkt. Der Sprung vom "exploratory behavior" der Ratte zum Novelty Seeking des Menschen mag oberflächliche Analogien überstrapazieren und im biologischen Reduktionismus enden.

Allerdings ist es auch möglich, dass wir nicht die entscheidenden Dopamin-Rezeptorsubtypen untersucht hatten. Apomorphin stimuliert zwar die Dopamin D1 und D2 Rezeptoren (Lal, 1988), zwei Arbeitsgruppen brachten jedoch kürzlich das sogenannte "7-repeat" Allel des Dopamin D4 Rezeptors mit stark ausgeprägtem "Novelty Seeking" in Verbindung (Ebstein et al., 1996; Benjamin et al., 1996). Die Unterschiede im "Novelty Seeking" zwischen den unterschiedlichen Allelträgern sind jedoch gering und wurden zudem von mehreren Arbeitsgruppen nicht bestätigt (Malhotra et al., 1996; Sander et al., 1997a). Stichproben in verschiedenen Populationen zeigten außerdem, dass die Allelfrequenzen des DRD4 in verschiedenen Populationen erheblich schwankt (Chang et al., 1996). Verschiedene Forscher äußerten deshalb erhebliche Zweifel, dass ein grundlegender Persönlichkeitszug wie das "Novelty Seeking" von einem Gen abhängen soll, dessen Allelfrequenzen in verschiedenen Populationen so stark voneinander abweichen (Bower, 1996). Der postulierte Zusammenhang von dopaminerger Transmission und "Novelty Seeking" erscheint damit weiterhin als nicht ausreichend durch empirische Befunde gestützt. Zudem konnte in Assoziationsstudien kein Zusammenhang zwischen verschiedenen Allelen des DRD4 und dem Auftreten von Alkoholabhängigkeit nachgewiesen werden (Goldman et al., 1996; Chang et al., 1997).

Schließlich untersuchten wir die Frage, ob das psychopathologische Korrelat der Hyposensitivität zentraler dopaminerger Rezeptoren vielleicht spezifisch als Anhedonie auftritt (Wise, 1982; Heinz et al., 1994) und sich deshalb nicht oder nur unvollkommen auf den von uns verwandten Skalen für Depressivität, Ängstlichkeit und "Harm Avoidance" abbildet. In einer Gruppe von 16 alkoholabhängigen Patienten fand sich jedoch kein signifikanter Zusammenhang zwischen der selbst- oder fremdeingeschätzten Anhedonie und der apomorphin-induzierten GH-Ausschüttung (Schmidt et al., 2000).

Zusammenfassend ergab sich somit in verschiedenen Studien kein eindeutiger Hinweis darauf, dass sich eine Hyposensitivität zentraler Dopaminrezeptoren bei alkoholabhängigen Patienten als Anhedonie oder Depressivität manifestiert. Dies könnte entweder bedeuten, dass das dopaminerge Verstärkungssystem von der beobachteten Dysfunktion zentraler Dopaminrezeptoren nicht betroffen ist oder dass Anhedonie und Depressivität nicht das psychopathologische Korrelat einer Dysfunktion des dopaminergen Verstärkungssystems darstellen. Die mit dem Apomorphintest ermittelte Hyposensitivität dopaminerger Rezeptoren sagt natürlich genaugenommen nur etwas über den Funktionszustand hypothalamischer Dopaminrezeptoren aus (Lal und Martin, 1980; Lal, 1988). Diese Hyposensitivität zentraler Dopaminrezeptoren ist jedoch der von Rommelspacher et al. (1992) im Tierversuch und von Volkow et al. (1996) bei Alkoholabhängigen beobachteten Verminderung der Dichte striärer Dopamin D2 Rezeptoren vergleichbar und zudem klinisch mit erhöhter Rückfallrate assoziiert (Heinz et al., 1995a; 1995b). Deshalb ist davon auszugehen, dass der mit dem Apomorphintest ermittelte Funktionszustand hypothalamischer Dopaminrezeptoren auch in anderen Hirngebieten in vergleichbarer Weise durch chronischen Alkoholkonsum affiziert wird. Somit stellt sich erneut die Frage nach der Interpretation der dopaminergen Hyposensitivität und nach ihren psychopathologischen Korrelaten.

2.7
Hyposensitivität zentraler dopaminerger Rezeptoren und Alkoholverlangen

Innerhalb der von uns bezüglich ihrer Stimmungslage und Persönlichkeitsfaktoren charakterisierten Patientengruppe untersuchten wir die Frage, ob die Sensitivität dopaminerger Rezeptoren mit dem Ausmaß des Verlangens nach Alkohol ("Craving") assoziiert ist (Heinz et al., 1996d). Das Alkoholverlangen wurde stationär täglich und nach Entlassung im zweiwöchentlichen Abstand qualitativ und mittels einer visuellen Analogskala erfasst. Wie erwartet erlebten später rückfällig werdende Patienten häufiger "Craving" als Patienten, die im Untersuchungszeitraum abstinent bleiben konnten. Der Unterschied wurde allerdings nur in der ersten Woche nach Beendigung der dreiwöchigen, stationären Entgiftungsphase signifikant (Chi Quadrat Test, $p < 0.05$). In dieser Woche kehrten die Patienten in ihre vertraute Umgebung zurück und wurden ambulant weiter betreut (Heinz et al., 1996d).

Das Auftreten von "Craving" zu diesem Zeitpunkt mag durch die erneute Konfrontation mit Reizen ausgelöst worden sein, die früher in Zusammenhang mit dem Alkoholkonsum und der alkoholbedingten "Verstärkung" aufgetreten waren und die so zu konditionierten Stimuli der Alkoholwirkung wurden (Wise und Bozarth, 1987). Nach dieser Theorie löst die erneute Konfrontation mit klassisch konditionierten Stimuli drogenspezifische Effekte aus (Stewart und Wise, 1992), die sich zum Beispiel als subjektives "High" manifestieren und so zur weiteren Drogeneinnahme motivieren (Stewart et al., 1994). Robinson und Berridge (1993) wandten allerdings ein, dass sich das Verlangen nach der Suchtsubstanz viel häufiger unabhängig von einem konditionierten "High" einstellt und dass deshalb das dopaminerg vermittelte Verlangen nach der Droge von deren subjektiv belohnenden Effekten bei ihrer Konsumption unterschieden werden sollte. Unabhängig von der Frage, wie das Verlangen nach der Suchtsubstanz ausgelöst wird, würden Robinson und Berridge (1993) wie Wise und Bozarth (1987) jedoch eine Assoziation des subjektiv erlebten Cravings mit der zentralen dopaminergen Transmission hypostasieren.

Einen solchen Zusammenhang zwischen der Sensitivität zentraler dopaminerger Rezeptoren und dem subjektiv erlebten und berichteten "Craving" nach Alkohol konnten wir in unserer Patientengruppe jedoch nicht finden. Auch war das "Craving" nicht mit dem Ausmaß der Depressivität oder eines der untersuchten Persönlichkeitsfaktoren wie "Novelty Seeking" oder "Harm Avoidance" assoziiert (Heinz et al., 1996d). Dies mag auf mehrere Faktoren zurückzuführen sein. Zum einen ist das subjektiv von den Patienten erlebte und dann bei den wöchentlichen klinischen Visiten berichtete "Craving" möglicherweise sehr verschieden von vergleichbaren Motivationszuständen, die ein Verlangen nach Alkohol beinhalten, sich aber entweder nicht bewusst als solches manifestieren oder von den Patienten nicht als solches erkannt oder später erinnert werden. Zum anderen geht das Modell von Robinson und Berridge (1993) gerade nicht davon aus, dass eine statische Unterfunktion des dopaminergen Verstärkungssystems zur Dysphorie oder Depressivität führt, die im missglückten Selbstheilungsversuch dann mit erneuter Alkoholzufuhr durch die Patienten bekämpft wird. Statt dessen postulieren Robinson und Berridge (1993) eine zustandsabhängige Aktivierung eines dopaminergen Systems, das gegenüber bestimmten, belohnungsanzeigenden Stimuli oder "Cues" (Hunt und Lands, 1992) überempfindlich geworden ist. Dieses Modell entspricht auch besser der von Schultz (1992) beobachteten Aktivität der aufsteigenden dopaminergen Projektionen beim Erlernen einer konditionierten Reaktion, die kurzfristig oder - in der Terminologie von Grace (1991) *"phasisch"* - nach Auftreten des konditionierten Stimulus ansteigt. Dies würde darauf hinweisen, dass ein durch chronischen Alkoholkonsum "sensitiviertes" dopaminerges System mit verstärkter präsynaptischer Dopaminfreisetzung auf konditionierte, drogenrelevante Stimuli reagiert (Hunt und Lands, 1992; Robinson und Berridge, 1993), und dass die von uns beobachtete "Down-Regulation" postsynaptischer Dopaminrezeptoren nur Folge einer exzessiven präsynaptischen Dopaminfreisetzung ist. Die Hypothese einer sensitivierten präsynaptischen Dopaminfreisetzung wird durch die Beobachtung von Volkow et al. (1997) unterstützt, dass das Verlangen nach Cocain bei Abhängigen mit einer erhöhten Dopaminfreisetzung verbunden war, die durch Gabe einer standardisierten Dosis des Psychostimulanz Methylphenidate ausgelöst werden konnte. Die beobachtete Korrelation zwischen Craving und Dopaminfreisetzung fand sich allerdings nicht im Striatum sondern im Thalamus cocainabhängiger Patienten. Die Rolle dopaminerger Innervation des Thalamus in der Entstehung des "Cravings" ist derzeit weitgehend unbekannt, die Untersuchungen von Volkow et al. (1997) bestätigen jedoch die Annahme, dass das Verlangen nach einer Suchtsubstanz mit einer stimulusabhängig erhöhten und eben nicht defizitären Dopaminfreisetzung verbunden ist. Diese Hypothese wird weiterhin durch die Beobachtung von Berger et al. (1996) unterstützt, dass ein durch cocain-assoziierte Stimuli ("cues") auslösbares "Craving" nach Gabe des D2 Antagonisten Haloperidol nur vermindert auftritt.

Eine solche Erklärung würde auch einen Hinweis darauf liefern, warum wir keine Assoziation der Hyposensitivität dopaminerger Rezeptoren mit Anhedonie, Depressivität oder dem Verlangen nach Alkohol beobachten konnten. Die von uns beobachtete Hyposensitivität dopaminerger Rezeptoren wäre dann kein Anzeichen einer verminderten dopaminergen Transmission, sondern würde einer kompensatorischen "Down-Regulation" postsynaptischer D2 Rezeptoren entsprechen. Sie wäre auf eine erhöhte präsynaptische Dopaminfreisetzung durch chronischen Alkoholkonsum oder durch eine sensitiviertes dopaminerges System zurückzuführen, das durch eine Reihe konditionierter Stimuli zur exzessiven Dopaminausschüttung veranlasst werden kann (Robinson und Berridge, 1993). Das psychopathologische Korrelat dieser dopaminergen Dysfunktion wäre dann im kurzfristig auftretenden Verlangen nach Alkohol zu suchen und würde sich gerade nicht als "Anhedonie", sondern als Motivation zur Alkoholeinnahme manifestieren. Damit kommen wir zu der Frage, ob es Hinweise auf eine veränderte präsynaptische Dopaminfreisetzung bei abstinenten Alkoholabhängigen gibt und mit welchen psychopathologischen Korrelaten diese verbunden sein könnte. Anschließend sollen die psychopathologischen Korrelate dopaminerger Transmission bei anderen psychiatrischen und neurologischen Krankheitsbildern dargestellt werden.

2.8
Methodik der Untersuchungen zum präsynaptischen Dopaminumsatz alkoholabhängiger Patienten

Die Untersuchung der peripheren Dopaminspiegel hatte zwar Hinweise auf eine erhöhte Dopaminfreisetzung bei später rückfälligen Patienten ergeben (Heinz et al., 1995b), die Quelle dieser peripher erhöhten Dopaminspiegel blieb jedoch ebenso ungeklärt wie die Frage, ob auch der zentrale Dopaminumsatz bei Alkoholabhängigen mit hohem Rückfallrisiko in der Abstinenz ansteigt (Heinz et al., 1996b). Wir hatten beobachtet, dass die Höhe der peripheren Dopaminspiegel zu Beginn der Detoxikation mit der Schwere der Entzugssymptomatik korreliert und dass diese Korrelation noch ausgeprägter war, wenn die Sensitivität zentraler Dopaminrezeptoren mit den peripheren Dopaminspiegeln in Beziehung gesetzt wurde. Da peripheres Dopamin die Blut-Hirn-Schranke nicht passieren kann, hypostasierten wir, dass der zentrale und der periphere Dopaminumsatz in der frühen Abstinenz gleichsinnigen Veränderungen unterworfen sein könnte und dass dies der Grund sei, warum periphere Dopaminspiegel im Entzug Hinweise auf den zentralen Dopaminumsatz liefern könnten (Heinz et al., 1996b). Diese Hypothese wird durch zwei Arbeiten von George et al. (1992; 1999) unterstützt, wonach abstinente Patienten mit einem hohen Rückfallrisiko erhöhte HVA Spiegel im Liquor aufweisen. Es wäre also möglich, dass die von uns beobachteten, erhöhten peripheren Dopaminspiegel bei später rückfälligen Patienten (Heinz et al., 1995b) mit einem parallelen Anstieg des zentralen Dopaminumsatzes bei dieser Patientengruppe verbunden sind.

Ein solcher, auch nach Entzug der Suchtsubstanz noch persistent erhöhter Dopaminumsatz wäre mit dem Konzept der "Sensitivierung" von Robinson und Berridge (1993) vereinbar. Robinson und Berridge (1993) hatten ja postuliert, dass ein sensitiviertes dopaminerges Verstärkungssystem mit erhöhter dopaminerger Transmission auf bestimmte, aktivierende Stimuli reagiert. Die sensitivierte dopaminerge Neurotransmission wäre demnach von Umweltfaktoren abhängig und würde sich besonders in einer Umgebung manifestieren, in der bereits früher die verstärkende Wirkung der Suchtsubstanz erlebt wurde. Dies könnte erklären, warum Alkoholabhängige in unserer Studie ein besonders starkes Verlangen nach der Suchtsubstanz verspürten, wenn sie nach Entlassung aus der stationären Therapie wieder mit ihrer gewohnten Umgebung konfrontiert waren (Heinz et al., 1996d). Das Verlangen nach Alkohol ist laut Robinson und Berridge (1993) auf eine durch konditionierte Reize ausgelöste Dopaminfreisetzung zurückzuführen, wobei der Grad der Sensitivierung des dopaminergen Systems für die Stärke des empfundenen Verlangens nach der Suchtsubstanz verantwortlich sein soll. Die dopaminerge Aktivität vermittelt demnach die Motivation ("incentive motivation"), sich jene Suchtsubstanz zu beschaffen, die einst die Dopaminfreisetzung ausgelöst hatte. Robinson und Berridge (1993) verwiesen auf eine Studie, in der erhöhte HVA Spiegel bei cocainabhängigen Patienten mit erhöhtem "Craving" verbunden waren. Auch Hunt und Lands (1992) postulierten, dass "Sensitivierung" bezüglich der psychomotorisch stimulierenden Wirkungen des Amphetamins von einer erhöhten Dopaminfreisetzung im Nucleus accumbens begleitet ist.

Es erscheint jedoch fraglich, ob eine kurzzeitig durch konditionierte Stimuli ausgelöste, erhöhte präsynaptische Dopaminfreisetzung ausreicht, die HVA Konzentration im Liquor messbar zu erhöhen. So fanden Segal und Kuczenski (1992) keine erhöhten *basalen* Dopaminspiegel bei Laborratten, die gegenüber der dopaminfreisetzenden Wirkung von Amphetamin sensitiviert waren. Auch ist unklar, ob eine kurzfristig durch bestimmte Reize ausgelöste Dopaminfreisetzung zu der von uns beobachteten "Down-Regulation" zentraler Dopaminrezeptoren führen kann. Diese letzte Frage ist - zumindest bei ausgeprägter Enthemmung der phasischen Dopaminfreisetzung - allerdings wohl affirmativ zu beantworten, wie im Rahmen der Grundlagenforschung zum Schizophreniemodell dargestellt werden wird (vgl. 4.4.).

Die weitere Untersuchung der präsynaptischen Dopaminfreisetzung bei Alkoholabhängigen erforderte die Erfassung der präsynaptischen Dopamin-Wiederaufnahmemechanismen, die durch den sogenannten Dopamintransporter erfolgen (Giros und Caron, 1993). Der Dopamintransporter erscheint aus mehreren Gründen bedeutsam für die Bestimmung dopaminerger Transmission bei Alkoholabhängigen: Zum einen erfolgt möglicherweise die Dopaminfreisetzung nach Alkoholkonsum zumindest zum Teil durch Umkehr der Aufnahmefunktion des Transporters, der sich in eine Art "Freisetzpumpe" für Dopamin verwandelt (Eshleman et al., 1993). Zum anderen fanden Mash et al. (1996) eine primär erhöhte, nach chronischem Alkoholkonsum jedoch erniedrigte Dichte der Dopamintransporter bei Vervetaffen, die Alkohol gegenüber anderen Getränken bevorzugten. Diese Beobachtung wurde durch eine Studie von Tiihonen et al. (1995)

bestätigt, die eine verminderte Verfügbarkeit von Dopamintransportern bei Alkoholabhängigen mit spätem Erkrankungsbeginn fanden.

Die Untersuchung der Verfügbarkeit der Dopamintransporter kann mittels des Radioliganden ß-CIT und SPECT ("Single Photon Emission Computed Tomography") untersucht werden (Laruelle et al., 1993). Um jedoch das effektive Bindungspotential, d.h. die Verfügbarkeit der nicht durch endogenes Dopamin besetzten Dopamintransporter, zu ermitteln, muss wie unter Gleichung 5 in 2.4. dargestellt die spezifische Bindung des Radioliganden an seinen Transporter oder Rezeptor durch die Konzentration des freien Radioliganden im Hirngewebe dividiert werden. Da diese Konzentration im Hirngewebe einer Bestimmung nicht zugänglich ist, wird statt dessen die Konzentration des freien Radioliganden im Blut zu einem Zeitpunkt bestimmt, in dem sich dieser im Äquilibrium mit der Konzentration des freien, nicht an Plasmaproteine gebundenen Radioliganden im Hirngewebe befindet (Laruelle et al., 1994). Die Bestimmung des effektiven Bindungspotentials erscheint aus verschiedenen Gründen vorteilhaft gegenüber der "traditionellen" Normalisierung mittels der unspezifischen Bindung des Radioliganden in einem Hirnareal wie dem Zerebellum, das nur wenig spezifische Bindungsstellen aufweist. Die "traditionelle" Normalisierung wurde von Laruelle et al. (1994) mit dem Kürzel V_3" belegt und besteht aus dem Quotienten des spezifischen Verteilungsvolumen des Radioliganden dividiert durch das unspezifische Verteilungsvolumen:

V_3" = (Gesamtbindung im zu untersuchenden Hirnareal - unspezifische Bindung in einem Vergleichsareal) / Bindung in diesem Vergleichsareal.

Häufig kann jedoch kein Vergleichsareal im Gehirn gefunden werden, das weitgehend ohne spezifische Bindungsstellen für den Radioliganden ist, so dass sich mögliche Störfaktoren durch gleichsinnige Veränderungen im Untersuchungs- wie Vergleichsareal ergeben. Weiterhin wird häufig das Zerebellum als Areal mit unspezifischer Bindung des Radioliganden verwandt; Kleinhirnatrophie bei Alkoholabhängigen könnte jedoch die dort zu messende Aktivität artifiziell erniedrigen, was auf Grund der Division durch diesen Faktor zur unzuverlässigen Bestimmung von V_3" führen würde. Zudem ist die im Kleinhirn gemessenen Radioaktivität zumindest kurz nach i.v. Applikation des Radioliganden nicht vollständig unabhängig vom Blutfluss. Ein weiterer Vorteil der Bestimmung des freien Radioliganden im Plasma besteht darin, dass diese Methode eine bei Alkoholabhängigen eventuell veränderte Metabolisierungsrate des Radioliganden direkt erfassen kann. Deshalb ist zumindest bei Patienten mit möglichen Leberschäden die direkte Bestimmung des freien Radioliganden und damit des effektiven Bindungspotentials der Messung des spezifischen Verteilungsvolumens (V3") vorzuziehen (Heinz et al., 1997c).

Eine solche Berechnung ist jedoch nur dann möglich und sinnvoll, wenn die im Hirngewebe gemessene Aktivität auch wirklich nur durch den Radioliganden selbst verursacht wird. Nun war von Bergström et al. (1995) eingewandt worden, dass ß-CIT einen Metaboliten bildet, der wenige Stunden nach Injektion in erheblichem Ausmaß (um 40% der Gesamtaktivität im Blutplasma) vorliegt und lipophil genug sei, die Blut-Hirn-Schranke zu überwinden und die Quantifizierung des Dopamintransporters zu "sabotieren". Demgegenüber hatten Baldwin et al. (1993) behauptet, dass ein lipophiler Metabolit des ß-CIT nur in einem vernachlässigbar geringen Grad gebildet werde (ca. 4% der Gesamtaktivität). Die Unterschiede in den Ergebnissen Baldwins et al. (1993) und Bergströms et al. (1995) könnten theoretisch durch zwei Faktoren erklärt werden: Zum einen hatten Bergström et al. die Metabolisierung des ß-CIT beim Menschen untersucht, während Baldwin et al. ihre Ergebnisse im Tierversuch bei Baboon-Affen erhoben hatten. Zum anderen verwandten Baldwin et al. ein organisches Lösungsmittel (Ethylacetat), um den Radioliganden und den sogenannten "lipophilen" Metaboliten aus dem Plasma zu extrahieren; der Überstand galt als hydrophiler Metabolit. Bergström et al. bewirkten dagegen eine Fällung der Plasmaproteine mittels Acetonitril. Die jeweiligen Anteile des Radioliganden und seiner Metaboliten wurden dann mittels HPLC ("High Performance Liquid Chromatograpy") bestimmt.

Wie wir zeigen konnten (Heinz et al., 1997a), erklärte sich der Unterschied in den Ergebnissen von Baldwin et al. (1993) und Bergström et al. (1995) tatsächlich aus den genannten Faktoren. Beide Gruppen hatten offenbar richtig gemessen, aber zum Teil ungerechtfertigte Schlussfolgerungen aus ihren Beobachtungen gezogen. Beide Gruppen fanden einen hydrophilen Metaboliten, der auf Grund seiner fehlenden Lipophilität die Blut-Hirn-Schranke nicht zu passieren vermag und weiter nicht beachtet wurde. Bezüglich des zweiten, sogenannten "lipophilen" Metaboliten hatten Baldwin et al. irrtümlicherweise angenommen, dass seine Konzentration durch HPLC nach organischer Extraktion bestimmt werden könnte. Sie hatten ihn als "lipophil" bezeichnet, da er in dem organischen Lösungsmittel extrahiert wurde, und gefolgert, dass er zwar die Blut-Hirn-Schranke passieren könne, dass seine Plasmakonzentration mit nur 4% der Gesamtaktivität im Blutplasma aber vernachlässigbar sei. Demgegenüber hatten Bergström et al. (1995) richtigerweise mittels Proteinfällung ermittelt, dass dieser zweite Metabolit 40% der Plasmaaktivität verursacht. Sie hatten allerdings keine organische Extraktion vorgenommen und die angebliche "Lipophilität" dieses Metaboliten als Postulat von Baldwin et al. (1993) übernommen. Zudem schien das Ergebnis ihrer HPLC die angebliche Lipophilität dieses Metaboliten zu bestätigen, da dieser Metabolit zwischen dem hydrophilen ersten Metabolite und dem lipophilen Radioliganden ß-CIT aus der HPLC Säule austrat. Allerdings hatten Bergström et al. (1995) eine sogenannte "Gradienten HPLC" angewandt, d.h. sie hatten die Zusammensetzung des HPLC Lösungsmittels während des Extraktionsprozesses so verändert, dass die einzelnen zu eluierenden Bestandteile mit deutlichem zeitlichen Abstand im Eluat erscheinen. Bei Anwendung eines konstant zusammengesetzten Lösungsmittels in der HPLC tritt dagegen der sogenannte lipophile Metabolit direkt nach dem hydrophilen Metaboliten aus der HPLC Säule aus, während der lipophile Radioligand ß-CIT mit deutlichem zeitlichen Abstand nachfolgt (Heinz et al., 1997a).

Der Unterschied in den Ergebnissen von Bergström et al. (1995) und Baldwin et al. (1993) erklärt sich nun zum einen daraus, dass der sogenannte "lipophile" Metabolit eben kaum lipophil ist und zudem in unterschiedlichem Ausmaß bei Menschen und Baboons gebildet wird. Wie wir durch parallele Untersuchung mit beiden Methoden bei Affen und Menschen zeigen konnten, liegt der zweite Metabolit drei Stunden nach Injektion tatsächlich in so hoher Konzentration vor, wie dies von Bergström et al. (1995) postuliert worden war. Er ist jedoch durch ein organisches Lösungsmittel kaum extrahierbar, und das ist der Grund, warum Baldwin et al. (1993) ihn mit ihrer Methode der organischen Extraktion nur in geringem Ausmaß nachweisen konnten (**Abb. 11**). Wie wir zeigen konnten, kann für diesen Metaboliten der Partitionskoeffizient zwischen Ethylacetat und Wasser mit 1:30 bestimmt werden, d.h. bei organischer Extraktion verbleibt dieser eben kaum lipophile Metabolit weitgehend im Plasma. Dies bedeutet aber auch, dass dieser Metabolit nicht lipophil genug erscheint, um die Blut-Hirn-Schranke zu passieren, so dass er tatsächlich bezüglich seiner Relevanz für die SPECT Bildgebung ignoriert werden kann. Zudem fanden wir eine Speziesdifferenz zwischen den von uns untersuchten Rhesusaffen und Menschen. Bei Rhesusaffen trat dieser zweite Metabolit in niedrigeren Konzentrationen auf, zeigte jedoch eine etwa zehnfach höhere Fettlöslichkeit als der beim Menschen gebildete Metabolit. Es ist somit möglich, dass ß-CIT beim Menschen und Rhesusaffen unterschiedlich metabolisiert wird (Heinz et al., 1997a). Hinweise auf mögliche Artdifferenzen bei der Metabolisierung relativ einfacher biochemischer Substanzen geben einen Hinweis darauf, dass die Übertragung im Tierversuch gewonnener neurobiochemischer Erkenntnisse auf den Menschen generell nur mit Vorsicht erfolgen sollte.

Das Ziel einer somit möglich erscheinenden Bestimmung der präsynaptischen Dopaminaufnahme durch Transporter kann wie folgt zusammengefasst werden: Eine deutliche Verminderung der präsynaptischen dopaminergen Nervenendigungen, wie sie z.B. beim Parkinson-Syndrom auftritt, wird in einer signifikanten Verminderung der präsynaptischen Dopamintransporter abgebildet (Rinne et al. 1995), so dass die Untersuchung der Dopamintransporter Hinweise auf einen Verlust präsynaptischer Neurone oder Transporter zu geben vermag. Bei fehlenden Hinweisen auf einen präsynaptischen, degenerativen Prozess, ist dagegen anzunehmen, dass bei vergleichbarer Transmitterfreisetzung eine erniedrigte Wiederaufnahmekapazität mit erhöhten Transmitterspiegeln im synaptischen Spalt assoziiert ist. Dies konnte in extremer Ausprägung bei der sogenannten Dopamintransporter-Knockout Maus beobachtet werden, die auf Grund ihres genetischen Defekts keine Dopamintransporter ausbildet und so das präsynaptisch ausgeschüttete Dopamin nicht wieder aufnehmen kann, was zu deutlich erhöhten Dopaminkonzentrationen im synaptischen Spalt führt (Giros et al., 1996). Andererseits besetzen endogene Transmitter wie Dopamin wahrscheinlich etwa 50% der Bindungsstellen des Dopamintransporters in vivo, so dass eine verminderte Verfügbarkeit des Dopamintransporters für Radioliganden auch auf erhöhte endogene Neurotransmitterspiegel zurückgeführt werden könnte (Fisher et al., 1995). Unabhängig davon, ob eine primär erhöhte endogene Dopaminfreisetzung vorliegt oder ob eine verminderte Dichte des Dopamintransporters sekundär zu verminderter Dopamin-Wiederaufnahme führt, sollte in beiden Fällen eine verminderte Verfügbarkeit von Transporterbindungsstellen mit erhöhten Dopaminkonzentrationen assoziiert sein. Diese Hypothese wurde im Rahmen einer Studie mit ß-CIT SPECT und Mikrodialyse bei Rhesusaffen überprüft. Der Radioligand ß-CIT bindet mit hoher Affinität an Dopamin- und Serotonintransporter (Seibyl et al., 1994) und kann im Striatum durch Gabe selektiver Liganden des Dopamintransporters

2.8 Methodik der Untersunchungen zum präsynaptischen Dopaminumsatz alkoholabhägiger Patienten

verdrängt werden, während selektive Serotonin-Reuptake Inhibitoren (*SSRIs*) auf Grund der vernachlässigbaren Dichte serotonerger Transporter im Striatum keine Reduktion der striären ß-CIT Bindung bewirken (Laruelle et al., 1993).

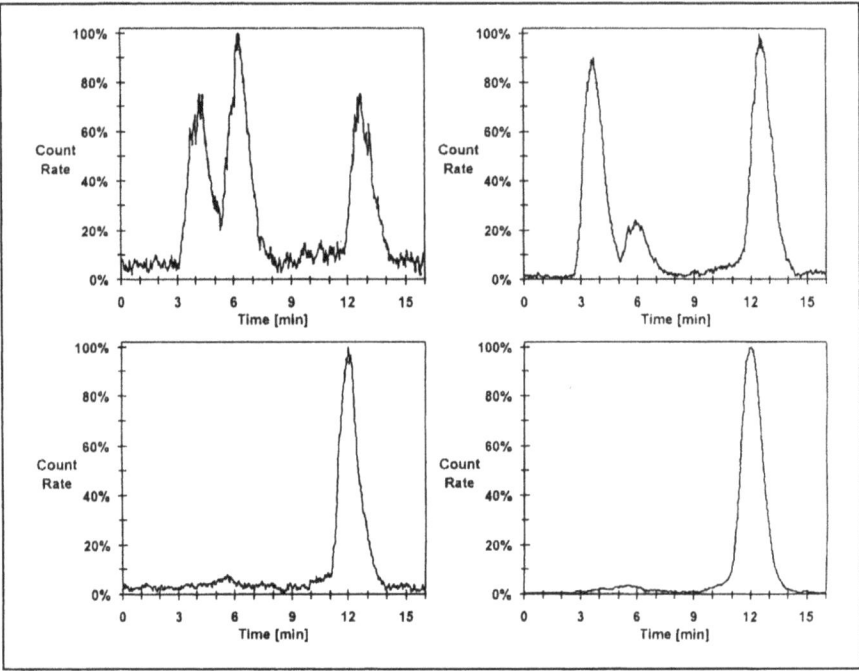

Abb. 11: Bestimmung der Metaboliten des Radioliganden β-CIT mittels HPLC nach Proteinfällung (obere Reihe) und organischer Extraktion (untere Reihe) bei Menschen (links) und Rhesusaffen (rechts). Die zuerst aus der HPLC austretenden Metaboliten des Radioliganden (obere Reihe, die ersten zwei Zacken bei Menschen und Rhesusaffen) sind nicht lipophil genug, um in das organische Lösungsmittel überzutreten, und lassen sich im organischen Eluat nicht nachweisen (untere Reihe).

Wir postulierten eine Interaktion von endogenen Dopaminspiegeln und der striären ß-CIT Bindung und überprüften die Hypothese, dass bei schwer alkoholabhängigen Patienten in der frühen Abstinenz ein sensitiviertes dopaminerges System vorliegt, das eine erhöhte präsynaptische Dopaminfreisetzung und verminderte Bindungsstellen für den Radioliganden ß-CIT an den Dopamintransportern aufweist. Diese Fragestellung wurde bei alkoholabhängigen Patienten in der frühen Abstinenz untersucht, wobei der mögliche Effekt des Rauchens auf die dopaminerge Transmission besondere Beachtung fand (Fowler et al., 1996; Pich et al., 1997).

Innerhalb der bildgebenden Verfahren hat die Frage, ob endogene Neurotransmitterspiegel die Bindung des jeweiligen Radioliganden an Rezeptoren oder Transporter beeinflußt, zunehmend an Bedeutung gewonnen. In einer Übersicht der relevanten neurophysiologischen Literatur kamen Fisher et al. (1995) zu dem Schluss, dass Dopamin im synaptischen Spalt nach Ausschüttung etwa 2 ms verbleibt, in einer durchschnittlichen Konzentration von ca. 100 nM vorliegt und etwa 50% der Dopamintransporter besetzt, so dass nur die unbesetzte Hälfte der Dopamintransporter für die Bindung des Radioliganden ß-CIT zur Verfügung steht. Schwankungen des endogenen Dopaminspiegels könnten also durchaus die Verfügbarkeit der Dopamintransporter und damit die ß-CIT Bindung beeinflussen.

Die Frage, ob eine Stimulation der endogenen Transmitterausschüttung den Radioliganden ß-CIT vom Dopamintransporter verdrängt, wurde in einer Studie von Laruelle et al. (1993) untersucht. In dieser Studie wurde der Radioligand ß-CIT durch Stimulation der Dopaminausschüttung mittels Amphetamin von der Bindungsstelle am Dopamintransporter verdrängt. Die durchschnittlich erzielte Reduktion der ß-CIT Bindung betrug etwa 50% (Laruelle et al., 1993). Gegen die Hypothese, dass die beobachtete Reduktion der ß-CIT Bindung Folge erhöhter endogener Dopaminspiegel ist, könnte allerdings eingewandt werden, dass Amphetamin selbst an den Dopamintransporter bindet und so ß-CIT *direkt* und nicht über den Umweg der erhöhten endogenen Dopaminausschüttung von der Bindungsstelle des Dopamintransporters verdrängt. Laruelle et al. (1993) argumentierten dagegen, dass Amphetamin eine ähnlich hohe Reduktion der ß-CIT Bindung wie Cocain erzielt, obwohl Amphetamins eine etwa zehnfach niedrigere Affinität zum Dopamintransporter aufweist als Cocain. Da eine *direkte* Verdrängung des Radioliganden durch Amphetamin also in wesentlich geringerem Ausmaß als durch Cocain erfolgen würde, Amphetamin und Cocain aber eine gleichartige Reduktion der ß-CIT Bindung bewirken, müsse dies auf die jeweils erhöhte endogene Dopaminausschüttung zurückgeführt werden.

Hinsichtlich der Relevanz derartiger Befunde hatten Nordström et al. (1993) allerdings angemerkt, dass endogene Schwankungen des Dopaminspiegels die Bindung von Radioliganden an beispielsweise den Dopamin D2 Rezeptor nicht signifikant beeinflussen, da Amphetamin zu einer unphysiologischen, ca. zehnfachen Erhöhung der endogenen Dopaminspiegel führt (Laruelle et al., 1993), die Bindung des Radioliganden Raclopride an die D2 Rezeptoren jedoch nur um maximal 10% erniedrigt. Die nach Amphetamingabe beobachtete Verdrängung des Radioliganden von der Bindungsstelle wäre demnach eine Ausnahmesituation nach exzessiver, unphysiologisch hoher Neurotransmitterausschüttung und möglicherweise ohne Bedeutung für die Frage, ob interindividuell vorliegende Differenzen in der endogenen Transmitterfreisetzung die Bindung des Radioliganden beeinflussen.

Gegen eine solche Schlussfolgerung muss jedoch eingewandt werden, dass Laruelle et al. (1993) und Nordström et al. (1993) zu der Frage Stellung nahmen, ob ein bereits an den Bindungsort assoziierter Radioligand durch Stimulation der Dopaminausschüttung *verdrängt* werden kann, was einen ganz anderen Sachverhalt betrifft als die Frage, ob bei Gabe des Radioliganden *bereits vorliegende* Transmitterspiegel die Verfügbarkeit der Bindungsstellen beeinflußt. Die Verdrängung eines bereits gebundenen Radioliganden hängt von der jeweiligen Affinität, Konzentration und Verweildauer des Liganden und der freigesetzten Neurotransmitter ab. Demgegenüber erfolgt bei Gabe eines Radioliganden höchst-

2.8 Methodik der Untersuchungen zum präsynaptischen Dopaminumsatz alkoholabhängiger Patienten

wahrscheinlich keine Verdrängung der endogenen Neurotransmitter von der Bindungsstelle, da Radioliganden nur in minimaler Dosierung appliziert werden und nur an die vom endogenen Transmitter unbesetzten Bindungsstellen "andocken" (Fisher et al., 1995). In diesem Sinne ist es auch eigentlich falsch, von einer "Kompetition" des endogenen Dopamins mit dem Radioliganden zu sprechen, da in dieser Situation weder das endogene Dopamin den Liganden noch der Ligand das Dopamin von der Transporterbindungsstelle verdrängt. Vielmehr lässt der jeweilige Dopaminspiegel eine bestimmte Zahl von Transporterbindungsstellen unbesetzt, die für die Bindung des Radioliganden zur Verfügung stehen.

Um die Assoziation zwischen der extrazellulären Dopaminkonzentration und der Verfügbarkeit der striären Dopamintransporter genauer zu charakterisieren, untersuchten wir sechs Rhesusaffen mit ß-CIT SPECT und Mikrodialyse, die ein ungefähres Maß der endogenen Dopaminausschüttung liefert (Heinz et al., 1999a). Die Daten zur Mikrodialyse waren bereits im Rahmen einer Untersuchung zur Interaktion des fronto-temporalen Kortex mit der subkortikalen Dopaminfreisetzung erhoben worden. Die Untersuchungstechnik entsprach dem Vorgehen bei anderweitig publizierten Befunden; die striäre Dopaminkonzentration wurde im Caput nuclei caudati gemessen (Kolachana et al., 1995). Die Studie wurde unter der Kontrolle des "Animal Care Committee" des "National Institute of Mental Health" durchgeführt. Ebenso wie menschliche Probanden erhielten die Rhesusaffen vor Applikation des Radioliganden ß-CIT Lugolsche Lösung, um die Aufnahme radioaktiven Jods in die Schilddrüse zu minimieren. Die Untersuchung erfolgte 20 Stunden nach Gabe des Radioliganden. Zur Bestimmung der ß-CIT Bindung an striäre Dopamintransporter wurde der Quotient der spezifischen zur unspezifischen Bindung von ß-CIT bestimmt (der sogenannte "Quotient des Distributionsvolumens" oder V_3"; Laruelle et al., 1994), wobei das Zerebellum als Vergleichsregion zur Messung der unspezifischen Bindung diente.

Wir beobachteten eine signifikante, negative Korrelation zwischen der basalen Dopaminkonzentration im Striatum und der ß-CIT Bindung an striäre Dopamintransporter (Spearmans R = -0.88, p = 0.02; **Abb. 12**). Dies bedeutet, dass eine erhöhte Verfügbarkeit von Dopamintransportern im Striatum mit erniedrigten basalen Dopaminspiegeln assoziiert ist (Heinz et al., 1999a). Die erhöhte ß-CIT Bindung kann entweder als Ausdruck einer absolut erhöhten Dichte der Dopamintransporter im Striatum gewertet werden, die sekundär die Dopaminkonzentration im synaptischen Spalt durch erhöhte Aufnahme in die Präsynapse reduziert, oder sie könnte infolge einer verminderten Besetzung der Transporterbindungsstellen durch primär erniedrigte Dopaminspiegel auftreten. Letztgenannte Hypothese wurde allerdings durch weitere Untersuchungen nicht bestätigt: Wenn die Dopaminproduktion durch mehrtägige Gabe einer Substanz (AMPT) unterbunden wurde, die die Tyrosinhydroxylase und damit das Schrittmacherenzym der Dopaminherstellung blockiert, veränderte sich die ß-CIT Bindung im Striatum nicht. Auch wurde ß-CIT nicht aus der Bindung an die Dopamintransporter verdrängt, als der Enzymblock durch Gabe der direkten Vorläufersubstanz des Dopamins (L-DOPA) umgangen wurde und die synaptische Dopaminfreisetzung wieder anstieg (Jones et al., 1998).

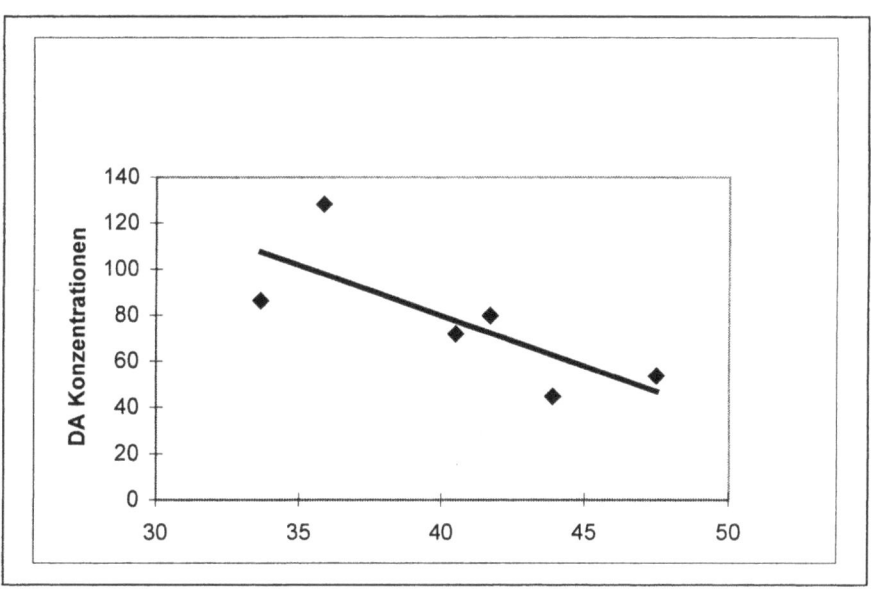

Abb. 12: Basale DA-Konzentrationen im Striatum und beta-CIT Bindung an DA-Transporter (beta-CIT V3")

Diese Untersuchungen sprechen also nicht dafür, dass erhöhte endogene Dopaminkonzentrationen zu einer verminderten Bindung des Radioliganden ß-CIT an striäre Dopamintransporter führt. Eine verminderte ß-CIT Bindung im Striatum wäre dann Ausdruck einer absoluten Erniedrigung der Dopamintransporterdichte und wäre auf Grund der fehlenden Kapazität zur Wiederaufnahme des Dopamins mit einer erhöhten extrazellulären Dopaminkonzentration verbunden (Heinz et al., 1999a). Unabhängig von der letztendlichen Entscheidung, ob eine verminderte Dichte der Dopamintransporter zu hohen extrazellulären Dopaminkonzentrationen führt oder umgekehrt hohe extrazelluläre Dopaminkonzentrationen eine verminderte Radioligandenbindung an die Dopamintransporter verursachen, bleibt die Interpretation der bildgebenden Befunde dieselbe: in beiden Fällen ist eine verminderte Radioligandenbindung an die Dopamintransporter mit einer erhöhten extrazellulären Neurotransmitterkonzentration verbunden. Dies bedeutet, dass bei fehlenden Hinweisen auf eine präsynaptische Degeneration oder einen toxischen Verlust präsynaptischer Monoamintransporter die verminderte Bindung des Radioliganden ß-CIT einen Hinweis auf erhöhte extrazelluläre Konzentrationen monoaminerger Neurotransmitter liefern kann.

2.9
Untersuchungen striärer Dopamintransporter bei Alkoholabhängigen

In einer Untersuchung alkoholabhängiger Patienten mit spätem Erkrankungsbeginn hatten Tiihonen et al. (1995) eine verminderte striäre Bindung des SPECT Radioliganden ß-CIT beobachtet. In einem ihren Artikel begleitenden Kommentar hatte Cloninger (1995) dies als Ausdruck einer verminderten dopaminergen Funktion gewertet, ohne auf die Frage einzugehen, ob die verminderte ß-CIT Bindung mit einer verminderten Wiederaufnahmekapazität für freigesetztes Dopamin und damit mit einer erhöhten extrazellulären Dopaminkonzentration verbunden sein könnte. Auch hatten weder Tiihonen et al. (1995) noch Cloninger (1995) einen möglichen Effekt des Rauchens auf die dopaminerge Transmission erwogen (Mereu et al., 1987; Fowler et al., 1996; Pich et al., 1997). Nikotin verstärkt die Dopaminfreisetzung im ventralen Striatum (Mereu et al., 1987). Fowler et al. (1996) hatten zudem eine massive Hemmung der Monoaminoxidase B bei Rauchern beobachtet, die zur verminderten Metabolisierung des freigesetzten Dopamins und somit zur Erhöhung der Dopaminkonzentration in der Synapse führen könnte. Deshalb untersuchten wir die Verfügbarkeit präsynaptischer Dopamintransporter und den Dopaminumsatz an Hand des Dopaminmetaboliten Homovanillinmandelsäure (HVA) bei alkoholabhängigen und gesunden Kontrollen und unterschieden zwischen Rauchern und Nichtrauchern in beiden Gruppen.

In die SPECT Studie wurden 11 gesunde Kontrollpersonen und 15 alkoholabhängige Patienten eingeschlossen, die die Kriterien der Alkoholabhängigkeit nach DSM-III-R erfüllten (Heinz et al., 1998a). In dieser ersten Studie wurden nur Männer untersucht, um konfundierende Effekte durch Sexualhormone zu vermeiden: So interagieren beispielsweise Östrogene mit der dopaminergen Transmission, indem sie u.a. die Aktivität der Monoamonooxidase reduzieren (Klaiber et al., 1979) und die Koppelung des Dopamin D2 Rezeptors an G-Proteine vermindern (Munemura et al., 1989). Die Patienten wurden nach drei- bis fünfwöchiger Abstinenz untersucht, um eine Beeinflussung der Messwerte durch kurzfristige Änderungen der dopaminergen Transmission im frühen Entzug zu vermeiden (Heinz et al., 1995b). Da bei alkoholabhängigen Patienten eine alkoholtoxische Leberschädigung vorliegen kann, die mit der Metabolisierung des Radioliganden interferieren könnte, ermittelten wir die Konzentration des Radioliganden im peripheren Blut (Jones et al., 1997) und bestimmten das effektive Bindungspotential, d.h. die Verfügbarkeit der nicht vom endogenen Dopamin besetzten Transporter im Striatum, wie in Gleichung 5 unter *2.4.* angegeben. Die freie Konzentration des Radioliganden im Hirngewebe ([F]) entspricht dabei der Konzentration des nichtproteingebundenen Radioliganden im peripheren Blut, wenn ausreichend Zeit zur Etablierung eines Äquilibriums nach Injektion des Radiopharmakons verstrichen ist.

Die alternative Bestimmung des Quotienten aus der spezifischen zur unspezifischen Bindung (V_3") erschien aus zwei Gründen als ungeeignet zur Untersuchung Alkoholabhängiger: Zum einen erfasst sie nicht, dass unterschiedliche Metabolisierungsraten des Radioliganden bei Alkoholabhängigen mit Leberschädigung auftreten können, die die Konzentration des freien Radioliganden im Blut und Hirngewebe beeinflussen können. Zum anderen rekurriert sie zur Bestimmung der unspezifischen Bindung auf Vergleichsareale wie z.b. das Zerebellum, die selbst eine monoaminerge Innervation aufweisen (Schöls et al., 1993) und von alkoholinduzierter Atrophie betroffen sein können (Mann et al., 1995). Eine durch Atrophie oder Affektion der monoaminergen Innervation verursachte, erniedrigte Bindung von ß-CIT im Zerebellum würde dazu führen, dass der Quotient aus spezifischer zu unspezifischer Bindung (V_3") artifiziell zu hoch ausfällt. Denn es würde durch einen aus krankheitsbedingten Gründen erniedrigten Messwert im Zerebellum dividiert, der nicht für die allgemeine unspezifische Bindung repräsentativ ist. Tatsächlich konnten wir zeigen, dass die Bindung von ß-CIT im Zerebellum Alkoholabhängiger signifikant niedriger ausfällt als dies bei gesunden Kontrollpersonen der Fall ist, ein Befund, der höchstwahrscheinlich auf die bei Alkoholabhängigen ausgeprägtere Kleinhirnatrophie zurückzuführen ist (Heinz et al., 1998a). Dieses Ergebnis unterstützt die Hypothese, dass bei Alkoholabhängigen mit möglicher Leberschädigung und Kleinhirnatrophie die Bestimmung der Konzentration des Radioliganden im Plasma und damit des effektiven Bindungspotentials gegenüber einer Methode zu bevorzugen ist, die die unspezifische Bindung des Radioliganden in Hirnarealen wie dem Kleinhirn zu erfassen sucht.

Weiterhin untersuchten wir, ob die Verfügbarkeit striärer Dopamintransporter mit der psychomotorischen Leistung alkoholabhängiger Patienten assoziiert ist. In unseren Ausgangshypothesen hatten wir postuliert, dass eine verminderte dopaminerge Neurotransmission auf Grund der engen funktionellen Verflechtung des dorsalen und ventralen Striatums sowohl mit Anhedonie als auch mit psychomotorischer Verlangsamung assoziiert ist (Heinz et al., 1994). Die Psychomotorik wurde mit Hilfe einer computergestützten Reaktionszeitmessung untersucht. Die Patienten mussten auf einen visuellen Reiz hin mit einer zielgerichteten Bewegung antworten; registriert wurde sowohl die Zeit bis zum Beginn der Bewegung (Heben eines Fingers; "Reaktionszeit") als auch die Zeit, die benötigt wurde, um den Zielpunkt zu erreichen ("motorische Bewegungszeit"). Wir postulierten, dass insbesondere die motorische Bewegungszeit mit dem Funktionszustand der dopaminergen Transmission assoziiert sei (Heinz et al., 1994). Das Ausmaß der Anhedonie wurde mit der "Scale for the Assessent of Negative Symptoms" (*SANS*, Subscore Anhedonia, Andreason, 1982) erfasst.

Wir beobachteten keine signifikanten Unterschiede in der ß-CIT Bindung an Dopamintransporter im Caudatus und Putamen abstinenter alkoholabhängiger Patienten gegenüber gesunden Kontrollpersonen. Tiihonen und andere (1995) hatten eine verminderte Verfügbarkeit der Dopamintransporter nur bei alkoholabhängigen mit spätem Erkrankungsbeginn beobachtet, auch diese Patienten zeigten in unserer Studie jedoch keine reduzierte ß-CIT Bindung im Striatum. Unser Befund passt gut zu der Untersuchung von Volkow und Mitarbeitern (1996), die ebenfalls keine signifikanten Unterschiede im Bereich der Dopamintransporter zwischen alkoholabhängigen Patienten und gesunden Kontrollpersonen gefunden hatten. Die Diskrepanz zu dem Befund von Tiihonen et al. (1995) könnte sich aus der unterschiedlichen Dauer der Abstinenz der untersuchten Patienten ergeben.

Tiihonen und Mitarbeiter hatten ihre Patienten nicht nach der Abstinenzdauer ausgesucht, so dass diese zwischen wenigen Tagen und mehreren Jahren variierte. Demgegenüber wurden unsere Patienten nach vierwöchiger Abstinent untersucht. Eine Studie von Laine et al. (1999) zeigte, dass wiederholt untersuchte alkoholabhängige Patienten eine Verminderung der striären Dopamintransporter vier Tage nach Beginn des Entzugs zeigten, nicht jedoch bei der Untersuchung nach vier Wochen. Dieser Befund passt gut zu der Beobachtung, dass sich auch die postsynaptische dopaminerge Neurotransmission in den ersten Tagen der Abstinenz erholt und verweist auf die Notwendigkeit, die Dauer der Abstinenz als wichtigen Einflussfaktor auf die dopaminerge Neurotransmission zu berücksichtigen.

Mit der Verfügbarkeit der Dopamintransporter (DAT) können auch genetische Faktoren interagieren. Zu diesen zählt die Konstitution des DAT Gens selbst (SLC6A3; Vandenbergh et al. 1992) sowie genetisch bedingte Unterschiede in der Transkription oder der Funktion der entsprechenden mRNA. Im DAT Gen selbst findet sich ein Polymorphismus mit einer variablen Nummer von Tandem-Repeats (VNTR; Sano et al., 1994), der in zwei Studien mit der Schwere der Entzugssymptomatik alkoholabhängiger Patienten assoziiert war (Sander et al. 1997b; Schmidt et al. 1998). Derselbe Polymorphismus war nach einer Untersuchung von Gelernter und anderen (1994) mit dem Auftreten cocain-induzierter Paranoia assoziiert und interagiert laut Sabol und anderen (1999) ebenfalls mit der Fähigkeit, mit dem Rauchen aufzuhören. Falls dieser Polymorphismus des DAT Gens tatsächlich die *in vivo* Verfügbarkeit der Dopamintransporter beeinflußt, könnten die genannten Assoziationsbefunde mit Auffälligkeiten der dopaminergen Neurotransmission in Verbindung stehen. Wir untersuchten den DAT Genotyp und die Verfügbarkeit der Dopamintransporter im Nucleus caudatus und Putamen von 14 alkoholabhängigen Patienten und elf altersgematchten Kontrollpersonen (Heinz et al., 2000c). Da sich in einer größeren Patientengruppe keine signifikanten Geschlechtsunterschiede in der striären ß-CIT Bindung gefunden hatten, wurden Frauen und Männer in diese Untersuchung einbezogen. Wiederum beobachteten wir keinen signifikanten Unterschied in der DAT Bindung bei Alkoholabhängigen versus Kontrollpersonen. Dagegen zeigten homozygote Träger des Allels mit 10 Tandem-Wiederholungen (A10) im Vergleich zu Trägern eines A9/A10 Allels eine ca. 20% höhere ß-CIT Bindung im Putamen (Heinz et al., 2000c; **Abb. 13**). Das A9 Allel ist selten, so dass in unserer Untersuchungsgruppe homozygoter Träger des A9/A9 Genotyps auftrat. In den Studien von Sander et al. (1997b) und Schmidt et al. (1998) war der A9/A10 Genotyp mit schweren Entzugssymptomen wie Delirien oder Krampfanfällen assoziiert. Nach unseren Befunden wäre dieser Genotyp mit einer verminderten Wiederaufnahmekapazität für freigesetztes Dopamin verbunden, was im akuten Entzug zu einer dopaminergen Überstimulation führen und zur Entwicklung schwerer Entzugssymptome oder einer deliranten Symptomatik beitragen könnte (Heinz et al., 1996b).

2 Bedeutung und psychopathologische Korrelate einer dopaminergen Dysfunktion bei alkoholabhägigen Patienten

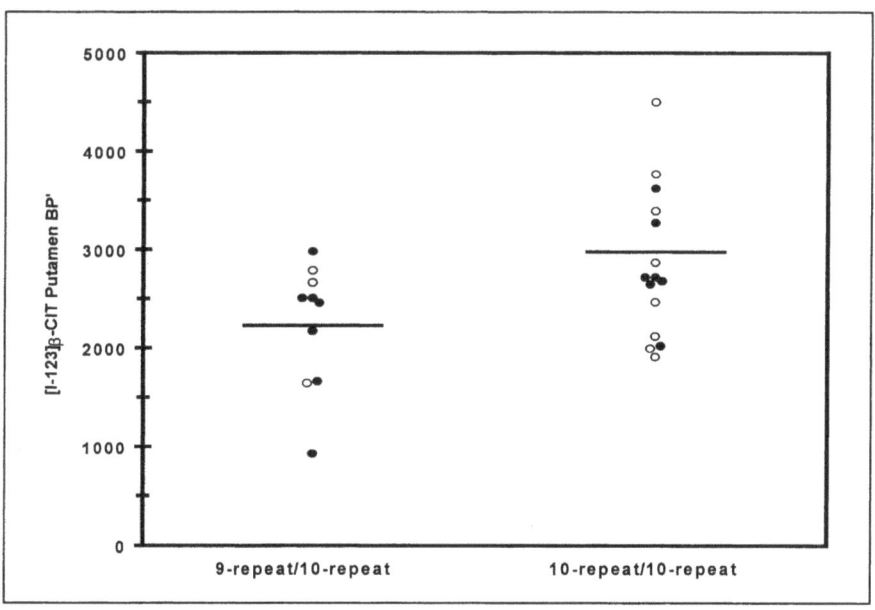

Abb. 13: Das effektive Bindungspotential der Dopamintransporter im Putamen alkoholabhängiger Patienten (geschlossene Kreise) und Kontrollpersonen (offene Kreise) mit dem Genotyp mit einem (9/10) versus zwei A10 Allelen (10/10).

Beim Vergleich der Raucher und Nichtraucher unter den Alkoholabhängigen und Kontrollpersonen zeigten sich keine Unterschiede in der striären ß-CIT Bindung (Heinz et al., 1998a). Demgegenüber war der Dopaminumsatz (HVA im Liquor) bei den Rauchern gegenüber Nichtrauchern erhöht (F=9,68, df=21, p=0.005; Heinz et al., 2000a). Da in dieser Studie nur eine der Kontrollpersonen rauchte, lässt sich aus diesem Ergebnis nicht folgern, ob der Dopaminumsatz allein wegen des Rauchens oder wegen der zusätzlich bestehenden Alkoholabhängigkeit erhöht war. Bei den nichtrauchenden Alkoholabhängigen war der Dopaminumsatz allerdings im Vergleich zu den nichtrauchenden Kontrollpersonen erniedrigt (F=18,38, df=21, p=0.0003), so dass eine rein additive Wirkung des Rauchens und des früheren Alkoholkonsums auf den erhöhten Dopaminumsatz nicht in Betracht zu kommen scheint. Eine Interaktion des früheren Alkoholkonsums mit dem Dopaminumsatz bei abstinenten Rauchern wäre jedoch dann möglich, wenn eine Kreuzsensitivierung der Dopaminfreisetzung gegenüber der Alkohol- und der Nikotinwirkung erfolgt wäre (Heinz et al., 2000a). Die nikotinbedingte Dopaminfreisetzung (Mereu et al., 1987) würde dann durch den früheren Alkoholkonsum weiter verstärkt, möglicherweise, weil der Tabakkonsum einst regelhaft den Alkoholkonsum begleitet hatte und jetzt zusätzlich zu seiner pharmakologischen Eigenwirkung als konditionierter, belohnungsanzeigender Stimulus wirkt, der ebenfalls zu einer phasischen Steigerung der Dopaminausschüttung beiträgt (Schultz et al., 1993). Befunde zur postsynaptischen Sensitivität dopaminerger Rezeptoren sprechen für die Hypothese dopaminerger Sensitivierungsvorgänge bei Rauchern. Bei abstinenten Alkoholabhängigen war Nikotinkonsum der einzige Faktor, der nach dreimonatiger Abstinenz signifikant und positiv mit der Sensitivität der Dopaminrezeptoren assoziiert war (Finckh et al., 1997). Die Mechanismen, die zu einer nikotin-induzierten Sensitivierung der Dopaminfreisetzung und der Stimulierbarkeit zentraler Dopaminrezeptoren führen könnten, sind derzeit unbekannt und bedürfen der weiteren Abklärung.

Wenn allerdings Nikotinkonsum so deutliche Effekte auf Indikatoren der zentralen dopaminergen Transmission aufweist, ist die Frage zu klären, ob Nikotin selbst einen Teil seiner Abhängigkeitswirkung über die Interaktion mit der dopaminergen Neurotransmission entfaltet. Nikotinkonsum verstärkt die Dopaminfreisetzung im ventralen Striatum (Mereu et al., 1987) und könnte so zur Aufrechterhaltung seines Konsum beitragen (Wise, 1988). An Stelle der alkoholinduzierten Dopaminfreisetzung könnte bei abstinenten Alkoholabhängigen die durch Nikotinkonsum und assoziierte Stimuli verursachte, verstärkte dopaminerge Transmission treten. Eine Sensitivierung der dopaminergen Transmission gegenüber Nikotin und assoziierten Reizen müsste laut Robinson und Berridge (1993) zu einem verstärkten Verlangen nach diesem Suchtstoff führen. Erste Untersuchungen weisen darauf hin, dass bei abstinenten Alkoholabhängigen tatsächlich eine Verschiebung vom Alkohol- zum Nikotinkonsum erfolgen könnte, wobei allerdings unklar ist, ob der Nikotinkonsum bei diesen Patienten in der Abstinenz zunimmt oder gleich bleibt (Schmidt et al., 1997). Insgesamt sind die beobachteten Effekte des Nikotinkonsums auf Indikatoren prä- und postsynaptischer dopaminerger Funktion (Fowler et al., 1996; Finckh et al., 1997; George et al., 1999; Heinz et al., 1997e; Pich et al., 1997) ein deutlicher Hinweis darauf, wie notwendig die Erfassung des Nikotinkonsums bei der Untersuchung der dopaminergen Transmission abstinenter alkoholabhängiger Patienten ist.

Entgegen unserer zweiten Ausgangshypothese zeigten die psychomotorischen Reaktionszeiten keinen signifikanten Unterschied zwischen Alkoholabhängigen und Kontrollpersonen und waren weder mit der Verfügbarkeit der striären Dopamintransporter, dem Dopaminumsatz noch mit der Schwere der Anhedonie assoziiert. Alkoholabhängige Patienten erreichten höhere Werte als die Kontrollpersonen auf der Anhedonie Subskala der SANS (Student's t-test, t = -4.17, p = 0.001), nicht jedoch auf den Selbstrating Skalen von Chapman und Mitarbeitern (Chapman et al., 1984; Eckblad et al., 1985). Auch korrelierte die Schwere der Anhedonie nicht mit der Verfügbarkeit striärer Dopamintransporter oder der HVA Konzentrationen im Liquor. Demgegenüber fand sich eine positive Korrelation zwischen dem Ausmaß des Alkoholkonsums in den letzten sechs Monaten vor der Detoxikation und der Schwere der mittels der SANS erfassten Anhedonie (r = 0.62, p = 0.01). Diese Befunde sprechen unsere auf Wise (1982) aufbauende Ausgangshypothese, dass es mit Fortfall des Alkoholkonsums in der Abstinenz zu einer verminderten Stimulation des Verstärkungssystems und zur Anhedonie kommt (Heinz et al., 1994; Heinz et al., 1996a). Die bisher vorgetragenen Ergebnisse sprechen dagegen für eine *verstärkte* und eben nicht verminderte dopaminerge Transmission nach Detoxikation, zumindest bei Patienten mit hohem Rückfallrisiko und bei Patienten mit Nikotinkonsum.

Dementsprechend wäre auch nicht anzunehmen, dass Indikatoren dieser verstärkten Dopaminfreisetzung mit Anhedonie assoziiert sind. Tatsächlich war dies auch bei der von uns untersuchten Patientengruppe nicht der Fall. Das effektive Bindungspotential der striären Dopamintransporter war weder mit der psychomotorischen Reaktionszeit noch mit dem Ausmaß der Anhedonie assoziiert (Heinz et al., 1998a). Es mag eingewandt werden, dass die verwandten Anhedonie-Skalen (Andreason, 1982; Chapman et al., 1984; Eckblad et al., 1985) nicht für alkoholabhängige Patienten validiert sind. Allerdings erreichen die alkoholabhängigen Patienten im Vergleich zu den Kontrollpersonen signifikant höhere Werte auf der Anhedonie-Subskala der SANS ("Scale for the assessment of Negative Symptoms"; Andreason, 1982). Zudem fanden wir eine signifikante, positive Korrelation zwischen der Schwere der so eingeschätzten Anhedonie und dem Ausmaß des chronischen Alkoholkonsums, was darauf hinweist, dass die Anhedonie-Subskala der SANS durchaus für die Erfassung alkoholbedingter Störungen in der Fähigkeit, Freude zu empfinden, geeignet ist.

2.10
Dopaminerge Transmission, Anhedonie und "Craving" bei Alkoholabhängigen - abschließende Bewertung der Ausgangshypothesen

Zusammenfassend fanden wir also weder bei Untersuchung prä- noch postsynaptischer Indikatoren zentraler dopaminerger Transmission einen Hinweis darauf, dass eine dopaminerge Dysfunktion bei Alkoholabhängigen mit Anhedonie oder psychomotorischer Verlangsamung assoziiert ist. Die beobachteten Indikatoren dopaminerger Dysfunktion weisen eher auf einen *erhöhten* Dopaminumsatz hin (George et al., 1992; 1999; Heinz et al., 1995b), der mit dem Verlangen nach dem dopaminergen Suchtstoff (Robinson und Berridge, 1993), nicht jedoch mit Anhedonie oder Depressivität assoziiert sein sollte (Bermanzohn und Siris, 1992; Heinz et al., 1994). Die von uns erhobenen Befunde zur Beziehung zwischen dopaminerger Transmission und Stimmungslage weisen in dieselbe Richtung: Patienten mit hohem Rückfallrisiko und Hinweisen auf einen erhöhten Dopaminumsatz und eine verminderte Sensitivität zentraler Dopaminrezeptoren waren etwas weniger depressiv und ängstlich als Patienten, die im Untersuchungszeitraum abstinent bleiben konnten (Heinz et al., 1995b; 1996a). Diese Beobachtungen sprechen gegen unsere erste Ausgangshypothese, dass alkoholabhängige Patienten unter einem Defizit dopaminerger Transmission leiden, das zur Anhedonie oder Depressivität führt (Heinz et al., 1994).

Unsere Befunde stützen auch unsere zweite Ausgangshypothese nicht, dass Alkoholabhängige eine psychomotorische Verlangsamung zeigen, die durch eine verminderte dopaminerge Neurotransmission bedingt ist. Sollten unsere Beobachtungen und die Sensitivierungs-Hypothese von Robinson und Berridge (1993) zutreffen, dann bestünde auch kein Defizit dopaminerger Transmission bei absti-

2.10 Dopaminerge Transmission, Anhedonie und "Craving" bei Alkoholabhängigen - abschließende Bewertung der Ausgangshypothesen

nenten Alkoholabhängigen, welches durch Gabe dopaminerger Pharmaka ausgeglichen werden könnte (Schmidt und Rommelspacher, 1996). Vielmehr wäre zu befürchten, dass eine externe Stimulation des dopaminergen Verstärkungssystems die motivierende Wirkung ethanolassoziierter Stimuli ("Cues") zum Alkoholkonsum erhöht (Hodge et al., 1992). Mit früherem Alkoholkonsum assoziierte Stimuli würden so auf ein aktiviertes dopaminerges System treffen, welches ihre zum Suchtmittelkonsum motivierende Wirkung verstärkt enkodiert und so das Verlangen nach der Suchtsubstanz steigert.

Vor einer vorschnellen Gleichsetzung der dopaminergen Korrelate von Konditionierungsprozessen und dem subjektiv erlebten "Craving" nach Suchtsubstanzen ist allerdings zu warnen. Zum einen können die im Tierversuch gewonnenen Befunde zu Verhaltenskorrelaten dopaminerger Transmission (Robinson und Berridge, 1993; Robins und Everitt, 1996) nur per Analogieschluss auf den Menschen übertragen werden, was zu ungerechtfertigten Vereinfachungen führen kann. Zum anderen ist die Erfassung des Verlangens nach Alkohol beim Menschen vom bewussten Erleben dieses Gefühlszustands abhängig, was wiederum von Faktoren wie Einsicht und Reflektionsvermögen einerseits und Verleugnung andererseits abzuhängen scheint. Eine primär unbewusst bleibende Motivation zur Alkoholaufnahme sowie individuelle Unterschiede in der Fähigkeit zur Selbstbeobachtung könnten erklären, warum wir keinen überdauernden Zusammenhang zwischen dem subjektiv erlebtem "Craving" und dem Rückfallrisiko alkoholabhängiger Patienten beobachten konnten und warum die von uns erfassten Indikatoren dopaminerger Transmission nicht mit dem Ausmaß des "Cravings" korreliert waren (Heinz et al., 1996d). Tatsächlich kann die affektive Qualität von alkoholassoziierten Reizen auch nicht-verbal mit der sogenannten Startle-Reaktion erfasst werden (Lang et al., 1990). Dabei ist der Blinkreflex bei Präsentation eines lauten Schallreizes dann verstärkt, wenn affektiv unangenehme Bilder betrachtet werden, während er bei Präsentation affektiv positiver Bilder vermindert ist (Vrana et al., 1988; Cook et al., 1992). Tatsächlich zeigten alkoholabhängige Patienten einen signifikant verminderten Blinkreflex, wenn sie alkoholbezogene Bilder (z.B. volle Biergläser) betrachteten, der der Reaktion auf angenehme Bilder entsprach und gegenüber der Reaktion auf unangenehme Bilder signifikant abgeschwächt war (Grüsser et al., 2000a). Die präsentierten Bilder hatten bei noch trinkenden Alkoholabhängigen ein deutliches Alkoholverlangen ausgelöst (Grüsser et al., 2000b), während die mit der Startle-Reaktion untersuchten, abstinenten Patienten meist jedes reizbedingte Alkoholverlangen verneinten und die alkoholbezogenen Bilder subjektiv als unangenehm einschätzten (Grüsser et al., 2000a). Die Startle-Reaktion könnte also eingesetzt werden, um die appetitive Qualität alkoholbezogener Reize nonverbal zu prüfen. Untersuchungen zur Interaktion der alkoholassoziierten Startle-Reaktion mit der dopaminergen Neurotransmission stehen derzeit noch aus.

Die Voraussetzung unserer Ausgangshypothesen war die Annahme, dass dopaminerge Transmission und Verhaltensverstärkung mit psychomotorischer Aktivierung und einem subjektiven Gefühl des Wohlbefindens oder Glücks assoziiert ist (Heinz et al., 1994). Es liegen nun Befunde vor, die im Sinne unserer ersten

2 Bedeutung und psychopathologische Korrelate einer dopaminergen Dysfunktion bei alkoholabhängigen Patienten

Ausgangshypothese als Hinweis darauf gewertet werden könnten, dass phasische Dopaminfreisetzung mit einem subjektiv angenehmen Gefühl verbunden ist, das zum weiteren Konsum der Droge motiviert (Wise, 1988) und sich als "Craving" manifestiert. So fanden Volkow et al. (1995) eine zeitliche Assoziation zwischen dem subjektiv erleben "High" und der Aufnahme der dopaminfreisetzenden Substanzen Methylphenidate und Cocain im Gehirn, was dafür spricht, dass einer phasischen Dopaminfreisetzung die postulierte, subjektiv angenehme Wirkung zukommen kann. Allerdings erhöht Amphetamin auch die Serotoninfreisetzung, die im Tierexperiment für die amphetamininduzierte psychomotorische Aktivierung verantwortlich zu sein scheint (Callaway et al., 1991). Es ist möglich, dass die amphetamininduzierte Serotoninfreisetzung nicht nur an der psychomotorischen Aktivierung beteiligt ist, sondern auch einen jener Faktoren darstellt, der mit der Genese der subjektiv erlebten "Euphorie" auf neurobiologischer Ebene verbunden ist. Auch Cocain erhöht nicht nur die Dopaminspiegel im intrasynaptischen Spalt, sondern auch die Konzentration anderer Neurotransmitter wie Acetylcholin oder Noradrenalin, die im Hippocampus von Laborratten ansteigen (Robinson und Hambrecht, 1988). Diese Befunde sind ein Hinweis darauf, dass auch andere Neurotransmitter als Dopamin an der Genese des cocainbedingten "Highs" beteiligt sind. Die euphorisierende Wirkung des Cocains ist allerdings offenbar von der Stimulation dopaminerger, nicht aber noradrenerger Rezeptoren abhängig, was auf die Bedeutung des dopaminergen Verstärkungssystems bei der Entstehung der psychischen Cocainwirkungen verweist (Naber, 1990). Ebenso könnte die rückfall-reduzierende Wirkung des Opiatantagonisten Naltrexon (O'Malley et al., 1996) durch Blockade des alkoholvermittelten "Highs" zustande kommen (Volpicelli et al., 1995), dessen Ausbleiben mit einer Inhibition der alkoholinduzierten, über den µ-Rezeptor vermittelten Dopaminfreisetzung erklärt werden kann (Spanagel et al., 1992; Chiara et al., 1996). Bevor die Bedeutung der Endorphine jedoch allein auf ihre Stimulation der Dopaminfreisetzung im Verstärkungssystem zurückgeführt wird, ist darauf hinzuweisen, dass eine alkoholinduzierte Stimulation des opioidergen Systems eine verstärkende Wirkung auch unabhängig von der Aktivierung dopaminerger Transmission ausüben könnte, z.B. durch Stimulation striärer µ-Rezeptoren (Schoffelmeer et al., 1993).

Eine Fixierung auf das dopaminerge Verstärkungssystem sollte in der neurobiologischen Suchtforschung prinzipiell vermieden werden. Zum einen hatten beispielsweise June et al. (1996) auf die GABAergen Wirkungen des Alkohols hingewiesen. Chronische Alkoholeinnahme führt zur Stimulation der GABAergen Neurotransmission und zu einer offenbar gegenregulatorischen Verminderung zentraler GABA$_A$ Rezeptoren (Gilman et al., 1996; Abi-Dargham et al., 1998). Gleichzeitig wird die exzitatorische, über glutamaterge NMDA Rezeptoren vermittelte Neurotransmission durch Alkoholeinnahme blockiert (Tsai et al., 1996). Die Blockade der glutamatergen exzitatorischen Neurotransmission löst offenbar nicht direkt Alkoholverlangen aus (Krystal et al., 1999), sondern könnte eher in Zusammenhang mit der GABAerge vermittelten Sedation und Anxiolyse die Suchtmitteleinnahme verstärken (Chiara et al., 1996). Zum anderen stehen Berichte zum dopaminvermittelten "High" bei Amphetamin- oder Cocaineinnahme (Volkow et al., 1995) in einem auffälligen Kontrast zur Seltenheit von Berichten, die einen Missbrauch direkter Dopaminagonisten beschreiben (Soyka und Huppert, 1992). Es ist möglich, dass die euphorisierende Wirkung der dopaminerger Stimulation von der Geschwindigkeit abhängt, mit der die *phasische* dopaminerge Stimulation ausgelöst wird: Volkow et al. (1995) beobachteten eine maximale striäre Cocainaufnahme und ein begleitendes "High" innerhalb der ersten zehn Minuten nach Cocaingabe, während keine Euphorie oder Abhängigkeitsentwicklung bei Gabe langfristig wirkender Dopaminagonisten beobachtet wurde (Heinz et al., 1992a). Es ist andererseits ebenso möglich, dass die Hypothese von Robinson und Berridge (1993) zutrifft, nach der der dopaminergen Transmission eine motivierende, aber keine subjektiv belohnende Funktion zukommt. Die euphorisierende Wirkung des Cocains müsste dann über die Stimulation anderer Neurotransmittersysteme erklärt werden. In jedem Fall weist der Erfolg der Naltrexonbehandlung und der Gabe des Glutamatantagonisten Acamprosat bei Alkoholabhängigen (O'Malley et al., 1996; Whitworth et al., 1996) darauf hin, dass sich Ansatzpunkte für eine begleitende Pharmakotherapie der Alkoholabhängigkeit auch außerhalb einer direkten Beeinflussung des dopaminergen Verstärkungssystems ergeben und dass die Wirkung einer Droge sich nicht auf die Stimulierung isolierter Neurotransmittersysteme beschränkt. Der Frage der Interaktion des dopaminergen Systems mit anderen Transmittersystemen und insbesondere mit der serotonergen Neurotransmission wird im folgenden an Hand von Untersuchungen im Tiermodell und bei Patienten mit Alkoholabhängigkeit, Schizophrenie und Tourette-Syndrom nachgegangen werden.

3 Exkurs: Serotonerge Dysfunktion bei Alkoholabhängigen und im Primatenmodell - Entstehung, Interaktion mit dopaminerger Transmission und psychopathologische Korrelate

3.1
Zur Bedeutung der hypostasierten psychopathologischen Korrelate einer serotonergen Dysfunktion

Eine Dysfunktion serotonerger Transmission wurde im wesentlichen mit zwei verschiedenen psychopathologischen Syndromen in Verbindung gebracht - einerseits mit Impulsivität, Aggressivität und früh beginnender Alkoholabhängigkeit (Virkunnen et al., 1994; Fils-Aime et al., 1996; Higley et al., 1996), andererseits mit Depressivität (Howland und Kupfer, 1993; Meltzer et al., 1994; Artigas, 1995) und der Entstehung von Zwangserkrankungen (Baumgarten und Grozdanovic, 1995; Hauser und Zesiewicz, 1995). Diese widersprüchlich erscheinenden Theorien lassen sich ursprünglich auf eine gemeinsame Grundannahme zurückführen. Demnach bedarf eine erfolgreiche Sozialisation der Intervention von Autoritätspersonen, die den Heranwachsenden vermitteln, welche Verhaltensweisen als sozial unangemessen unterdrückt werden müssen (Eysenck, 1967). Die zukünftige Unterdrückung ungehöriger Handlungen setzt voraus, dass die Bestrafung als solche erlebt und neurobiologisch engrammiert wird (Patterson und Newman, 1993). Gray (1982) nannte das auf Bestrafung reagierende System ein "verhaltensinhibierendes System" ("Behavior inhibition system", BIS) und nahm an, dass die Funktion dieses septo-hippokampalen Systems durch noradrenerge und serotonerge Innervation reguliert wird. Die akute Aktivierung dieses Systems führe zur Unterbrechung der jeweils ablaufenden Verhaltensweisen und werde subjektiv als Angst erlebt, chronische Stimulierung führe zur Depression (Gray, 1982). Umgekehrt resultiere die Dysfunktion diese Systems in einer Verhaltensenthemmung, die sich klinisch als Impulsivität manifestiert (Patterson und Newman, 1993).

Das hinter diesen Annahmen stehende Menschenbild ist an anderer Stelle kritisiert worden (Rothenberg und Heinz, 1997). Hier sei nur angemerkt, dass sich hinter derartigen Konstruktionen häufig abwertende Stereotypisierungen der jeweils als impulsiv beschriebenen Menschengruppe verbergen. In "Crime and human nature" postulierten Wilson und Herrnstein 1986, dass Impulsivität ein zentrales Kennzeichen der sogenannten "Psychopathen" sei, die ihrer Ansicht nach zu kriminellen Verhaltensweisen disponiert sind. Die genannten Autoren führten die verminderte Erwartungsangst bei sogenannten "Psychopathen" vor Verabreichung experimenteller Elektroschocks als Beleg dafür an, dass diese Menschen eine verminderte emotionale Reaktionsfähigkeit gegenüber schmerzhafter Bestrafung aufweisen (Wilson und Herrnstein, 1986). Im Rahmen der Theorie vom defekten "verhaltensinhibierenden System" wird dieser vorgeblich verminderten emotionalen Reaktion auf Bestrafung ein neurobiologisches Defizit zugeordnet - Cloninger (1987a) postulierte, dass ein verminderter zentraler Serotoninumsatz zur Dysfunktion des zerebralen "Bestrafungssystems" führe und sich klinisch als impulsives und aggressives Verhalten manifestiere. Mittlerweile liegen zahlreiche Studien vor, die einen verminderten Serotoninumsatz bei so unterschiedlichen Personengruppen wie Patienten mit "gewalttätigen" Suizidversuchen, Alkoholabhängigen, Gewalttätern und Brandstiftern nachzuweisen versuchten, wobei das gemeinsame Kennzeichen dieser Personengruppen durch ihre "Impulsivität" gegeben sein soll (Roy et al., 1988; Virkunnen et al., 1994; 1996). Dabei wird meist angenommen, dass die beobachtete Verminderung des zentralen Serotoninumsatzes weitgehend genetisch bedingt ist, da in einer Primatenstudie die Varianz der Konzentration des Serotoninmetaboliten 5-HIAA im Liquor überwiegend auf genetische Faktoren zurückgeführt werden konnte (Higley et al., 1993). Auf die Frage der Erblichkeit des Serotoninumsatzes bei Menschen und Affen soll im folgenden bei der Diskussion unserer eigenen Forschungsergebnisse genauer eingegangen werden.

Die genannten Theorien sind aus verschiedenen Gründen kritisiert worden. Zum einen berichten Newman et al. (1990), dass sogenannte "Psychopathen" gerade nicht vermindert auf Bestrafung reagieren. Ebenso wenig treffe es zu, dass "Psychopathen" unfähig sind, aus Bestrafung oder dem Entzug von Belohnungen zu lernen: Wenn eine bestimmte Verhaltensweise in einem Untersuchungsdesign von Anfang an häufig bestraft wurde, wurde die Wiederholung dieser Verhaltensweise durchaus vermieden (Newman und Kosson, 1986). Nur dann, wenn die sogenannten "Psychopathen" zuerst durch wiederholte positive Verstärkung gelernt hatten, in einem Untersuchungssetting auf auftretende Reize mit einer bestimmten Aktivität zu reagieren, und erst später für mögliche Fehler bei Ausführung dieser Aktivität bestraft wurden, kam es nicht zum verstärkten Auftreten bzw. "Erlernen" passiven Vermeidens (Patterson und Newman, 1993). Patterson und Newman (1993) bezeichnen dies als Unfähigkeit, die Aufmerksamkeit den neuen Gegebenheiten anzupassen und sprechen von "Attentional Rigidity" bzw. von einer Perseverationsneigung der sogenannten "Psychopathen".

Unklar ist allerdings nicht nur, ob das Verhalten sogenannter "Psychopathen" mit dem Konstrukt der Impulsivität angemessen beschrieben wird, sondern auch, in welcher Weise eine verminderte serotonerge Transmission zur Impulsivität beitragen soll. Die einfachste Annahme wäre hier, dass Bestrafung mit einer serotonergen Aktivierung des "verhaltensinhibierenden", septo-hippokampalen Systems verbunden ist, die subjektiv als unangenehm erlebt und deshalb in Zukunft vermieden wird. Cloninger ging in diesem Sinne davon aus, dass der Persönlichkeitszug der "Harm Avoidance" von einer entsprechenden Aktivierung des serotonergen Systems abhängt und der Vermeidung von Bestrafung dient (1987a; 1987b). Gray hatte jedoch bereits 1982 festgestellt, dass eine *verminderte* serotonerge Transmission zwar die Unterdrückung vorher bestraften Verhaltens verringert, also zur Verhaltensdisinhibition führt, dass jedoch die Reaktion der Labortiere auf schmerzhafte Stimuli hin *verstärkt* ist (Gray, 1982:366-367). Wenn demnach eine zentral verminderte serotonerge Transmission mit verstärktem Schmerzerleben verbunden ist, ist es unwahrscheinlich, dass serotonerge Transmission ablaufendes Verhalten inhibiert, indem sie das schmerzhafte Erleben der eintreffenden Bestrafung auf neurobiologischer Ebene vermittelt. Gray (1982) nahm deshalb an, dass serotonerge Transmission zur motorischen Inhibition, nicht jedoch zum Schmerzerleben beiträgt. Die Verhaltensdisinhibition bei Serotoninmangel wäre demnach Folge einer motorischen Enthemmung und nicht einer verminderten Sensitivität gegenüber schmerzhafter Bestrafung. Diese Schlussfolgerung steht im Gegensatz zu dem von Wilson und Herrnstein (1986) vertretenen Psychopathiemodell, das gerade auf der verminderten Empfindlichkeit der sogenannten "Psychopathen" gegenüber schmerzhaften Elektroschocks aufbaut.

Von anderer Seite aus wurde die Grundannahme in Frage gestellt, dass serotonerge Stimulierung mit unangenehmen Gefühlen verbunden ist, die als bestrafend erlebt werden. So wurde die antidepressive Wirkung der Selektiven Serotonin-Reuptake Inhibitoren (*SSRIs*) mit deren Erhöhung der serotonergen Transmission in Verbindung gebracht (Limberger et al., 1990; Kreiss und Lucki, 1995). SSRIs erhöhen die Serotoninkonzentration im intrasynaptischen Spalt, was allerdings über die Aktivierung der somatodendritischen (5-HT$_{1A}$) und terminalen (5-HT$_{1B/D}$) Autorezeptoren den Serotoninumsatz wieder reduziert (Hall et al., 1995). Entsprechend kann die antidepressive Wirkung der SSRIs verstärkt werden, wenn die Serotonin-Autorezeptoren beispielsweise durch den 5-HT$_{1A}$ Antagonisten Pindolol blockiert werden (Artigas, 1995). Für die Argumentation, dass ein Serotonindefizit negative Emotionen wie Angst und Depressivität befördert, sprechen auch Untersuchungen, in denen ein Anstieg eines primär erniedrigten Serotoninumsatzes mit einer klinischen Remission der Depression einherging (van Praag, 1977; Träskman-Bendz et al., 1984). Allerdings besteht offenbar keine generelle und lineare Beziehung zwischen Serotoninumsatz und Stimmungslage: Nach akuter Blockade der Serotoninproduktion fand sich eine Änderung der Stimmungslage nur bei einer Minderheit depressiver Patienten. Von diesen Patienten klagte etwa die Hälfte am Folgetag über eine Stimmungsverschlechterung, während die andere Hälfte eine Remission ihrer Symptomatik berichtete (Delgado et al., 1994). Hingegen führte die Serotoninverarmung bei Patienten mit Zwangserkrankung, die zuvor positiv auf Gabe von SSRIs angesprochen hatten, zu einem generellen Anstieg depressiver Symptome (Barr et al., 1994). Zusammenfassend scheint eine Reduktion serotonerger Transmission zumindest bei einer Subgruppe depressiver Patienten zur negativen Stimmungslage beizutragen, wobei es sich möglicherweise um Patienten handelt, die von vornherein durch einen verminderten Serotoninumsatz gekennzeichnet waren (van Praag, 1977; Young et al., 1994).

Interessant ist nun, dass eine Erhöhung serotonerger Transmission durch SSRIs auch bei gesunden Kontrollpersonen zur Verminderung der sogenannten "negativen Emotionen" wie Traurigkeit oder Ängstlichkeit beitrug (Knutson et al., 1998). Diese Beobachtung weist darauf hin, dass eine gesteigerte serotonerge Transmission keineswegs die neurobiologischen Korrelate der Bestrafung vermittelt, sondern eher Ängstlichkeit und Depressivität *reduziert*. Umgekehrt scheint eine erniedrigte serotonerge Transmission nicht mit aggressivem bzw. disinhibiertem Verhalten per se assoziiert zu sein, sondern eher mit einem allgemeinen Gefühl der Bedrohung und Unsicherheit. So beobachteten Virkunnen et al. (1994), dass gewalttätige Alkoholabhängige mit erniedrigtem Serotoninumsatz unter erhöhter Ängstlichkeit litten. Die Studie von Knutson et al. (1998) weist darauf hin, dass die Reduktion von Ängstlichkeit und Unsicherheit das primäre Korrelat der erhöhten serotonergen Transmission ist, während die ebenfalls beobachtete Verminderung der Aggressivität statistisch durch die Reduktion der negativen Emotionen erklärt werden konnte. Die Reduktion der Aggressivität nach Gabe von SSRIs wurde deshalb als sekundäre Folge generell verminderter negativer Emotionen angesehen. Diese Interpretation wird durch Tierversuche unterstützt, in denen ein verstärkter Serotoninumsatz mit erhöhter sozialer Kompetenz (Knutson et al., 1996a) verbunden war, während eine Serotoninverarmung zu reduziertem Explorationsverhalten und offenbar verstärkter "Unsicherheit" führte: Die serotoninverarmten Ratten drückten sich "ängstlich" an die Käfigwände und wagten es nicht, den freien Raum zu erkunden (Knutson et al., 1996b).

Diese Befunde passen zur Interpretation von Hellhammer (1993), der postulierte, dass das serotonerge System "an trophotrophen (erholungsbezogenen) Verhaltensweisen" beteiligt zu sein scheint: "Es vermittelt regenerative und rekonstitutive Einflüsse wie etwa Nahrungsaufnahme und Verdauung, Entspannung, Wachstum, Schlaf, Passivität und Inaktivität" (Hellhammer, 1993:38). Serotonerge Transmission vermittelt demnach so etwas wie ein Gefühl ruhiger Gelassenheit (Knutson, 1996a), während ein serotonerges Defizit in Folge von Stressreaktionen mit Aktivierung der Cortisolausschüttung auftreten könnte (Meltzer et al., 1994) und mit Gefühlen der Unsicherheit und Bedrohung verbunden zu sein scheint (Virkunnen et al., 1994; Knutson et al., 1996b). Die bei Serotoninverarmung auftretende Aggressivität ist in dieser Sichtweise eine sekundäre Folge der allgemeinen Anspannung und Unsicherheit (Knutson et al., 1998) und könnte in ihrer Manifestation von weiteren Faktoren wie der Lerngeschichte und dem sozialen Kontext abhängen (Rothenberg und Heinz, 1997).

3.2
Serotonerge Dysfunktion, "antisoziale Verhaltensweisen" und Alkoholabhängigkeit

Die Frage der möglichen Beziehung serotonerger Transmission zur sogenannten "Psychopathie" ist im Rahmen der Alkoholabhängigkeit von besonderer Bedeutung, da Impulsivität und sogenannte "antisoziale Persönlichkeitszüge" Alkoholabhängige mit frühem Erkrankungsbeginn kennzeichnen sollen (Cloninger, 1987b). Es wurde postuliert, dass ein Erkrankungsbeginn vor dem 25. Lebensjahr und das Vorliegen "antisozialer" Tendenzen einen Subtyp der Alkoholabhängigkeit charakterisieren, der "Typ 2" Alkoholismus genannt wurde (Irwin et al., 1990). Sogenannte "antisoziale" Persönlichkeitszüge traten in einer Adoptionsstudie gehäuft bei männlichen Alkoholabhängigen auf, deren Väter ebenfalls an Alkoholabhängigkeit erkrankt waren (Cloninger et al., 1981). Die Autoren folgerten deshalb, dass die genannten Persönlichkeitszüge eine weitgehend erbliche Prädisposition zur Alkoholabhängigkeit darstellen. Entsprechend verschiedener Untersuchungen bei Alkoholabhängigen mit frühem Erkrankungsbeginn oder gewalttätigem Verhalten könnte ein verminderter Serotoninumsatz das neurobiologische Korrelat der impulsiven, "antisozialen" Persönlichkeitszüge und damit der

Prädisposition zur Alkoholabhängigkeit darstellen (Roy et al., 1988; Virkunnen et al., 1994; 1996; Fils-Aime et al., 1996).

Als weiteren zur Alkoholabhängigkeit disponierenden Faktor fanden Schuckit und Smith (1996) eine verminderte Reaktion auf Alkohol. Junge Männer, die nach Einnahme einer standardisierten Alkoholmenge verstärkt mit Ataxie, subjektiver Euphorie und Cortisolausschüttung reagierten, erkrankten im späteren Leben signifikant seltener als Männer, die kaum Wirkungen der Alkoholgabe zeigten. Diese Ergebnis war unabhängig davon, ob die untersuchten Männer eine familiäre Belastung für Alkoholabhängigkeit aufwiesen. Schuckit und Smith (1996) interpretierten dieses Ergebnis als Hinweis darauf, dass das Auftreten starker Wirkungen des Alkoholkonsums die Tendenz unterstützt, die Alkoholeinnahme zu kontrollieren. Wer dagegen relativ große Alkoholmengen konsumieren kann, bevor sich die Wirkungen des Alkohols zeigen, leide unter einem erhöhten Risiko, exzessiv Alkohol zu konsumieren. Dies könnte dann zur Toleranz- und Abhängigkeitsentwicklung führen (Schuckit und Smith, 1996).

Zur Beantwortung der Frage, ob ein verminderter Serotoninumsatz zu aggressivem Verhalten und zu einer erhöhten Alkoholtoleranz führt, untersuchten wir Rhesusaffen mit niedrigen Konzentrationen des Serotoninmetaboliten 5-HIAA im Liquor (Heinz et al., 1998b). Die 5-HIAA Konzentration im Liquor war im ersten Lebensjahr der Primaten mehrfach bestimmt worden (Higley et al., 1992a) und wurde in den weiteren Lebensjahren der Primaten jährlich erfasst. Die Verfügbarkeit der Serotonintransporter im Hirnstamm wurde mit ß-CIT und SPECT untersucht (Heinz et al., 1998b). Nach Gabe von ß-CIT stellt sich ein Gleichgewicht zwischen Bindung und Dissoziation am Serotonintransporter innerhalb der ersten drei Stunden nach i.v. Applikation ein (Laruelle et al., 1993). Die bildgebende Untersuchung wurde im stündlichen Abstand nach Gabe von ß-CIT ausgeführt. Bestimmt wurde die spezifische Bindung im Hirnstamm, Thalamus, Hypothalamus und in den Basalganglien, als Vergleichsregion diente das Zerebellum (Laruelle et al., 1994). Wie aus der Literatur zu erwarten (Laruelle et al., 1993), fanden wir ein stabiles Signal im Bereich des Hirnstamms drei Stunden nach Gabe des Radioliganden.

Die Untersuchung sozialer Verhaltensweisen und des Intoxikationsgrads nach Konsum einer standardisierten Menge Alkohols erfolgte wie bereits anderweitig beschrieben (Higley et al., 1992b; 1993; 1996). Die von uns untersuchten Primaten waren Teil einer Gruppe von Rhesusaffen, die unter definierten Bedingungen aufwuchsen, um die Auswirkungen sozialer Stressfaktoren auf monoaminerge Transmission und Verhalten untersuchen zu können (Higley et al., 1991). Die 11 Rhesusaffen waren zum Untersuchungszeitpunkt fünf Jahre alt. Zehn der Primaten waren nach der Geburt von ihren Müttern getrennt und zusammen mit gleichaltrigen Artgenossen aufgezogen worden ("peer-reared"), ein Affe war bei seiner Mutter verblieben und von ihr versorgt worden ("mother-reared"). Im Alter von sechs Monaten wurden alle elf Affen insgesamt vier Perioden sozialer Isolation unterzogen, in denen sie jeweils vier Tage lang von ihren Artgenossen getrennt waren (Higley et al., 1996). In dieser Zeit war die Konzentration des Serotoninmetaboliten 5-HIAA im Liquor wöchentlich erfasst worden (Higley et al., 1992a). Die Aggressivität der Affen wurde mittels einer Likert-Skala bestimmt, als Kriterium diente die Zahl der von den Affen initiierten aggressiven Handlungen (Doudet et al., 1995). Die ebenfalls erfassten sozialen Verhaltensweisen beinhalteten eine Bestimmung der Zeit, die in direktem Kontakt mit anderen Artgenossen verbracht wurde (Higley et al., 1996). Die Bestimmung der Alkoholintoxikation erfolgte nach Gabe von 10 ml pro kg Körpergewicht einer 8,4% Alkohollösung, als Kriterien der Alkoholintoxikation galten die erzielte Sedation und das Ausmaß der Körperschwankungen und Ataxie bei gezielten Bewegungen.

Aus Voruntersuchungen war bekannt, dass Rhesusaffen, die getrennt von ihren Müttern aufgezogen wurden, einen reduzierten Serotoninumsatz aufweisen (Higley et al., 1996). Als Indikator des Serotoninumsatzes war in den vorherigen Untersuchungen die Konzentration des Serotoninmetaboliten 5-HIAA im Liquor bestimmt worden (Higley et al., 1991; 1992a; 1992b). Wenn die 5-HIAA Liquorkonzentration tatsächlich als Maßstab des Serotoninumsatzes gewertet werden kann, müsste sie Hinweise auf die präsynaptische Serotoninfreisetzung und damit auf die Serotoninkonzentration in der Synapse liefern. Wie wir bezüglich des Dopaminumsatzes zeigen konnten, korreliert die extrazelluläre Neurotransmitterkonzentration mit der Verfügbarkeit der monoaminergen Transporter (Heinz et al., 1999a). Um die mögliche Interaktion des endogenen Neurotransmitters Serotonin mit der ß-CIT Bindung im Hirnstamm näher charakterisieren zu können, führten wir eine analoge Untersuchung zur Serotonindepletion durch, wie wir sie für die Blockade der Dopaminproduktion durch AMPT bereits beschrieben hatten (vgl. 2.9., Jones et al., 1998). Die Tryptophanhydroxylase, das Schrittmacherenzym der Serotoninproduktion, wurde durch mehrtägige Gabe von p-Chlorophenylalanin blockiert. Dabei stieg die ß-CIT Bindung an Serotonintransporter im Bereich der Raphekerne um etwa 30% an, während die Umgehung des Enzymblocks durch Gabe des Serotoninvorläufers 5-Hydroxytryptophan zur Verdrängung des ß-CITs auf den Ausgangswert vor der Serotonindepletion führte (**Abb. 14**). Anders als bei der Dopamindepletion zeigte sich also eine Kompetition zwischen dem Radioliganden ß-CIT und dem endogenen Serotonin um die Bindung am Transporter. Dass der Radioliganden ß-CIT mit endogenem Serotonin, nicht jedoch mit Dopamin um die Bindung am jeweiligen Transporter konkurriert, könnte durch die niedrigere Affinität des ß-CIT für Serotonintransporter bedingt sein (Seibyl et al., 1994). Demnach sollte ein reduzierter Serotoninumsatz, der auf verminderte synaptische Serotoninkonzentrationen zurückzuführen ist, mit einer erhöhten Zahl unbesetzter Serotonintransporter assoziiert sein und sich in der SPECT Untersuchung als erhöhte ß-CIT Bindung an diese Transporter darstellen.

Auf Grund der genannten Überlegungen ergaben sich die folgenden zu testenden Hypothesen: Erstens nahmen wir an, daß eine erniedrigte 5-HIAA Konzentration im Liquor mit einer erhöhten ß-CIT Bindung an serotonerge Transporter verbunden ist. Weiterhin hypostasierten wir, daß eine solcherart erhöhte Verfügbarkeit serotonerger Transporter mit Verhaltensweisen wie Aggressivität und erhöhter Alkoholtoleranz assoziiert ist, die als prädisponierende Faktoren der Alkoholabhängigkeit gelten. Auf die Bedeutung der sozialen Bedingungen, unter denen die Rhesusaffen aufwuchsen, soll bei der Interpretation der Befunde eingegangen werden.

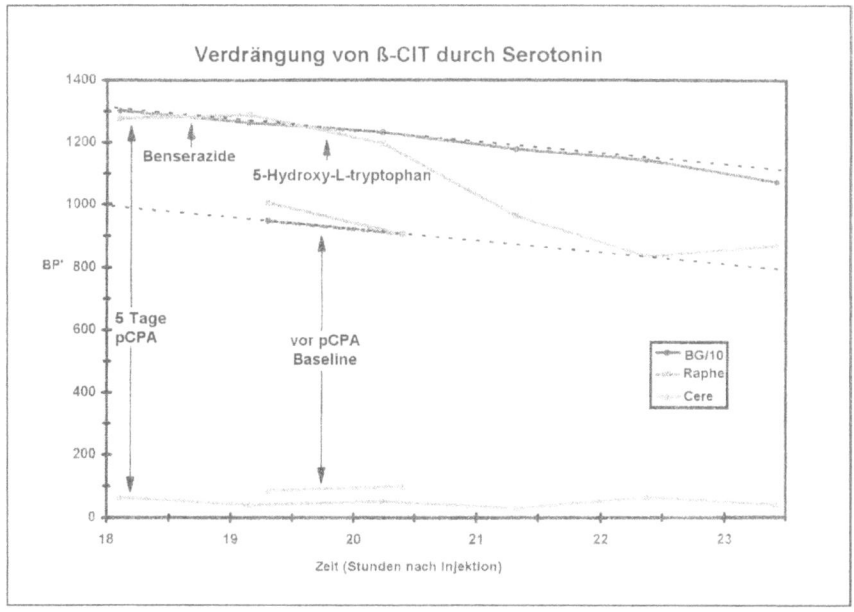

Abb. 14: Radioligandenbindung vor und nach Blockade der endogenen Neurotransmitterproduktion durch fünftägige Gabe von p-Chlorophenylalanin (pCPA). Als Ausgangswert (Baseline) wurde die Bindung des Radioliganden β-CIT an Serotonintransporter im Bereich der Raphekerne sowie die unspezifische Aufnahme im Bereich des Cerebellums bestimmt. Normalerweise erfolgt die Serotoninproduktion aus dem liquorgängige Vorläufer L-Tryptophan, das durch die Tryptophanhydroxylase in 5-Hydroxytryptophan umgewandelt und nach Decarboxylierung als Serotonin gespeichert und bedarfsgerecht freigesetzt wird.
Die fünftägige Gabe von p-Chlorophenylalanin blockiert die Tryptophanhydroxylase und damit die Serotoninproduktion (Kraemer und McKinney, 1979). Als Folge des Abfalls des endogenen Serotoningehalts in der Synapse steigt die Radioligandenbindung im Bereich der Serotonintransporter um etwa 30% an. Dieser Anstieg entspricht dem Ausmaß der vorherigen Besetzung der Bindungsstellen durch endogenes Serotonin. Die Bindung im Bereich des Cerebellums verändert sich nicht. Die Gabe von 5-Hydroxytryptophan umgeht den Enzymblock, so dass die endogene Serotoninausschüttung wieder ansteigt und der Radioliganden aus den Bindungsstellen verdrängt wird und auf seinen Ausgangswert vor Serotoninverarmung zurückfällt.

Die wiederholte Bestimmung der 5-HIAA Konzentrationen im Liquor zeigte, dass diese Variable eine gewisse Konstanz aufweist und als überdauernder "Trait marker" bezeichnet werden kann (Heinz et al., 1998b). Die im Alter von zwei und drei Jahren bestimmten 5-HIAA Konzentration korrelierte signifikant mit Werten, die im Alter von fünf Jahren erhoben wurden (Spearmans R = 0.0.65 bzw. 0.77, p < 0.05). Dagegen fand sich keine signifikante Korrelation der im Alter von fünf Jahren gemessenen 5-HIAA Konzentration mit neonatal bestimmten Werten, ein deutlicher Hinweis auf die Interaktion umwelt- und alterungsabhängiger Faktoren mit dem Serotoninumsatz. In Übereinstimmung mit früheren Untersuchungen (Higley et al., 1996) waren die neonatalen 5-HIAA Konzentrationen aller von ihren Müttern getrennt aufgewachsenen ("peer-reared") Rhesusaffen deutlich niedriger als die Werte des von seiner Mutter aufgezogenen Tieres: "Peer-reared" Affen hatten 5-HIAA Liquorkonzentrationen zwischen 494 und 605 pmol pro ml, während der bei seiner Mutter verbliebene Affe eine 5-HIAA Konzentration von 831 pmol/ml aufwies. Nach Ende der sozialen Isolationsperioden zeigte sich ein weiterer Abfall der 5-HIAA Konzentration bei den Rhesusaffen (vor der Separation: 362 pmol/ml; nach der Separation: 331 pmol/ml). Zusammengenommen bestätigen diese Befunde, dass der Serotoninumsatz durch Stressfaktoren wie die Trennung von den Müttern oder soziale Isolation reduziert werden kann (Higley et al., 1991; 1992a).

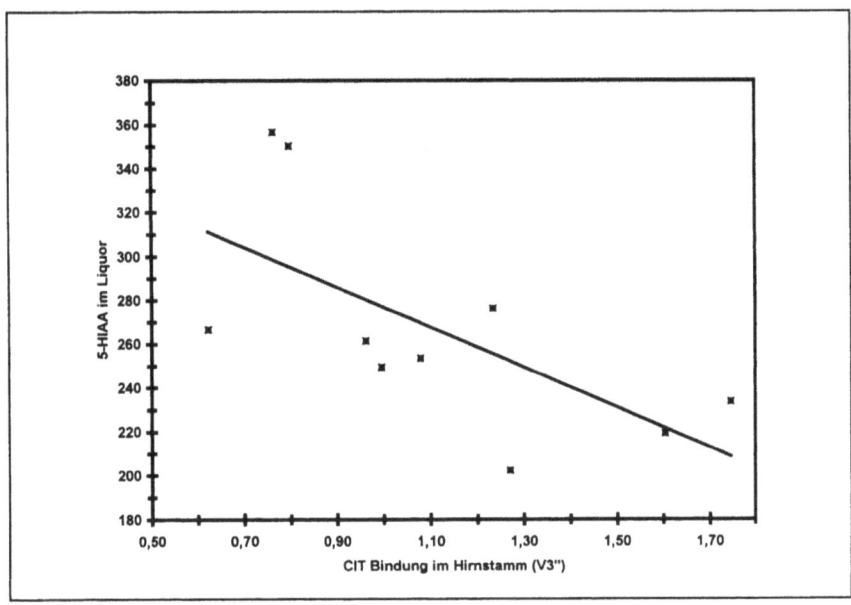

Abb. 15: Bindung von beta-CIT an Serotonintransporter im Hirnstamm und 5-HIAA Konzentrationen im Liquor

Die Verfügbarkeit der Serotonintransporter im Hirnstamm der fünf Jahre alten Tiere war signifikant mit dem zum selben Zeitpunkt untersuchten Serotoninumsatz korreliert (Spearmans $R = -0.76$, $p = 0.01$; **Abb. 15**). Die beobachtete negative Korrelation zeigt an, dass ein verminderter Serotoninumsatz mit einer erhöhten Verfügbarkeit der Serotonintransporter für den Radioliganden ß-CIT assoziiert ist (Heinz et al., 1998b). Die Verfügbarkeit der Serotonintransporter im Hirnstamm war signifikant mit einer verminderten Empfindlichkeit gegenüber der Alkoholwirkung nach standardisierter Zufuhr assoziiert ($R = -0.65$, $p = 0.04$; **Abb. 16**). Zudem war eine höhere ß-CIT Bindung im Hirnstamm signifikant mit der Aggressivität der Rhesusaffen korreliert ($R = 0.69$, $p = 0.02$). Die Korrelation der genannten Verhaltensvariablen mit der 5-HIAA Konzentration im Liquor ebenfalls signifikante Korrelationen: Erniedrigte 5-HIAA Konzentrationen waren mit erhöhter Alkoholtoleranz (R = 0.74, p = 0.02) und Aggressivität (R = -0.71, p = 0.02) assoziiert. Auch die im sozialen Kontakt verbrachte Zeit korrelierte signifikant mit den 5-HIAA Konzentrationen im Liquor (R = 0.82, p = 0.004; **Abb. 17**; Heinz et al., 1998b).

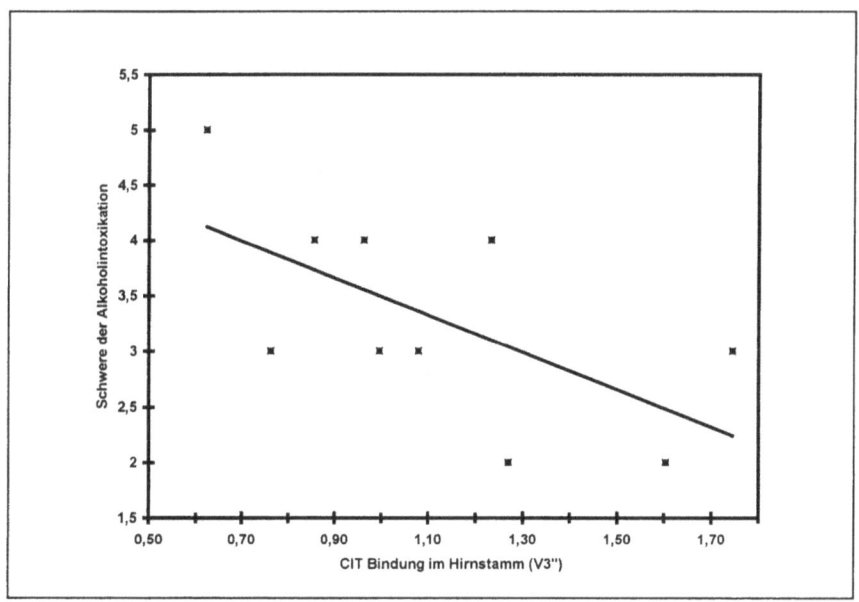

Abb. 16: Bindung von beta-CIT an Serotonintransporter im Hirnstamm und Schwere der Alkoholintoxikation bei Erstexposition

Eine erhöhte Verfügbarkeit der Serotonintransporter war also mit niedrigen 5-HIAA Konzentrationen, geringeren Zeichen der Intoxikation nach Alkoholkonsum und verstärkter Aggressivität assoziiert. Die erhöhte ß-CIT Bindung kann Folge einer erhöhten Dichte oder Affinität der Serotonintransporter sein oder auf Grund verminderter endogener Serotoninspiegel in der Synapse entstehen (Laruelle et al., 1993; Fisher et al., 1995; Morris et al., 1995). Unabhängig vom letztendlich zugrundeliegenden Mechanismus weist dieser Befund auf eine reduzierte synaptische Serotoninkonzentration hin, die primär vorliegen oder durch vermehrte Wiederaufnahme des monoaminergen Transmitters bedingt sein kann (Heinz et al., 1998b; 1999a). Eine autoradiographische Untersuchung an Vervetaffen zeigte, dass alkoholpräferierende Tiere eine erhöhte Dichte dopaminerger Transporter aufweisen (Mash et al., 1996), was im Analogieschluß die Hypothese unterstützen könnte, dass die erhöhte Verfügbarkeit serotonerger Transporter auch bei unseren Rhesusaffen Ausdruck einer tatsächlichen Erhöhung der Transporterdichte ist.

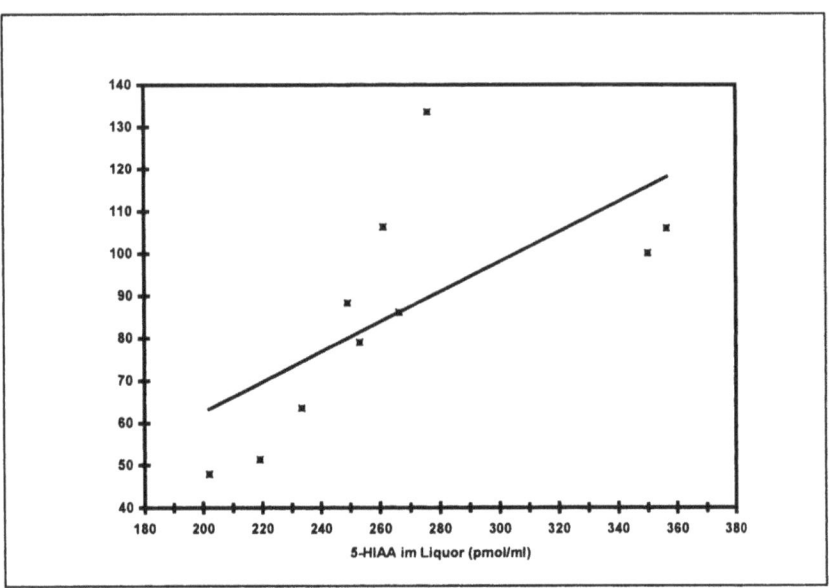

Abb. 17: 5-HIAA Konzentrationen im Liquor und Zeit, die im sozialen Kontakt mit anderen Primaten verbracht wurde

Zusammenfassend beobachteten wir eine signifikante Assoziation zwischen Hinweisen auf eine serotonerge Dysfunktion und zwei Verhaltens- und Reaktionsweisen, die als prädisponierende Faktoren der Alkoholabhängigkeit gelten (Heinz et al., 1998b). Erhöhte Aggressivität und verminderte soziale Kompetenz gelten als Kennzeichen der sogenannten "Typ 2" Alkoholabhängigkeit beim Menschen, die durch frühen Erkrankungsbeginn und dissoziale Persönlichkeitszüge gekennzeichnet sein soll (Cloninger, 1987b; Fils-Aime et al., 1996). Eine verminderte Empfindlichkeit gegenüber den Alkoholwirkungen stellt dagegen offenbar einen generell prädisponierenden Faktor späteren Alkoholmissbrauchs dar, der sich unabhängig vom Erkrankungsalter auszuwirken scheint (Schuckit und Smith, 1996). Erhöhte Aggressivität, verminderte soziale Kontakte und eine verminderte Empfindlichkeit gegenüber Alkohol waren in unserer Studie jeweils mit Hinweisen auf einen verminderten Serotoninumsatz assoziiert. Dabei ergab sowohl die Bestimmung der Verfügbarkeit serotonerger Hirnstammtransporter als auch die Messung des Serotoninmetaboliten 5-HIAA im Liquor signifikante Korrelationen mit den genannten Verhaltensweisen. Die mit der SPECT gemessenen ß-CIT Bindung im Hirnstamm erfolgt überwiegend an serotonergen Transportern (Laruelle et al., 1993; Pirker et al., 1995), die sich sowohl im Mittelhirn als auch in der Pons vorwiegend in den Raphekernen nachweisen lassen (Jagust et al., 1996). Demgegenüber wird die im Liquor gemessene 5-HIAA Konzentration häufig als ungefähres Maß des kortikalen Serotoninumsatzes interpretiert (Higley et al.,

1992b; 1993). In drei verschiedenen post-mortem Studien korrelierte die 5-HIAA Konzentration im Liquor jeweils signifikant mit der kortikalen 5-HIAA Konzentration, die durch kortikale 5-HIAA Konzentrationen erklärte Varianz der Liquorwerte betrug jedoch nur 16% bis maximal 60%, so dass ein substantieller Teil der im Liquor bestimmten 5-HIAA Konzentration nicht aus den kortikalen Werten abgeleitet werden kann (Stanley et al., 1985; Knott et al., 1989; Wester et al., 1990). Die von uns beobachtete Korrelation der 5-HIAA Konzentration mit der Verfügbarkeit serotonerger Transporter im Bereich der Raphekerne weist darauf hin, dass ein beträchtlicher Teil der im Liquor gemessenen Serotoninmetaboliten seinen Ursprung im Hirnstamm haben könnte. Die Bedeutung der von uns beobachteten Varianz der Serotoninaufnahme im Hirnstamm ergibt sich aus der zentralen Stellung der lokalen Raphekerne für das serotonerge System. Eine Reduktion serotonerger Transmission in der Raphe beeinflusst die aufsteigenden kortikalen und subkortikalen Projektionen und kann so mit der gesamten zentralen serotonergen Neurotransmission interferieren (Baumgarten und Grozdanovic, 1995).

Hinweise auf die Bedeutung der Serotonintransporter in der Pathogenese exzessiven Alkoholkonsums fanden sich auch im Tierversuch bei weiblichen Labormäusen (Goldman, 1996). Eine Dysfunktion der zentralen serotonergen Transmission könnte die Entwicklung süchtigen Trinkens auf verschiedenen Wegen beeinflussen: Zum einen weisen unsere Ergebnisse darauf hin, dass ein verminderter Serotoninumsatz die Wirkungen und "Nebenwirkungen" des Alkoholkonsums vermindern könnte (Heinz et al., 1998b), was wie von Schuckit und Smith (1996) postuliert die Toleranz gegenüber dem Alkoholkonsum erhöhen würde und so zum exzessiven Trinken prädisponieren könnte. Zum anderen könnten die mit einer verminderten serotonergen Transmission assoziierten Stimmungs- und Verhaltensstörungen einen subjektiven Anlass bieten, die depressive oder gereizte Stimmungslage durch Alkoholkonsum zu verändern (Heinz et al., 1996a). Interessanterweise beobachteten Schuckit und Mitarbeiter (1999) in einer prospektiven Langzeitstudie, dass junge Männer mit einer genetischen Konstitution des Serotonintransporters, die *in vitro* mit einer höheren Dichte und Funktion der Transporter verbunden war (Lesch et al., 1996), eine verminderte Reaktion auf akute Alkoholintoxikation und ein erhöhtes Risiko aufwiesen, in den folgenden 15 Jahren an Alkoholabhängigkeit zu erkranken. Schuckit et al. (1999) hypostasierten, dass eine genetisch bedingte Erhöhung der Serotonintransporter mit niedrigen extrazellulären Serotoninspiegeln verbunden sein könnte, was durch unsere Untersuchungen bestätigt wird (Heinz et al., 1998b; 1999a). Die genetische Konstitution des Serotonintransporters war dann besonders auffällig mit späterer Alkoholabhängigkeit assoziiert, wenn zusätzlich ein bestimmter Genotyp der alpha-6 Untereinheit des $GABA_A$ Rezeptors vorlag, was auf die wichtige Interaktion der serotonergen und GABAergen Neurotransmission verweist. Die akute Reaktion auf Alkoholkonsum ist teilweise genetisch bedingt (Rose et al., 1994; Madden et al., 1995) und die Konstitution der Serotonintransporter könnte einer der Faktoren sein, der das unterschiedliche Ausmaß der Alkoholwirkungen beeinflusst. Eine erhöhte Alkoholtoleranz könnte somit mit einem niedrigen Serotoninumsatz und einer erhöhten Verfügbarkeit der Serotonintransporter in Verbindung stehen, die genetisch oder als Folge sozialer Stressfaktoren entstehen kann (Clarke et al., 1996; Higley et al., 1996).

Verschiedene Mechanismen könnten die Wirkung einer verminderten serotonergen Transmission auf neuronale Systeme vermitteln, die mit den genannten Verhaltensweisen assoziiert sind. Einerseits stimuliert Serotonin die alkoholinduzierte Dopaminausschüttung über die Aktivierung serotonerger $5\text{-}HT_3$ Rezeptoren (Carboni et al., 1989; Wallis et al., 1993). Ein verminderter Serotoninumsatz könnte so zu hypersensitiven $5\text{-}HT_3$ Rezeptoren führen, die eine verstärkte striäre Dopaminfreisetzung nach Alkoholkonsum auslösen. Alkoholkonsum in niedrigen Dosen verursacht eine dopaminvermittelte psychomotorische Aktivierung, während hochdosierte Alkoholzufuhr zur Sedation führt (Gessa et al., 1985; Imperato und Di Chiara, 1986). Es ist möglich, dass die individuelle Variation im Zeitraum zwischen dem Einsetzen der stimulierenden und der sedierenden Wirkung des Alkohols einen disponierenden Faktor der Alkoholabhängigkeit darstellt. Eine verstärkte dopaminerge Aktivierung bei unveränderter oder verspätet einsetzender Sedierung würde zu einer Verlängerung der Phase führen, in der die verstärkenden, stimulierenden Wirkungen des Alkohols erlebt werden können (J. Kleinman, NIMH, persönliche Mitteilung vom 15.11.1996). Die sedierenden und Ataxie auslösenden Wirkungen des Alkohols scheinen über eine Aktivierung der $GABA_A$ Rezeptoren vermittelt zu werden (Koob, 1992). Die alkoholinduzierte Potenzierung der $GABA_A$ Rezeptorfunktion ist bei Mäusen an das genetisch kodierte Vorliegen der langen Variante einer Gamma-2-Untereinheit dieses Rezeptors gekoppelt (Wafford et al., 1991; Samson und Harris, 1992). Die alkoholvermittelte Potenzierung des über den $GABA_A$ Rezeptor vermittelten Chlorideinstroms ist dabei offenbar von der Phosphorylierung dieser Gamma-2-Untereinheit durch die Proteinkinase C (*PKC*) abhängig (Wafford und Whiting, 1992). Die Bedeutung einer Aktivierung der PKC für GABAerg vermittelte Alkoholwirkungen wird auch durch Untersuchungen an zerebellären Purkinjezellen bestätigt, bei denen eine alkoholvermittelte Potenzierung der $GABA_A$ Rezeptorfunktion nur dann auftritt, wenn gleichzeitig eine Aktivierung der PKC durch einen ß-adrenerg vermittelten c-AMP Anstieg erfolgt (Lin et al., 1991). Die $GABA_A$ Rezeptorfunktion scheint ebenfalls durch serotonerge Transmission beeinflusst zu werden: Bei einer Untersuchung derselben Rhesusaffen, die in unsere Studie eingeschlossen wurden, fanden Doudet et al. (1995) eine verminderte Reduktion des frontalen Glukoseumsatzes unter Barbituratnarkose bei den Tieren, die verminderte 5-HIAA Konzentrationen im Liquor aufwiesen. Primaten mit niedrigem Serotoninumsatz scheinen also vermindert auf GABAerge Sedation anzusprechen. Es ist somit möglich, dass die bei Rhesusaffen mit niedrigem Serotoninumsatz beobachtete, verminderte Sedierung und Ataxie nach Alkoholkonsum durch Interaktion der serotonergen Transmission mit dem dopaminergen und GABAergen System entsteht (Heinz et al., 1998b). Die serotonerg vermittelte Prädisposition zur Alkoholabhängigkeit wäre demnach durch eine verstärkte Sensitivität der alkoholinduzierten, über 5-HT_3 Rezeptoren vermittelten Dopaminfreisetzung bei gleichzeitig reduzierter, GABAerg vermittelter Sedation und Ataxie charakterisiert. Zudem könnte der GABAergen Transmission selbst eine den Alkoholkonsum verstärkende Wirkung zukommen (June et al., 1996; 1998). Welche Bedeutung monoaminergen und

GABAergen Interaktionen bei der Entstehung und Aufrechterhaltung der Alkoholabhängigkeit zukommt wird in weiteren Studien zu klären sein.

Andererseits scheint serotonerge Transmission per se eine Verstärkerwirkung auszuüben: In einem Tierversuch zeigte sich, dass die Blockade der 5-HT$_2$ Rezeptoren, nicht jedoch der Dopamin D2 Rezeptoren, die Verstärkerwirkung des Alkoholkonsums aufheben kann (Panocka und Massi, 1992). In einer Studie bei Alkoholabhängigen führte eine Stimulation der 5-HT$_2$ Rezeptoren bei 11 der 21 Patienten zu einem subjektiven "High". Zudem berichteten sieben Patienten über ein plötzlich auftretendes Verlangen nach Alkohol (Benkelfat et al., 1991). Die Bedeutung serotonerger Transmission für die Vermittlung der Verstärkerwirkung des Alkohols wird auch durch eine Studie von Risinger et al. (1996) belegt, die eine verminderte Sensitivität gegenüber der belohnenden Wirkung des Alkoholkonsums bei sogenannten "Knock out" Mäusen mit fehlendem 5-HT$_{1B}$ Rezeptor dokumentiert. Mäuse mit genetisch bedingtem Fehlen des 5-HT$_{1B}$ Rezeptors verhalten sich bei normaler Aufzucht unauffällig, sind jedoch unter Stressbedingungen wie sozialer Isolation verstärkt aggressiv (Saudou et al., 1994). Der 5-HT$_{1B}$ Rezeptor befindet sich auf präsynaptischen Axonendigungen, so dass ein Fehlen oder eine Reduktion dieses Autorezeptors eigentlich zu einem verstärkten Serotoninumsatz führen müsste (Hjorth et al., 1995), was im Widerspruch zur Hypothese verstärkter Aggressivität bei vermindertem Serotoninumsatz steht (Roy et al., 1989). Allerdings findet sich der 5-HT$_{1B}$ Rezeptor auch postsynaptisch (Saudou et al., 1994), so dass die erhöhte Aggressivität bei Fehlen der 5-HT$_{1B}$ Rezeptoren auch auf einer postsynaptisch verminderten serotonergen Neurotransmission beruhen kann oder unspezifisch durch Interaktion mit anderen Neurotransmitterstörungen in der Ontogenese verursacht sein könnte. Insgesamt verweisen die Befunde auf eine Interaktion serotonerger Transmission und sozialen Verhaltens, die sich auch bei unseren Rhesusaffen nachweisen ließ (Heinz et al., 1998b), aber noch genauer charakterisiert werden muss. Die Beobachtungen von Saudou et al. (1994) werfen zudem die Frage nach der Bedeutung der sozialen Bedingungen auf, unter denen unsere Rhesusaffen aufgewachsen waren.

3.3
Die Interaktion entwicklungsspezifischer Stressfaktoren mit serotonerger Transmission - Bedeutung und soziale Implikationen

Die von uns untersuchten Rhesusaffen waren während ihrer Kindheit rezidivierenden Perioden sozialer Isolation ausgesetzt gewesen, die einen erheblichen Stressfaktor darstellen und im Tierversuch bekanntermaßen mit Störungen der serotonergen Transmission assoziiert sind (Higley et al., 1991; 1992a; Jones et al., 1992). Higley et al. (1996) fanden eine deutliche Reduktion der 5-HIAA Konzentration bei Primaten, die unter diesen Bedingungen sozialer Isolation aufgezogen wurden. Dieser Tatbestand könnte dazu führen, dass die von uns beobachtete Korrelation zwischen Indikatoren des Serotoninumsatzes und sozialen wie aggressiven Verhaltensweisen nur dann auftritt, wenn die genannten Umweltfaktoren die serotonerge Transmission in erheblichem Umfang beeinträchtigen. Mit anderen

3.3 Die Interaktion entwicklungsspezifischer Stressfaktoren mit serotonerger Transmission - Bedeutung und soziale Implikationen

Worten könnte es sich also um einen Schwelleneffekt handeln, der nur bei entsprechender Reduktion serotonerger Transmission manifest wird. Leider fehlt der Hinweis auf die spezifischen Bedingungen, unter denen die Primatengruppe aufgewachsen ist, in manchen Publikationen (Doudet et al., 1995), so dass ungerechtfertigterweise der Eindruck entstehen könnte, dass die beobachtete Korrelation zwischen beispielsweise Aggressivität und Serotoninumsatz eine unabhängig von sozialen Stressfaktoren bestehende Konstante darstellt.

Verstärkt wird dieser Eindruck durch die Art, in der die Diskussion um den Einfluss genetischer und umweltabhängiger Faktoren auf den Serotoninumsatz in manchen Publikationen geführt wurde. So wurde auf Grund der Assoziation eines verminderten Serotoninumsatzes mit impulsivem, gewalttätigem Verhalten einerseits (Linnoila et al., 1983; Virkunnen et al., 1989) und dem überwiegend unter genetischer Kontrolle stehendem Serotoninumsatz bei jungen Rhesusaffen andererseits (Higley et al., 1993) postuliert, dass genetische Faktoren zum Auftreten gewalttätigen Verhaltens beim Menschen beitragen (Virkunnen et al., 1996). Eine solche Argumentation übersieht allerdings, dass die bei einjährigen Rhesusaffen überwiegend genetisch kontrollierten 5-HIAA Konzentrationen im Liquor nur moderat mit den im Erwachsenenalter gemessenen Werten korrelierten (Pearsons R = 0.45) und somit nur 20% der interindividuellen Varianz des Serotoninumsatzes erwachsener Rhesusaffen erklären (Higley et al., 1996). Zudem zeigte eine Zwillingsstudie, dass der Serotoninumsatz beim Menschen weitgehend unter dem Einfluss von Umweltfaktoren steht: nur 35% der Varianz individueller 5-HIAA Konzentrationen im Liquor konnten auf genetische Faktoren zurückgeführt werden (Oxenstierna et al., 1985). Schließlich fand sich in mehreren Adoptions- und Zwillingsstudien kein signifikanter Beitrag genetischer Faktoren zum alkoholunabhängigen Auftreten gewalttätigen Verhaltens beim Menschen (Bohman et al., 1982, Brennan und Mednick, 1993; Johnson et al., 1996; Carey 1996). Das Postulat eines genetisch kontrollierten Serotonindefizits, das zu einer erblich bedingten Gewalttätigkeit disponiert, wird also durch die vorliegenden Studien nicht gestützt. Da zudem auch die Genexpression selbst Umwelteinflüssen unterliegt und beispielsweise über die Neurotransmission und Aktivierung von Transkriptionsfaktoren beeinflusst wird (Nestler, 1994), erscheint eine einfache Gegenüberstellung von Erb- und Umweltfaktoren als wenig sinnvoll. Statt dessen sollte bei der Untersuchung komplexer Verhaltensmerkmale prinzipiell von Gen-Umwelt Interaktionen ausgegangen werden, die die Suche nach angemessenen Umweltbedingungen zur gewünschten Realisierung des genetischen Potentials nahelegen (Gebhardt et al., 1996).

Die Beachtung umweltabhängiger Faktoren in der Genese des Serotonindefizits bei den von uns untersuchten Primaten ist auch deshalb notwendig, da verschiedene Untersuchungen auf die Bedeutung von Stressfaktoren in der Genese eines verminderten Serotoninumsatzes und der Pathogenese depressiver und ängstlicher Stimmung hinweisen. Soziale Isolation, der die von uns untersuchten Primaten neonatal ausgesetzt waren (Heinz et al., 1997d), gilt gerade bei sozial lebenden Primaten als erstrangiger Stressfaktor (Blakey, 1994). Aus der Depressionsforschung ist bekannt, dass eine stressinduzierte Cortisolfreisetzung die Aktivität der Leberpyrrolase induziert, was zur Metabolisierung und somit verminderten zentralen Verfügbarkeit des Serotoninvorläufers L-Tryptophan führt (Meltzer et al., 1994). Auch bei den von uns untersuchten Primaten fand sich eine ACTH- und Cortisolerhöhung und ein erniedrigter Serotoninumsatz während der sozialen Isolation (Higley et al., 1996; Heinz et al., 1997d). Auf Grund von Untersuchungen beim Menschen war postuliert worden, dass ein stressinduziertes Serotonindefizit primär zu Depressivität und Ängstlichkeit und sekundär zu erhöhter Aggressivität führt (Knutson et al., 1998). Diese Hypothese wird durch die Beobachtung unterstützt, dass sozial isolierte Primaten im Kindesalter ängstlich und unsicher wirkten (Higley et al., 1991; 1996), während sie im Erwachsenenalter eine erhöhte Aggressivität aufwiesen (Higley et al., 1996). "Antisoziale" Persönlichkeitszüge könnten sich also bei serotonerger Funktionsstörung sekundär in Folge einer erhöhten Ängstlichkeit und verminderten Frustrationstoleranz ausbildeten. Demgegenüber hatten Coccarro und andere (1989; 1998) eine direkte Korrelation zwischen einer verminderten Stimulierbarkeit serotonerger 5-HT$_2$ Rezeptoren und dem Ausmaß der Aggressivität bei Patienten mit antisozialer Persönlichkeitsstörung beobachtet, die nicht durch das Ausmaß der Depressivität oder Ängstlichkeit vermittelt zu sein schien. Es könnte sich hier um unterschiedliche Patientengruppen handeln, bei denen die erhöhte Aggressivität entweder primär in Folge einer verminderten autonomen Erregbarkeit und Angstbereitschaft oder sekundär in Folge von Gefühlen der Bedrohtheit und Unsicherheit entsteht. Eine solche Differenzierung der antisozialen Persönlichkeitsstörung wird von der Gruppe um Hare nahegelegt (Hemphill et al., 1994), die zwischen den weitgehend unabhängigen Faktoren eines impulsiven Drogenkonsums und der fehlenden Empathie gegenüber dem Leiden anderer unterschied. Allerdings zeigte eine Mehrzahl der von Coccarro et al. (1989) untersuchten Patienten einen exzessiven Alkoholkonsum, der mit der verminderten Stimulierbarkeit der Serotoninrezeptoren assoziiert war und auf Ethanol als möglicherweise interferierende Umweltnoxe verweist. Eine experimentell induzierte Serotoninverarmung führte bei den Versuchspersonen nicht zu erhöhter Feindseligkeit (Salomon et al., 1994), kann aber bei einzelnen depressiven Patienten und bei Patienten mit Zwangssymptomatik zur Zunahme der Depression führen (Delgado et al., 1994; Barr et al., 1994). Es besteht also ein komplexer Zusammenhang zwischen dem Serotoninumsatz und dem Sozialverhalten bei Primaten, in welchem Umwelteinflüsse eine wesentliche Rolle bei der Genese des Serotonindefizits wie bei der Ausformung des letztendlich manifesten Verhaltens spielen. Angesichts ihrer eigenen Forschungsergebnisse, die zeigen, dass bei Vervetaffen eine serotoninabhängig erhöhte Aggressivität nur unter bestimmten Sozialbedingungen auftritt, warnten Raleigh und McGuire (1991) ausdrücklich vor generalisierenden Aussagen zur Interaktion zwischen serotonerger Transmission und Aggressivität.

Dennoch haben ungerechtfertigte Verallgemeinerungen in der Vergangenheit zu erheblichen Kontroversen geführt. So glaubte der damalige Leiter der "Federal Violence Initiative", Goodwin (1992), dass sich aus der höheren Mortalität freilebender Rhesusaffe mit niedrigen Serotoninspiegeln Erklärungen für die sozialen Probleme in den US-amerikanischen Innenstädten ableiten lassen. Er postulierte, dass wir "nicht nur metaphorisch" in einem urbanen Dschungel leben und dass sich die in den verarmten Innenstädten aufwachsenden Jugendlichen wie serotoninarme Rhesusaffen verhalten: Sie brächten sich gegenseitig um, so dass nur die "hyperaggressiven" und "hypersexuellen" Primaten überleben (Goodwin, 1992). Goodwin tätigte diese Äußerungen an exponierter Stelle, da er 1992 Leiter einer mit erheblichen Fördermitteln ausgestatteten, bundesstaatlichen Forschungsinitiative war (Stone, 1993). Die resultierende Kontroverse führte zu seinem Rücktritt vom Vorsitz der bundesstaatlichen "Alcohol, Drug Abuse and Mental Health Administration" (Stolberg, 1993). Sein Vergleich der weitgehend afroamerikanischen oder spanischsprechenden innerstädtischen Jugend mit gewalttätigen Affen löste deshalb so viel Empörung aus, da Vergleiche der schwarzen Bevölkerung mit Affen bereits im 19. Jahrhundert zur Rechtfertigung der Sklaverei gedient hatte (Gould, 1981). Es sind hier jedoch nicht nur politische Empfindlichkeiten im Spiel. Zum einen war der Vergleich zwischen den angeblich "hypersexuellen" Jugendlichen und den serotoninarmen Affen auf der Ebene wissenschaftlicher Tatbestände nicht haltbar, denn die in Frage stehenden Rhesusaffen mit niedrigem Serotoninumsatz haben weniger Geschlechtsverkehr und Nachwuchs, da sie auf Grund ihrer sozialen Inkompetenz seltener Sexualpartner finden (Higley, Vortrag am NIAAA, 22.2.1996). Goodwins Aussage bezüglich der "hypersexuellen" Rhesusaffen besitzt also kein empirisches Korrelat in den von ihm zitierten Untersuchungen. Zum anderen sollte nicht übersehen werden, dass die gegenwärtig geführte Diskussion um die angeblich genetische Prädisposition sozial benachteiligter Minderheiten zu Gewalttätigkeit und Delinquenz Einfluss auf die amerikanische Sozialpolitik hat und in den öffentlichen Diskurs über die Abschaffung der Sozialstaatsgarantien eingeht (Gebhardt et al., 1996; Rothenberg und Heinz, 1997). Das mindeste, was in dieser Situation verlangt werden kann, ist erstens besondere Sorgfalt bei der Planung, Durchführung und Diskussion von Studien, die zu den neurobiologischen Korrelaten sozialen Problemverhaltens Stellung nehmen wollen - ein an sich selbstverständliches Postulat, das leider nicht immer Beachtung findet (Maddox, 1992). Zweitens sollten Schlussfolgerungen bezüglich der sozialen Relevanz der erzielten Forschungsergebnisse auch jene Studien diskutieren, die nicht die jeweils favorisierte Hypothese, z.B. von der erblichen Gewalttätigkeit des Menschen, stützen - auch dies ein an sich grundlegendes Prinzip wissenschaftlicher Diskussion, das leider trotzdem unbeachtet bleiben kann. Drittens sollte die ethische Schulung der Forschenden eine gewisse Geschichtskenntnis einschließen, so dass - wie beispielsweise am NIH praktiziert - der historisch erfolgte Missbrauch neurobiologischer Forschung dargestellt und diskutiert wird (Gould, 1981; Jones, 1993), um die Sensibilität der Forschenden für zeitgenössische Fragestellungen zu schärfen.

3.4
Untersuchungen zur serotonergen Transmission bei Alkoholabhängigen

In der von uns bereits beschriebenen Population alkoholabhängiger männlicher Patienten wurde auch die Verfügbarkeit serotonerger Transporter im Hirnstamm bestimmt (Heinz et al., 1998a). Im Hirnstamm weisen die Raphekerne die höchste Dichte serotonerger Transporter auf (Jagust et al., 1996). In Anbetracht von Untersuchungen im Tierversuch (Le Marquandt, 1994a; Mash et al., 1996) hypostasierten wir, dass sich der Funktionszustand serotonerger Transmission, der zum späteren exzessiven Alkoholkonsum disponiert, grundsätzlich von der Situation nach chronischem Alkoholkonsum unterscheidet. So hatten Mash und Mitarbeiter (1996) beobachtet, dass alkoholpräferierende Vervetaffen vor Beginn des Alkoholkonsums einen verminderten Serotoninumsatz und Dopaminumsatz (5-HIAA und HVA im Liqour) sowie eine erhöhte Verfügbarkeit dopaminerger Transporter aufwiesen, während chronischer Alkoholkonsum zu einem Anstieg des Dopamin- und Serotoninumsatzes und zu einer verminderten Verfügbarkeit der striären Dopamintransporter führte. In Analogie zur Situation im Tierversuch postulierten wir, dass chronischer Alkoholkonsum mit einer verminderten Verfügbarkeit serotonerger Transporter im Bereich des Hirnstamms assoziiert ist, die sich nach Detoxikation nur verzögert wieder zurückbildet (Yu et al., 1995).

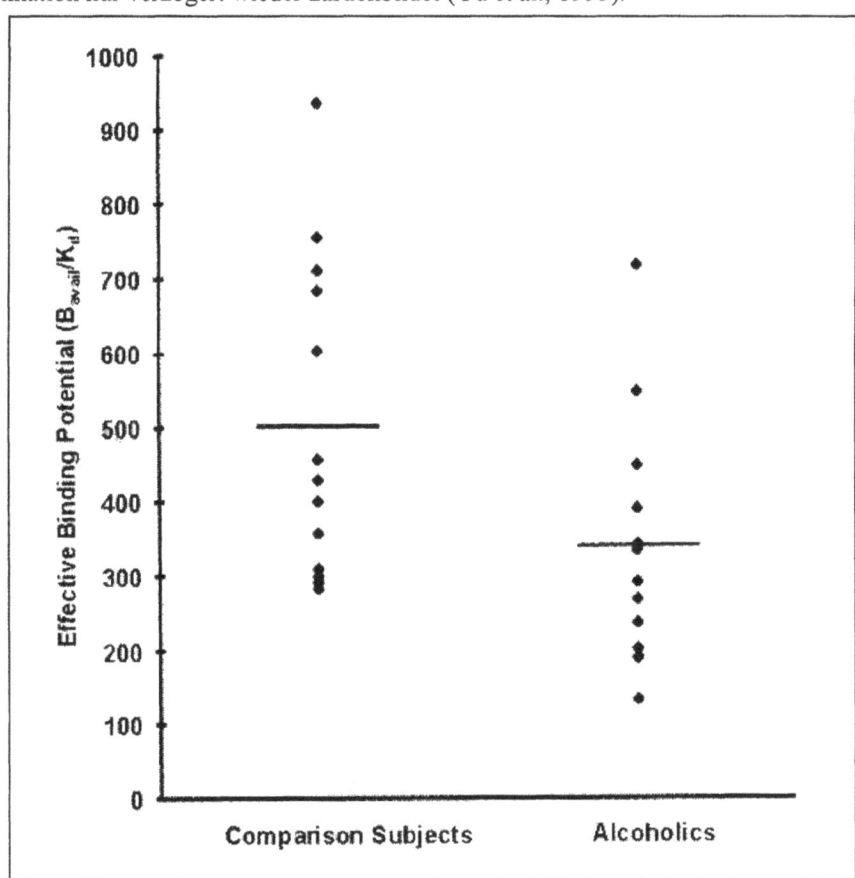

Abb. 18: Das effektive Bindungspotential der Serotonintransporter der Raphekerne bei alkoholabhängigen Männern und gleichaltrigen gesunden Kontrollpersonen.

Wir untersuchten 22 alkoholabhängige Männer und 13 gleichaltrige männliche Kontrollpersonen. Die alkoholabhängigen Patienten waren zum Untersuchungszeitpunkt drei bis fünf Wochen lang detoxiziert und zeigten in der Vorgeschichte keine Abhängigkeit von anderen Drogen als Alkohol oder Nikotin. Wir beobachteten eine signifikante Reduktion des effektiven Bindungspotentials serotonerger Transporter im Hirnstamm der alkoholabhängigen Patienten (Student's t-test, $t = 2.53$, $p = 0.02$; **Abb. 18**; Heinz et al., 1998a). Es ist unwahrscheinlich, dass die beobachtete Reduktion serotonerger Transporterbindungsstellen auf erhöhte endogene Serotoninspiegel zurückzuführen ist, da der Serotoninumsatz vier Wochen nach Detoxikation bekanntermaßen normal oder leicht reduziert ist (Ballenger et al., 1979; LeMarquandt et al., 1994a; 1994b), was die Verfügbarkeit der Serotonintransporter allenfalls erhöhen, aber nicht erniedrigen würde. Zudem korrelierte die Reduktion der Serotonintransporter signifikant mit der im bisherigen Verlauf des Lebens konsumierten Alkoholmenge (Pearsons $r = -0.37$, $p = 0.03$). Wir interpretierten diesen Befund als Hinweis darauf, dass die beobachtete Reduktion serotonerger Transporter eine Folgewirkung chronischer Alkoholintoxikation darstellt (Heinz et al., 1998a). Es ist ebenso unwahrscheinlich, dass eine alkoholinduzierte Reduktion serotonerger Transporter kurzfristig in Folge von Schwankungen des Serotoninumsatzes im akuten Entzug entsteht (LeMarquandt et al., 1996a), da die Dichte serotonerger Transporter im Tierversuch nur mit erheblicher Zeitverzögerung auf Änderungen der synaptischen Serotoninkonzentration reagiert (Yu et al., 1995; Rattray et al., 1996). So beobachteten Rattray et al. (1996), dass die Konzentration der mRNA des Serotonintransporters innerhalb weniger Stunden nach akuter Serotoninverarmung abnimmt, während die Dichte serotonerger Transporter im Bereich der Raphekerne noch zwei Wochen später konstant blieb. Die Bestimmung der Verfügbarkeit serotonerger Transporter im Bereich der Raphekerne stellt also offenbar ein stabiles Maß serotonerger Funktion dar. Die Raphekerne sind der zentrale Ursprungsort der aufsteigenden, serotonergen Bahnsysteme (Baumgarten und Grozdanovic, 1995). Eine Dysfunktion in diesem Bereich, wie von uns bei alkoholabhängigen Patienten beobachtet, kann somit die serotonerge Transmission im allen subkortikalen und kortikalen Zielarealen dieser serotonergen Bahnen beeinflussen.

Klinisch korrelierte die verminderte Verfügbarkeit serotonerger Transporter im Hirnstamm mit erhöhter Depressivität und Ängstlichkeit während des akuten Entzugs (Pearsons $r = -0.64$ bzw. -0.55, $p \leq 0.05$; Beck's Depression Scale, Spielberger's State and Trait Anxiety Inventory; Heinz et al., 1998a). Im Verlauf der ersten Woche nach Beginn des Alkoholentzugs nahmen Depressivität und Ängstlichkeit der Patienten signifikant ab (Student's t-test, $t = 2.62$ bzw. 5.48, $p < 0.05$). Dieser Befund bestätigt unsere früheren Beobachtungen zum Verlauf depressiver Symptomatik bei alkoholabhängigen Patienten nach Detoxikation (Heinz et al., 1996a). Zum Zeitpunkt der Durchführung der SPECT Untersuchung korrelierte das Ausmaß der fremdbeurteilten Depressivität weiterhin mit der Verfügbarkeit der Serotonintransporter im Bereich der Raphekerne ($r = -0.49$, $p = 0.04$; Heinz et al., 1998a). Unsere Beobachtung, dass die verminderte Verfügbarkeit serotonerger Transporter am deutlichsten zum Zeitpunkt des akuten Entzugs mit einer verminderten Stimmungslage assoziiert war, weist darauf hin, dass derzeit unbekannte

Faktoren des Entzugsgeschehens die Auswirkungen einer reduzierten Verfügbarkeit der Serotonintransporter verstärken könnten. Als solche Faktoren sind kurzfristige Änderungen des Serotonin-, Noradrenalin- und Dopaminumsatzes im akuten Entzug sowie psychische Auswirkungen der Entgiftung und stationären Betreuung zu nennen (Hawley et al., 1985; Rossetti et al., 1992; Heinz et al., 1995b; 1999b; LeMarquandt et al., 1996b). Weiterhin könnte eine entzugsbedingte Aktivierung der Cortisolsekretion und eine verminderte Plasmakonzentration des Dehydroepiandrosteron-Sulfats für die Pathogenese der depressiven Verstimmung in der frühen Abstinenz bedeutsam sein (Heinz et al., 1999b).

Die beobachtete Korrelation zwischen Depressivität und Ängstlichkeit einerseits und einer verminderten Verfügbarkeit serotonerger Transporter (5-HTT) andererseits ist besonders interessant angesichts einer Untersuchung von Lesch et al. (1996), in der erhöhte Ängstlichkeit und Depressivität bei Trägern einer Variante im Promotorbereich des Serotonintransportergens beobachtet wurde, welche *in vitro* mit einer verminderten funktionellen Kapazität dieses Transporters assoziiert ist. Tatsächlich konnten wir *in vivo* bei männlichen Kontrollpersonen die von Lesch und anderen (1996) in vitro erhobenen Befunde replizieren: Probanden, die Träger eines kurzen (*s*) Allels des 5-HTT Promotors waren, hatten im Vergleich zu homozygoten Trägern eines langen Allels (*ll*-Homozygote) *in vivo* eine 1,85-fach verminderte Verfügbarkeit der Serotonintransporter im Bereich der Raphekerne (Heinz et al., 2000c), was gut zu der von Lesch und anderen (1996) *in vitro* gemessenen, 1,9- bis 2,2-fach verminderten funktionalen Kapazität der Serotonintransporter bei diesem Genotyp passt. Auch eine autoradiographische Studie von Little et al. (1998) fand eine erniedrigte Dichte der Serotonintransporter und der entsprechenden mRNA bei Trägern eines kurzen Allels im Vergleich zu *ll*-Homozygoten. Interessanterweise war dieses Verhältnis bei alkoholabhängigen Männern nicht mehr gegeben. Während sich die Träger eines kurzen Allels (*s*) des 5-HTT Promotors in ihrer ß-CIT Bindung an die Serotonintransporter im Bereich der Raphekerne nicht von den Kontrollpersonen mit gleichem Genotyp unterschieden, zeigten alkoholabhängige *ll*-Homozygote eine deutliche Verminderung ihrer Serotonintransporter (**Abb. 19**; Heinz et al., 2000c). Eine solche Verminderung der ß-CIT Bindung könnte durch einen Verlust der Serotonintransporter oder durch eine erhöhte Kompetition des Radioliganden mit endogenem Serotonin bedingt sein. Diese letztgenannte Hypothese verweist auf die Beobachtung, dass endogen freigesetztes Serotonin den Radioliganden ß-CIT von der Bindungsstelle am Serotonintransporter verdrängt (Jones et al., 1998). Gegen diese Interpretation spricht jedoch, dass Halliday et al. (1983) in einer neuropathologischen Studie einen deutlichen Verlust serotonerger Neurone im Bereich der Raphekerne nach langjähriger Alkoholabhängigkeit beobachteten. Dieser Befund spricht dafür, dass die bei abstinenten alkoholabhängigen Patienten verminderte ß-CIT Bindung an Serotonintransporter im Bereich der Raphekerne als Zeichen des neurodegenerativen Verlusts der serotonergen Neurone gewertet werden könnte. Die Gründe, die zu einer erhöhten Vulnerabilität dieses Genotyps führen könnten, sind nicht bekannt. Sie könnten eine erhöhte Empfindlichkeit gegenüber den neurotoxischen Wirkungen des Alkoholkonsums oder gegenüber der im akuten Entzug erhöhten

3.4 Untersuchungen zur serotonergen Transmission bei Alkoholabhängigen

Cortisolsekretion beinhalten, die im Tierversuch mit einem Verlust zentraler Serotonintransporter verbunden war (Slotkin et al., 1997).

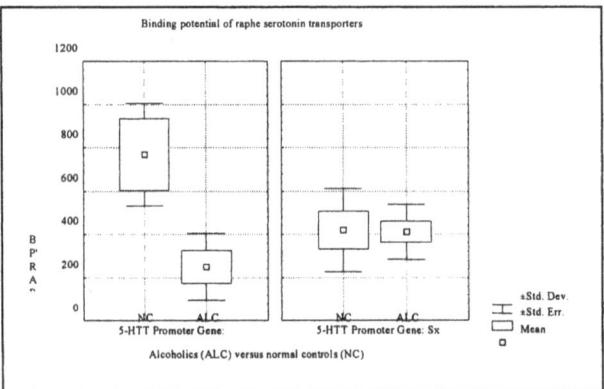

Abb. 19: Das effektive Bindungspotential des Radioliganden β-CIT an Serotonintransporter im Bereich der Raphekerne bei homozygoten Trägern des langen Allels (*LL*; links) gegenüber Trägern eines kurzen Allels (*Sx*; rechts) des Promotors für den Serotonintransporter (5-HTT) bei gesunden Kontrollpersonen (NC) und Alkoholabhängigen (ALC).

Entgegen unserer Vorannahme fanden wir keine signifikante Korrelation zwischen Impulsivität und der Verfügbarkeit serotonerger Transporter (Heinz et al., 1998a). Statt dessen war das Ausmaß der Impulsivität (Impulsive Nonconformity Scale; Chapman et al., 1984) signifikant mit einem niedrigen sozialen Status (Four Factor Index of Social Skills; Hollingshead, 1972), nicht aber mit dem Bildungsgrad oder dem Ausmaß des chronischen Alkoholkonsums, assoziiert. Dasselbe gilt für einen Subscore, der gezielt nur das Ausmaß impulsiver Aggressivität erfasste. Es ist möglich, dass impulsivere und weniger konform denkende Menschen einen niedrigeren gesellschaftlichen Status erreichen als konformere Zeitgenossen. Angesichts des Inhalts einzelner Fragen des von uns verwendeten Fragebogens (Chapman et al., 1984) drängt sich allerdings der Verdacht auf, dass diese Impulsivitätsskala zu stark durch mittel- oder oberschichtsspezifische Verhaltensregeln und Werthaltungen geprägt ist. So postuliert die Impulsive Nonconformity Scale, dass es als Zeichen von Impulsivität bzw. Nonkonformität anzusehen ist, wenn eine Person keine Geburtstagskarten versendet. Die von uns beobachtete, hochsignifikante Korrelation zwischen niedrigem sozialem Status und Impulsivität (Pearsons r = -0.61, p = 0.001) könnte also darauf hinweisen, dass sich die der Impulsivitätsskala zugrundeliegenden Werthaltungen bei Angehörigen ärmerer Bevölkerungsschichten nicht im selben Ausmaß finden. Diese Ergebnis ist ein weiterer Beleg für die Notwendigkeit, soziale Faktoren bei der Untersuchung neurobiologischer Korrelate von Impulsivität und Aggressivität zu beachten.

3.5
Zur Interaktion serotonerger und dopaminerger Transmission am Beispiel von Patienten mit Gilles-de-la-Tourette Syndrom

Die von uns beobachtete Reduktion serotonerger Transporter im Bereich der Raphekerne könnte auch auf andere Weise als nur über die Interaktion mit der Stimmungslage das Rückfallrisiko alkoholabhängiger Patienten beeinflussen. Wie bereits diskutiert kann die alkoholinduzierte Verstärkerwirkung einerseits unabhängig vom dopaminergen System über Serotonin 5-HT$_{1B}$ und 5-HT$_2$ Rezeptoren vermittelt werden (Panocka et al., 1992; Risinger et al., 1996). Andererseits stimuliert Alkohol die Dopaminfreisetzung über die Aktivierung von 5-HT$_3$ Rezeptoren (Carboni et al., 1989), die auf Grund eines verminderten Serotoninumsatzes hypersensitiv auf die Alkoholstimulation reagieren könnten. Die mögliche Interaktion serotonerger und dopaminerger Transmission kann an Hand unserer Befunde bei Patienten mit Gilles-de-la-Tourette Syndrom dargestellt werden, da bei diesen Patienten Hinweise auf eine Interaktion dopaminerger und serotonerger Transmission in der Pathogenese der Tic-Symptomatik und der Zwangssymptome vorliegen.

Verschiedene Befunde weisen darauf hin, dass bei Tourette Patienten eine verminderte tonische Dopaminfreisetzung besteht, die mit hypersensitiven Dopamin D2 Rezeptoren und einer verstärkten Reaktion auf phasische Dopaminfreisetzung assoziiert ist. So berichteten mehrere Studien über erniedrigte Spiegel des Dopaminmetaboliten HVA im Liquor von Patienten mit Tourette Syndrom, die als Hinweis auf einen verminderten Dopaminumsatz gewertet werden können (Cohen et al., 1978; Butler et al., 1979; Singer et al., 1979). Die Hypothese hypersensitiver Dopaminrezeptoren bei Tourette Patienten wird durch eine Zwillingsstudie von Wolf et al. (1996) gestützt, in der eine Korrelation zwischen der Schwere der Tic-Symptomatik und der postsynaptischen Verfügbarkeit dopaminerger D2 Rezeptoren im Kopf des Nucleus caudatus beobachtet wurde. Die Annahme einer phasisch verstärkten Dopaminfreisetzung bei Tourette Patienten wurde durch die Beobachtung von Szymanski et al. (1997) unterstützt, dass eine verstärkte Dopaminfreisetzung nach Amphetamingabe mit der Schwere der Tic-Symptomatik korrelierte. Das Ausmaß der Dopaminfreisetzung wurde dabei durch die Verdrängung des Radioliganden Raclopride von den postsynaptischen D2 Rezeptoren bestimmt. Es kann eingewendet werden, dass eine externe Amphetamingabe kein gutes Modell phasischer Dopaminfreisetzung ist, da der durch Amphetamin ausgelöste Anstieg des Dopamins die basalen Dopaminspiegel um bis zu zwanzigfache übersteigt und somit unphysiologisch hoch ist (Laruelle et al., 1997). Das Postulat einer bei Tourette Patienten verminderten tonischen Dopaminfreisetzung ist jedoch mit der Annahme vereinbar, dass diese Patienten verstärkte präsynaptische Dopaminreserven besitzen, die durch Amphetamingabe freigesetzt werden können. Die Studie von Szymanski et al. (1997) zeigt zudem, dass die Zunahme der Tic-Symptomatik unter phasischer Amphetaminstimulation tatsächlich über eine Stimulation dopaminerger D2 Rezeptoren im Striatum vermittelt wird.

3.5 Zur Interaktion serotonerger und dopaminerger Transmission am Beispiel von Patienten mit Gilles-de-la-Tourette Syndrom

Hinweise auf eine Dysfunktion im Bereich des Nucleus caudatus fanden sich auch bei Patienten mit Zwangserkrankung, die einen erhöhten Glucoseumsatz im Bereich des Orbitofrontalhirns, des Nucleus caudatus und des Thalamus aufweisen (Baxter et al., 1987; Perani et al., 1995). Die in der Pathogenese der Tic- und Zwangssymptomatik implizierten Hirnareale sind Teil eines Netzwerks fronto-subkortikaler Regelkreise, die den frontalen Kortex mit den Basalganglien und dem Thalamus verbinden und denen eine zentrale Rolle in der Planung und Ausführung komplexer motorischer Handlungen zugeschrieben wird (Alexander et al., 1986; Cummings, 1993). Eine Enthemmung des Caudatuskopfes durch phasische dopaminerge Stimulation könnte bei Tourette Patienten sowohl zur Manifestation einfacher motorischer Tics als auch zum Auftreten von Zwangsimpulsen führen, die somit als Manifestation komplexer motorische Handlungsschablonen zu verstehen wären (Heinz, 1999a). Eine zusätzliche Aktivierung des orbitofrontalen Kortex könnte zur fehlerhaften Handlungsbewertung führen, die eine ausgeführte Handlung immer wieder als fehlerhaft und korrekturbedürftig erscheinen lässt und so zur Genese der Zwangssymptome beiträgt (**Abb. 20**; Baxter et al., 1992; Heinz, 1999a).

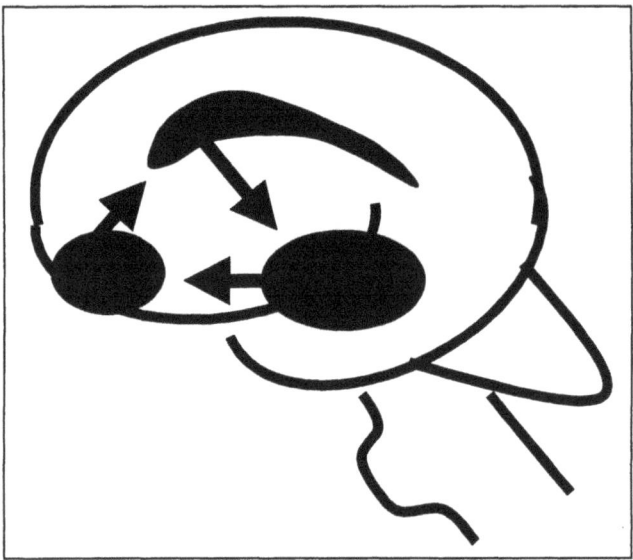

Abb. 20: Enthemmung eines Regelkreises bei Zwangshandlungen und Zwangsgedanken, der aus dem orbitofrontalen Kortex, dem Nucleus caudatus und dem Thalamus besteht.

Die Bedeutung des Nucleus caudatus in der Pathogenese der Zwangssymptomatik wird durch eine Studie von Baxter et al. (1992) belegt. Darin zeigten Patienten mit Zwangserkrankung einen signifikanten Rückgang des Glucoseumsatzes im rechten Caudatuskopf nach erfolgreicher Verhaltenstherapie oder Therapie mit SSRIs. Studien zur Pharmakotherapie bei Tourette Patienten zeichnen ein kom-

3 Exkurs: Serotonerge Dysfunktion bei Alkoholabhängigen und im Primatenmodell - Entstehung, Interaktion mit dopaminerger Transmission und psychopathologische Korrelate

plexes Bild dopaminerger und serotonerger Interaktionen in der Pathogenese der Tic- und Zwangssymptomatik: So kann die additive Blockade dopaminerger D2 Rezeptoren durch Neuroleptika bei fehlendem Ansprechen auf Gabe von SSRIs die Zwangssymptomatik reduzieren (McDougle et al., 1994a; 1994b), während umgekehrt SSRIs die Schwere der Tic-Symptomatik in Einzelfällen verstärken können (McDougle et al., 1994b; Hauser und Zesiewicz, 1995). Deshalb untersuchten wir die Interaktion serotonerger und dopaminerger Transmission und ihren Einfluss auf die Schwere der Tic- und Zwangssymptomatik bei 10 Tourette Patienten und 10 Kontrollpersonen mittels ß-CIT SPECT (Heinz et al., 1998c). Die Methodik entspricht dem in der Studie bei alkoholabhängigen Patienten beschriebenen Vorgehen (Heinz et al., 1998a).

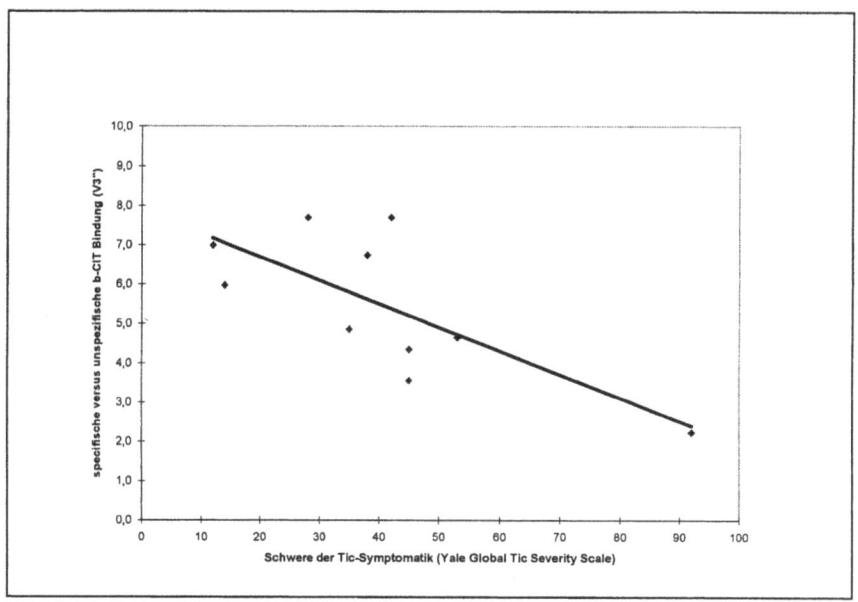

Abb. 21: Korrelation zwischen der b-CIT Bindung im Mittelhirn und der Schwere der Tic-Symptomatik

Wir fanden eine signifikante Korrelation zwischen der Schwere der Tic-Symptomatik und der Verfügbarkeit serotonerger Transporter im Hirnstamm (Spearmans R = -0.71, p = 0.02; **Abb. 21**) und im Thalamus (R = -0.75, p = 0.01; **Abb. 22**). Eine genauere Untersuchung der Ticsymptomatik zeigte, dass es gerade die vokalen und damit komplexen Tics waren, die mit der verminderten Verfügbarkeit der Serotonintransporter korrelierten. Zu diesen vokalen Tics zählt die Koprolalie, die auch als Zwangsimpuls verstanden wird. Eine Korrelation zwischen der Schwere der Zwangssymptomatik und der ß-CIT Bindung im Thalamus erreichte keine statistische Signifikanz (R = -0.57, p = 0.08). Patienten mit Tourette Syndrom zeigten keine verminderte Dichte serotonerger Transporter im

3.5 Zur Interaktion serotonerger und dopaminerger Transmission am Beispiel von Patienten mit Gilles-de-la-Tourette Syndrom

Hirnstamm oder Thalamus im Vergleich zur altersgleichen Kontrollgruppe. Dies ist ein Hinweis darauf, dass die Tic-Symptomatik bei Patienten mit Tourette Syndrom durch serotonerge Transmission moduliert, aber nicht verursacht wird. Es ist allerdings auch möglich, dass die von uns untersuchte Patientengruppe nicht groß genug war, um diagnosespezifische Gruppenunterschiede zu entdecken. Eine sogenannte Poweranalyse zeigte, dass eine in unserer Studie nicht signifikante Verminderung serotonerger Transporter im Hirnstamm der Tourette Patienten dann mit neunzigprozentiger Wahrscheinlichkeit (bei einer Irrtumswahrscheinlichkeit von 5%) als signifikanter Gruppenunterschied entdeckt werden könnte, wenn 28 Individuen pro Gruppe untersucht würden (Heinz et al., 1998c).

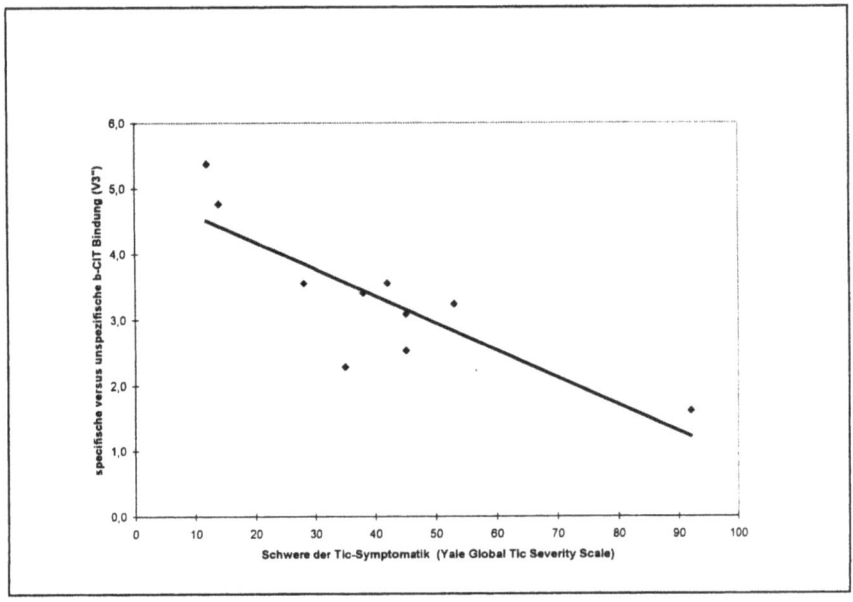

Abb. 22: Korrelation zwischen der b-CIT Bindung im Thalamus und der Schwere der Tic-Symptomatik

Wie im Tiermodell gezeigt kann eine verminderte Verfügbarkeit serotonerger Transporter bei fehlenden Hinweisen auf eine präsynaptische Degeneration als Hinweis auf erhöhte Serotoninspiegel in der Synapse gewertet werden (Jones et al., 1998). Eine erhöhte serotonerge Transmission im Hirnstamm könnte die Dopaminausschüttung im Striatum hemmen, indem serotonerge Projektionen aktiviert werden, die von den dorsalen Raphekernen in die Substantia nigra ziehen (Wirtshafter et al., 1987; Corvaja et al., 1993). Die Hemmung der striären dopaminergen Transmission erfolgt über eine Aktivierung inhibitorischer 5-HT$_2$ Rezeptoren in der Substantia nigra (Dewey et al., 1995; Brodie und Bunney, 1996). Sie betrifft vornehmlich die "tonische" Dopaminfreisetzung langsam feuernder

Neurone, während die "phasische" Dopaminfreisetzung offenbar nicht beeinträchtigt wird (Kelland et al., 1993; Trent und Tepper, 1993).

Im Thalamus bindet ß-CIT sowohl an serotonerge wie noradrenerge Transporter (Farde et al., 1994). Da die Korrelation zwischen der Schwere der Tic-Symptomatik und der ß-CIT Bindung im Thalamus fast identisch mit der Korrelation mit der ß-CIT Bindung im Hirnstamm war, liegt es nahe, anzunehmen, dass beide Korrelationen durch einen einheitlichen neurobiologischen Mechanismus bedingt sind (Heinz et al., 1998c). Wenn die verminderte ß-CIT Bindung im Thalamus als Ausdruck einer verstärkten serotonergen Transmission gewertet werden kann, so würde diese vornehmlich $5-HT_7$ Rezeptoren aktivieren (Gustafson et al., 1996). Eine verstärkte serotonerge Transmission im Thalamus induziert sogenannte langsame Entladungsgruppen ("slow rhythmic burst discharges"; McCormick, 1992) und könnte über eine Enthemmung sensorimotorischer kortikaler Neurone zur Manifestation der Tic-Phänomene beitragen (Storozuk et al., 1995). Andererseits kann auch eine noradrenerge Stimulation thalamischer Neurone modulierend in die kortikale Signalübertragung eingreifen. Unter noradrenerger Stimulation gehen thalamische Neurone von Gruppenentladungen zur Entladung in einzelnen Aktionspotentialen über, was die Signalübertragung zum Kortex verbessert (McCormick, 1992). Es ist derzeit unbekannt, ob einer der genannten Mechanismen mit der Entstehung der Tic-Symptomatik in Verbindung steht, der modulierende Einfluss noradrenerger und serotonerger Stimulation des Thalamus auf die Entladungsrate kortikaler, sensorimotorischer Neurone ist jedoch experimentell belegt (Storozuk et al., 1995).

Zusammenfassend könnte eine verstärkte serotonerge Transmission im Hirnstamm der Tourette Patienten über eine Aktivierung serotonerger $5-HT_2$ Rezeptoren die tonische striäre Dopaminfreisetzung hemmen (Kelland et al., 1993; Trent und Tepper, 1993; Dewey et al., 1995; Brodie und Bunney, 1996). Dies könnte eine gegenregulatorischen Zunahme der Dopamin D2 Rezeptoren im Nucleus caudatus induzieren, die nach Wolf und Mitarbeitern (1996) mit der Schwere der Tic-Symptomatik korreliert. Diese D2 Rezeptoren würden verstärkt auf phasische Dopaminfreisetzung reagieren und könnten fronto-striato-thalamische Regelkreise durch Inhibition des Nucleus subthalamicus aktivieren (Gerfen, 1992; Cummings, 1993). Die kurzfristige Aktivierung dieser fronto-striato-thalamischen Regelkreise könnte dann zum Auftreten von Tics und komplexen motorischen Handlungen führen (Heinz et al., 1997f).

3.6
Zusammenfassende Diskussion der Untersuchungen serotonerger Transmission

Unsere Untersuchung bei Patienten mit Tourette Syndrom zeigt, dass ein offenbar dopaminerg vermitteltes Phänomen wie das Auftreten motorischer Tics durch serotonerge Transmission moduliert werden kann (Heinz et al., 1998c). Wahrscheinlich inhibiert serotonerge Transmission im Mittelhirn die tonische Dopaminfreisetzung durch Stimulation serotonerger $5-HT_2$ Rezeptoren in der Substantia nigra (Trent und Tepper, 1993; Dewey et al., 1995), während eine Aktivierung serotonerger 5-HT$_3$ Rezeptoren die striäre Dopaminfreisetzung stimuliert (Carboni et al., 1989; Wallis et al., 1993). Ein verminderter Serotoninumsatz war im Tiermodell mit Verhaltensweisen assoziiert, die als prädisponierende Faktoren der Alkoholabhängigkeit gelten (Heinz et al., 1998b). Es ist möglich, dass ein verminderter Serotoninumsatz zur Hypersensitivität serotonerger 5-HT$_3$ Rezeptoren führt, die nach Alkoholkonsum eine verstärkte Dopaminfreisetzung im ventralen Striatum bewirken und so die belohnenden Effekte des Suchtmittelkonsums verstärken.

Es gibt allerdings auch Hinweise darauf, dass serotonerge Transmission selbst die belohnenden Aspekte des Suchtmittelkonsums vermittelt, da die Blockade serotonerger 5-HT$_2$ Rezeptoren die verstärkende Wirkung des Alkoholkonsums aufhob, während eine D2 Rezeptorblockade keinen derartigen Effekt zeigte (Panocka und Massi, 1992). Serotonerge Stimulation der 5-HT$_2$ Rezeptoren induziert bei einzelnen Alkoholabhängigen ein starkes Verlangen nach der Suchtsubstanz (Benkelfat et al., 1991), was als Hinweis auf eine Aktivierung von Neurotransmittersystemen gewertet werden kann, die an der Vermittlung der verstärkenden Wirkung des Suchtstoffes beteiligt sind (Robinson und Berridge, 1993). Die Hypothese einer subjektiv belohnenden Wirkung von Substanzen, die die serotonerge Transmission stimulieren, wird durch die Beobachtung unterstützt, dass Psychostimulantien wie die Amphetaminabkömmlinge neben der Dopamin- auch zur verhaltensrelevanten Serotoninausschüttung führen (Callaway et al., 1991) und dass auch Opioideffekte zumindest teilweise durch die Stimulation der serotonergen Transmission vermittelt werden (Tao und Auerbach, 1995).

Chronischer Alkoholkonsum ist wahrscheinlich mit einer Stimulation serotonerger Transmission assoziiert (LeMarquandt et al., 1994a; 1994b), die an der Vermittlung der belohnenden Wirkungen des Alkoholkonsums auf neurobiologischer Ebene beteiligt sein könnte. Wir beobachteten eine erhöhten Ängstlichkeit und Depressivität bei Dysfunktion serotonerger Wiederaufnahmemechanismen im Bereich der Raphekerne alkoholabhängiger Patienten, ein Befund, der die Hypothese unterstützt, dass der serotonergen Transmission eine wesentliche Rolle in der Pathogenese depressiver Verstimmungen zukommt (Heinz et al., 1998a). Allerdings zeigen unsere Befunde zur Interaktion zwischen Neurotransmitterspiegeln und der Verfügbarkeit monoaminerger Transporter, dass eine verminderte ß-CIT Bindung an serotonerge Transporter nicht automatisch als Hinweis auf eine verminderte serotonerge Transmission gewertet werden kann (Jones et al., 1998). Ein solcher Schluss ist nur bei Parkinson Patienten zulässig, bei denen der Verlust präsynaptischer Dopamintransporter durch die bekannte Degeneration dopaminerger Neurone erklärt werden kann (Rinne et al., 1995). Möglicherweise findet sich auch bei Patienten mit chronischer Alkoholintoxikation ein Verlust serotonerger Transporter im Bereich der Raphekerne (Halliday et al., 1983). Bevor jedoch weitere Untersuchungen vorliegen, kann die von uns beobachtete, verminderte ß-CIT Bindung in diesem Hirnareal nur generell als Ausdruck einer verminderten Verfügbarkeit serotonerger Transporter bezeichnet werden, die auch durch eine Erhöhung der synaptischen Neurotransmitterkonzentration bedingt sein könnte (Heinz et al., 1998a).

3 Exkurs: Serotonerge Dysfunktion bei Alkoholabhängigen und im Primatenmodell - Entstehung, Interaktion mit dopaminerger Transmission und psychopathologische Korrelate

Wir fanden weder bei alkoholabhängigen Patienten und noch bei Patienten mit Tourette Syndrom einen Zusammenhang zwischen der Schwere der Anhedonie und der Verfügbarkeit dopaminerger Transporter im Striatum. Unsere erste Ausgangshypothese konnte damit nicht bestätigt werden. Demgegenüber war bei alkoholabhängigen Patienten das Ausmaß der Depressivität und Ängstlichkeit mit der verminderten ß-CIT Bindung im Hirnstamm korreliert (Heinz et al., 1998a). Dieser Befund konnte nicht durch Partialkorrelationen mit der Dauer der Alkoholabhängigkeit oder der Menge des bisher konsumierten Alkohols erklärt werden, so dass eine Störung serotonerger Transmission möglicherweise unabhängig von der Schwere der Alkoholabhängigkeit mit einer reduzierten Stimmungslage assoziiert ist. Es ist wahrscheinlich, dass eine Dysfunktion serotonerger Transmission bei alkoholabhängigen wie bei Patienten mit Tourette Syndrom mit der Dopaminfreisetzung im Striatum interagiert (Heinz et al. 1998c). Es ist weiterhin möglich, dass diese Interaktion die dopaminerge Transmission im ventralen Striatum derart stören könnte, dass es zu einer Dysfunktion des Verstärkungssystems kommt, die sich klinisch als Anhedonie manifestiert. Unsere Untersuchungen bei alkoholabhängigen Patienten bestätigen diese Hypothese allerdings nicht. Sowohl die serotonerge Dysfunktion wie das Ausmaß der Anhedonie waren mit der Menge des chronischen Alkoholkonsums korreliert, was die Interpretation nahe legt, dass beide Folge der langdauernden Alkoholintoxikation sind. Ein direkter Zusammenhang zwischen serotonerger Dysfunktion und Anhedonie konnte somit nicht nachgewiesen werden.

4 Dopaminerge Transmission und Anhedonie bei schizophrenen Patienten mit und ohne neuroleptische Behandlung

4.1 Subkortikale dopaminerge Transmission und Anhedonie bei schizophrenen Patienten mit und ohne neuroleptische Behandlung

Alkoholabhängige Patienten könnten einfach deshalb keine Korrelation zwischen Anhedonie und den gemessenen Indikatoren der dopaminergen Funktion aufweisen, weil sie unter einem sensitivierten und eben nicht hypofunktionellen dopaminergen System leiden. Wenn die Hypothese von Wise (1982) und damit unsere erste Ausgangshypothese zutrifft, dass eine Unterfunktion des dopaminergen Verstärkungssystems mit Anhedonie verbunden ist, müsste sich dies bei schizophrenen Patienten nachweisen lassen, die krankheitsbedingt oder auf Grund der Neuroleptika-Nebenwirkungen unter einer verminderten dopaminergen Transmission leiden (Heinz et al., 1994). Tatsächlich beobachteten Helmchen und Hippius (1967) eine sogenannte "pharmakogene Depression" bei etwa einem Drittel der schizophrenen Patienten, die mit Neuroleptika behandelt wurden. Es ist also möglich, dass eine exzessive Blockade der D2 Rezeptoren im ventralen Striatum zur Anhedonie oder depressiven Verstimmung führt (Heinz et al., 1994). Wenn zudem unsere zweite Ausgangshypothese zutrifft, dass das dorsale und ventrale Striatum funktionell eng miteinander verknüpft sind, müsste die Anhedonie mit dem Ausmaß psychomotorischer Verlangsamung unter Neuroleptikamedikation assoziiert sein (Heinz et al., 1994).

Eine derartige Annahme steht allerdings im Gegensatz zur "klassischen" Auffassung der Anhedonie bei Schizophrenen, die dieses Symptom als Teil der sogenannten "Negativsymptomatik" interpretiert (Andreason, 1982) und auf eine Dysfunktion frontokortikaler Zentren zurückführt (Weinberger, 1987). Diese "klassische" Auffassung neuropsychiatrischer Symptome geht auf Jackson (1927) zurück, der 1884 ein evolutionäres Modell zerebraler Entwicklung und Organisation entwarf. Jackson (1927) ging von einer strikt hierarchischen Ordnung des Gehirns aus, in der die jeweils höheren Zentren von den evolutionär älteren und niedrigeren Zentren informiert werden, während die primitiveren Zentren durch das nächsthöhere Zentrum in ihrer Aktivität gehemmt werden. Jackson imaginierte das Gehirn als eine Art Kasernenhof, in der von unten nach oben Meldung erstattet wird und von oben nach unten befohlen wird (Heinz, 1987). Pathogene Prozesse betreffen nun laut Jackson (1927) immer zuerst das jeweils höchste Zentrum, was zum Ausfall seiner Funktion führt und sich als Defekt bzw. "Negativsymptomatik" manifestiert. Da der Ausfall eines höheren Zentrums auch dessen inhibitorische Funktion auf das nächstniedrigere Zentrum aufhebt, findet sich bei jedem pathogenen Prozess auch eine "Positivsymptomatik", die der Enthemmung des primitiveren Zentrums entspricht. Ein typisches Beispiel einer solchen Positivsymptomatik ist laut Jackson (1927) das halluzinatorische "Stimmenhören". Psychiatrische oder neurologische Positivsymptomatik stellt also jeweils einen störenden Einbruch phylogenetisch alter, mittlerweile obsoleter Verhaltensmuster oder -schablonen in das neuzeitliche Geschehen dar. Wörtlich sprach Jackson (1927) davon, dass zerebrale Krankheitsprozesse dem Verlust der Regierung eines Landes vergleichbar seien - der Verlust der "fähigsten Männer" entspreche der Negativsymptomatik, während die "Anarchie des Volkes" mit der Positivsymptomatik vergleichbar sei.

Die hier zutage tretende Assoziation phylogenetisch älterer Hirnstrukturen mit "primitiven" Verhaltensweisen und sozial benachteiligten Klassen ist an anderer Stelle kritisiert worden (Heinz, 1987). Die sich abzeichnende Gleichsetzung außereuropäischer Völker mit den phylogenetischen "Vorläufern" westlicher Zivilisation hat sich in der Anthropologie als Irrweg erwiesen (Evans-Pritchard, 1965; Lévi-Strauss, 1973), der in der Psychiatrie nichtsdestotrotz zu unpassenden Vergleichen zwischen kolonialisierten Völkern und vermeintlich "primitivierten" Schizophrenen geführt hat (Heinz 1987; 1997). Hier sei nur angemerkt, dass Jacksons Modell keinen Raum lässt für eine Kontrolle "höherer" durch "niedrigere" Zentren und dass somit die Idee interdependenter Regelkreise mit Jacksons Theorie nicht vereinbar ist (Heinz, 1987). Denn Jackson würde jede Möglichkeit einbüßen, "positive" Symptome zweifelsfrei als Ausdruck phylogenetisch älterer Hirnzentren werten zu können, wenn sie ebenso gut in Folge einer Enthemmung der höchsten kortikalen Zentren auftreten könnten. Die so vorgegebene Auffassung widerspricht aber zum einen den derzeit weitgehend akzeptierten Modellvorstellungen motorischer Regelkreise, in denen "niedere" Zentren wie die Substantia nigra einen über D2 Rezeptoren vermittelten, *hemmenden* Einfluss auf das "höhere" Striatum ausüben können und in denen den "höchsten" kortikalen Zentren eine *stimulierende* Wirkung auf das Striatum zugeschrieben wird (Gerfen, 1992). Zum anderen erlaubt es Jacksons Modell nicht, die schizophrene Negativsymptomatik einer Dysfunktion des phylogenetisch alten Verstärkungssystems zuzuschreiben und die Positivsymptomatik als Ausdruck einer Enthemmung höchster kortikaler Zentren und Funktionen zu interpretieren. Während Jacksons Modell häufig nicht explizit erwähnt wird, beeinflusst es doch bis heute die Modellbildung in der Schizophrenietheorie, so dass auch Weinberger (1987) die Negativsymptomatik einem frontalen Dopaminmangel zuschreibt, der zur subkortikalen Enthemmung dopaminerger Transmission und folglich zur Positivsymptomatik führen soll.

Damit stehen sich zwei Auffassungen gegenüber: Die eine würde in der Tradition von Jackson (1927) postulieren, dass sich schizophrene Negativsymptomatik vor allem in Zusammenhang mit kognitiven Störungen und Störungen des Arbeitsgedächtnisses findet, die die Funktion des dorsolateralen frontalen Kortex involvieren (Weinberger und Lipska, 1995). Eine alternative Hypothese würde zumindest einzelne Symptome schizophrener Negativsymptomatik, wie zum Beispiel Anhedonie oder motivationale Störungen, mit einer Minderfunktion des subkortikalen dopaminergen Verstärkungssystems in Verbindung bringen (Wise, 1982; Robinson und Berridge, 1993). Zur Prüfung dieser Hypothesen untersuchten wir schizophrene Patienten im medikationsfreien Zustand und während der Einnahme sogenannter "typischer" und "atypischer" Neuroleptika.

Sogenannte "typische" Neuroleptika wirken in der Regel antipsychotisch, wenn eine Blockade von mehr als 70% der striären Dopamin D2 Rezeptoren erreicht

4 Dopaminerge Transmission und Anhedonie bei schizophrenen Patienten mit und ohne neuroleptische Behandlung

wird (Kapur et al., 1996; Heinz et al., 1996e). Das fehlende Ansprechen auf "typische" Neuroleptika kann nicht durch eine unzureichende D2 Rezeptorblockade erklärt werden, da bei Patienten, die auf die neuroleptische Therapie ansprechen, ein vergleichbares Ausmaß der D2 Rezeptorblockade gefunden wurde wie bei Patienten, die nicht auf Neuroleptika ansprechen (Coppens et al., 1992; Geany et al., 1992; Pilowsky et al., 1993). Als problematisch erweist sich, dass ab einer D2 Rezeptorblockade von mehr als 70% ebenfalls mit dem Auftreten extrapyramidalmotorischer Nebenwirkungen gerechnet werden muss (Farde et al., 1992; Scherer et al., 1994). Demgegenüber sollen bei sogenannten atypischen Neuroleptika signifikant weniger extrapyramidale Nebenwirkungen auftreten, was auf Unterschiede im Ausmaß der D2 Rezeptorblockade, auf den Schwerpunkt der Neuroleptikawirkung im dorsalen oder ventralen Striatum oder auf die Interaktion mit anderen Neurotransmittersystemen bzw. Rezeptorsubtypen zurückgeführt wurde (Heinz et al., 1996e).

Als klassischer Vertreter der sogenannten "atypischen" Neuroleptika gilt Clozapin, das sich in verschiedener Hinsicht von klassischen Neuroleptika unterscheidet. So verursacht Clozapin erstens bei normaler klinischer Dosierung ein geringeres Ausmaß striärer D2 Rezeptorblockade als "typische" Neuroleptika (Brücke et al., 1992; Farde et al., 1992). Das Ausmaß der unter Clozapin erzielten D2 Rezeptorblockade liegt meist bei ungefähr 60% und damit unterhalb der Schwelle, ab der gehäuft extrapyramidalmotorische Nebenwirkungen beobachtet wurden (Heinz et al., 1996e). Zweitens verursacht die *akute* Neuroleptikagabe in der Regel einen kompensatorischen Anstieg der Entladungsrate dopaminerger Neurone und damit der präsynaptischen Dopaminfreisetzung im dorsalen und ventralen Striatum, während Clozapin diese Wirkung nur im dorsalen Striatum ausübt (Gardner et al., 1994). Bei *chronischer* Neuroleptikagabe verursachen "typische" Neuroleptika einen Depolarisationsblock im ventralen und dorsalen Striatum, der sich als verminderte Dopaminfreisetzung manifestiert und mittels Mikrodialyse nachgewiesen werden kann. Clozapin bewirkt dagegen nur im ventralen Striatum das Auftreten eines solchen Depolarisationsblocks, während die Dopaminfreisetzung im dorsalen Striatum unverändert ist (Gardner et al., 1994) und im präfrontalen Kortex sogar ansteigt (Moghaddam, 1994; in dieser Untersuchung fand sich allerdings bei Clozapingabe keine selektiv verminderte Dopaminfreisetzung im ventralen Striatum). Eine selektive Blockade der dopaminergen Transmission im ventralen Striatum wird mit der verminderten Ausbildung extrapyramidalmotorischer Nebenwirkungen unter Clozapin in Verbindung gebracht, da davon ausgegangen wird, dass das dorsale Striatum mit der motorischen und das ventrale Striatum mit der motivationalen Aspekten dopaminerger Funktion assoziiert ist (Heinz et al., 1996e).

Die selektive Ausbildung eines Depolarisationsblocks im ventralen Striatum bei chronischer Clozapingabe wurde von Brodie und Bunney (1996) auf die Blockade serotonerger 5-HT$_2$ Rezeptoren im Bereich des ventralen Tegmentums (*VTA*, A10) zurückgeführt. Die Blockade der 5-HT$_2$ Rezeptoren im Bereich der Area 10 interferiert wahrscheinlich mit der Dopaminausschüttung im ventralen Striatum durch Reduktion autoinhibitorischer Mechanismen: Normalerweise hemmt die Dopaminausschüttung im Bereich der Area 10 die Entladungsrate der dort entspringenden dopaminergen Projektionsbahnen durch Stimulation inhibitorischer Autorezeptoren. Diese Wirkung des Dopamins auf dopaminerge Autorezeptoren im Bereich der Area 10 wird durch serotonerge Stimulation der 5-HT$_2$ Rezeptoren verstärkt (Brodie und Bunney, 1996). Wenn Neuroleptika gegeben werden, kommt es gewöhnlich zum kompensatorischen Auftreten einer erhöhten Entladungsrate dopaminerger Neurone und nachfolgend zur Ausbildung eines Depolarisationsblocks, dem eine entscheidende Bedeutung für die Neuroleptikawirkung zugeschrieben wird (Gardner et al., 1994). Brodie und Bunney (1996) postulieren nun, dass die Ausbildung eines solchen Depolarisationsblocks durch dopaminerge Stimulation der Autorezeptoren aufgehoben werden könnte. Die Stimulation der inhibitorischen Autorezeptoren würde also der neuroleptikabedingt erhöhten Entladungsrate dopaminerger Neurone und der kompensatorischen Ausbildung eines Depolarisationsblocks entgegenwirken. Da serotonerge Stimulation der 5-HT$_2$ Rezeptoren die autoinhibitorische Wirkung des Dopamins im Bereich der VTA verstärkt, könnte dies die Ausbildung eines therapeutisch gewünschten Depolarisationsblocks verhindern. Umgekehrt könnte die Blockade serotonerger 5-HT$_2$ Rezeptoren durch atypische Neuroleptika die autoinhibitorische Wirkung des Dopamins auf die Entladungsrate dopaminerger Neurone reduzieren und die Ausbildung eines selektiven Depolarisationsblocks im ventralen Striatum erleichtern (Brodie und Bunney, 1996).

Der Frage, ob das verminderte Auftreten extrapyramidalmotorischer Nebenwirkungen mit der 5-HT$_2$ antagonistischen Wirkung atypischer Neuroleptika erklärt werden kann, gingen wir im Rahmen einer Untersuchung der Nebenwirkungen von Risperidon weiter nach (Knable et al., 1997a). Risperidon verursacht wie Clozapin eine 5-HT$_2$ Rezeptorblockade, bewirkt aber in der Regel eine höhere D2 Rezeptorblockade im Striatum als dies unter Clozapinmedikation der Fall ist (Farde et al., 1992; Pilowsky et al., 1992). Wir beobachteten, dass sich das "atypische" Neuroleptikum Risperidon und das "typische" Neuroleptikum Haloperidol bei Gabe klinisch wirksamer Dosen (2 bis 8 mg/Tag) weder im Ausmaß der erzielten D2 Rezeptorblockade (in der Regel 80%-90%) noch in der Frequenz des Auftretens extrapyramidalmotorischer Nebenwirkungen unterschieden (Knable et al., 1997a). Dieser Befund weist darauf hin, dass die Blockade serotonerger 5-HT$_2$ Rezeptoren zumindest dann keinen Schutz vor dem Auftreten extrapyramidalmotorischer Nebenwirkungen bietet, wenn mehr als 70% der Dopamin D2 Rezeptoren durch dieses Neuroleptikum blockiert werden (Knable et al., 1997a).

Schließlich wurde die "atypische" Wirkung des Clozapins auch auf seine hohe Affinität zu Dopamin D4 Rezeptoren zurückgeführt (van Tol et al., 1991). Eine selektive Blockade kortikaler D4 Rezeptoren (Sibley und Monsma, 1992) könnte das therapeutische Ansprechen der Patienten auch bei niedriger D2 Blockade im Striatum erklären. Allerdings sind antipsychotisch wirksame Dosen des Clozapins deutlich höher als jene, die notwendig wären, um eine ausreichend hohe Anzahl dopaminerger D4 Rezeptoren zu blockieren (Müller, 1992). Diese Beobachtung weist darauf hin, dass Clozapin auch auf andere Neurotransmittersysteme einwirken muss, um eine antipsychotische Wirkung ausüben zu können. Hier wird beispielsweise eine Blockade kortikaler 5-HT$_{2A}$ Rezeptoren diskutiert, die eine vermutete glutamaterge Funktionsstörung schizophrener Patienten ausgleichen könnte (Carlsson et al., 1999a). Zusammengenommen zeigen diese Untersuchungen, dass Clozapin auf eine Vielzahl unterschiedlicher Neurotransmittersysteme einwirkt. Wahrscheinlich trägt die relativ niedrige D2 Rezeptorblockade im Striatum entscheidend dazu bei, dass unter Clozapinmedikation weniger extrapyramidalmotorische Nebenwirkungen auftreten (Heinz et al., 1996e). Es ist ebenfalls möglich, dass die gute Wirksamkeit des Clozapins in Bezug auf die Negativsymptomatik zumindest teilweise der Tatsache zu verdanken ist, dass Clozapin in geringerem Maße als "typische" Neuroleptika eine striäre D2 Blockade bewirkt und somit weniger "pharmakogene" Negativsymptome induziert (Heinz et al., 1994). Diese Hypothese postuliert also, dass bestimmte "negative" Symptome wie die Anhedonie durch die Blockade striärer Dopaminrezeptoren entstehen und einer Dysfunktion des dopaminergen Verstärkungssystems zuzuschreiben sind. Wenn diese Hypothese zutrifft, sollte sich unter "typischer" Neuroleptikamedikation im Vergleich zu medikationsfreien Intervallen eine höhere Frequenz "pharmakogener" Negativsymptome finden. Zudem sollten medikationsfreie Patienten mit *morbogen* verminderter, striärer Dopaminfreisetzung ebenfalls unter dem verstärkten Auftreten "negativer" Symptome wie Anhedonie oder Motivationsverlust leiden (Heinz et al., 1994).

4.2
Eigene Untersuchungen zur Negativsymptomatik und psychomotorischen Verlangsamung bei schizophrenen Patienten

Ausgehend von der Hypothese einer engen funktionellen Verflechtung zwischen dem ventralen und dorsalen Striatum hatten wir in unseren Ausgangshypothesen postuliert, dass sich eine neuroleptikabedingte Blockade dopaminerger D2 Rezeptoren psychomotorisch als Verlangsamung und psychopathologisch als Anhedonie manifestiert (Heinz et al., 1994). Deshalb untersuchten wir acht schizophrene Patienten im medikationsfreien Intervall und eine gleichaltrige Gruppe von acht schizophrenen Patienten, die mit Risperidon Neuroleptika behandelt wurden, in Bezug auf ihre Dopamin D2 Blockade, ihre Negativsymptomatik und ihre psychomotorische Reaktionszeit (Heinz et al., 1997g). Da Risperidon neben Dopamin D2 Rezeptoren auch 5-HT$_2$ Rezeptoren blockiert (Janssen et al., 1988), ist es denkbar, dass dieser Effekt die Wirkung der D2 Rezeptorblockade auf Psychomotorik und Negativsymptomatik reduziert (Brodie und Bunney, 1996); unsere Voruntersuchungen zum Ausmaß der D2 Rezeptorblockade und den extrapyramidalmotorischen Nebenwirkungen unter Risperidon-Medikation sprechen jedoch nicht für diese Annahme (Knable et al., 1997a). Um zwischen der "Entscheidungszeit" und der eigentlichen "motorischen Bewegungszeit" unterscheiden zu können, bestimmten wir bei der Reaktionszeitmessung den Zeitpunkt, zu dem die Versuchsperson auf einen visuellen Reiz mit einer zielgerichteten Bewegung durch Heben eines Fingers begann ("Entscheidungszeit") und die Zeitspanne, nach der ein entfernt gelegener Zielpunkt erreicht wurde ("motorische Bewegungszeit"). Wir postulierten, dass sich die dopaminerge Minderfunktion - wie bei Patienten mit Parkinson-Syndrom - vor allem in einer verlängerten motorischen "Bewegungszeit" manifestieren würde (Heinz et al., 1994). Die Negativsymptomatik wurde mit Hilfe der "Scale for the Assessment of Negative Symptoms" (*SANS*; Andreason, 1982) bestimmt, während die Verfügbarkeit striärer Dopamin D2 Rezeptoren mittels IBZM SPECT gemessen wurde. Als Messvariable wurde der Quotient des Verteilungsvolumens der spezifischen zur unspezifischen Bindung (V_3''; Laruelle et al., 1994) bestimmt.

Die Untersuchung von Patienten im sogenannten "medikationsfreien Intervall" war auf Grund des besonderen Behandlungsplans schizophrener Patienten am NIMH möglich. Die bei Aufnahme meist chronisch unter Negativsymptomatik leidenden Patienten wurden in der Regel langjährig mit "typischen" Neuroleptika behandelt, ohne dass eine individuelle Aussage zum Therapieerfolg vorlag. Eine Ursache dieser Situation war sicher die unzureichende Ausstattung des öffentlichen Gesundheitssystems in den USA, die eine individuelle Betreuung schizophrener Patienten aus ärmeren Bevölkerungsschichten nicht immer gewährleistet. Zur Überprüfung der Notwendigkeit der Neuroleptikagabe wird am NIMH die bisher gegebene Medikation den ersten Wochen nach Aufnahme schrittweise abgesetzt. In diesem sogenannten "medikationsfreien Intervall" erfolgte die Untersuchung der schizophrenen Patienten in den im folgenden beschriebenen Studien.

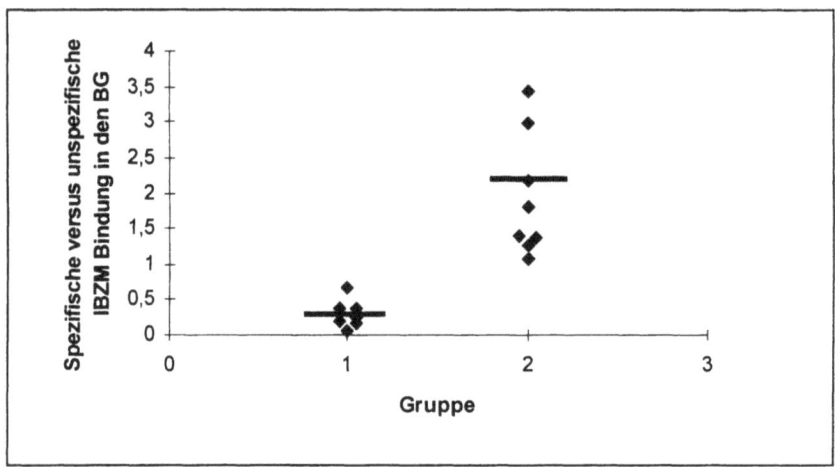

Abb. 23: IBZM Bindung (V3") in den Basalganglien bei Patienten mit (Gruppe 1) und ohne neuroleptische Behandlung (Gruppe 2)

Bei Patienten mit neuroleptischer Medikation war, wie zu erwarten, die Verfügbarkeit dopaminerger D2 Rezeptoren im Striatum stark reduziert (Student's t-test, $p < 0.005$; Heinz et al., 1998d; **Abb. 23**). Sowohl die "Entscheidungszeit" wie die gesamte psychomotorische Reaktionszeit (die Summe der "Entscheidungszeit" und "motorischen Bewegungszeit") waren bei Patienten mit neuroleptischer Medikation erhöht. Zudem litten diese Patienten unter einer verstärkten affektiven Verflachung, Apathie und Motivationslosigkeit ("avolition/apathy"-Subscore der

SANS) und unter extrapyramidalmotorischen Nebenwirkungen im Sinne eines Parkinsonoids (Student's t-test, alle p < 0.05; **Abb. 24**). Der Schweregrad der Ausprägung dieser psychomotorischen und psychopathologischen Symptome war signifikant mit dem Ausmaß der striären D2 Rezeptorblockade korreliert (Heinz et al., 1998d). Positive Korrelationen fanden sich weiterhin zwischen der affektiven Verflachung und der Schwere des Parkinsonoids einerseits und der psychomotrischen Verlangsamung und dem Ausmaß der Apathie/Motivationslosigkeit andererseits (Pearson's r = 0.53 bis 0.69, p < 0.05; **Abb. 25**). Entgegen unserer Hypothese fand sich kein signifikanter Unterschied im Ausmaß der Anhedonie oder der Positivsymptomatik zwischen medizierten und unmedizierten Patienten (Heinz et al., 1998d).

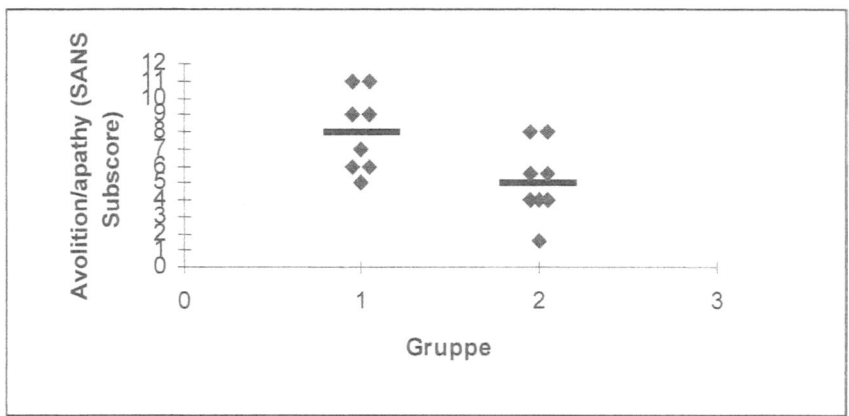

Abb. 24: Motivationsstörung/Apathie (SANS) bei Schizophrenen unter neuroleptischer Behandlung (Gruppe 1) und bei unmedizierten schizophrenen Patienten (Gruppe 2)

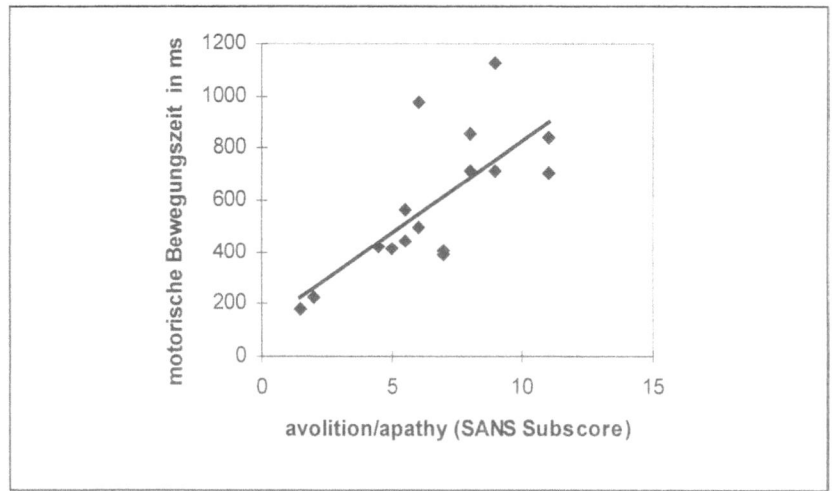

Abb. 25: Psychomotorische Verlangsamung (dominante Hand) versus Motivationsstoerung (SANS)

Wir beobachteten demnach eine Korrelationen zwischen dem Ausmaß der affektiven Verflachung, der Schwere des Parkinsonoids und der D2 Rezeptorblockade. Wie in unserer Voruntersuchung (Knable et al., 1997a) verhielt sich Risperidon hier wie andere "typische" Neuroleptika, bei denen das Ausmaß der D2 Rezeptorblockade mit der Schwere der extrapyramidalmotorischen Nebenwirkungen assoziiert ist (Farde et al., 1992). Die positive Korrelation zwischen der affektiven Verflachung und der Schwere der extrapyramidalmotorischen Nebenwirkungen weist darauf hin, dass die Einschätzung der affektiven Verflachung durch das Ausmaß der parkinsonoiden Hypomimie beeinflusst werden könnte. Andreason hatte bereits 1990 darauf hingewiesen, dass die Diagnose der affektiven Verflachung bei Vorliegen extrapyramidalmotorischer Nebenwirkungen unzuverlässig ist. Demgegenüber war das Ausmaß der neuroleptika-bedingten D2 Rezeptorblockade und der psychomotorischen Verlangsamung nicht mit der Schwere der Anhedonie korreliert. Dieser Befund spricht gegen unsere Ausgangshypothesen und weist darauf hin, dass die Anhedonie nicht linear mit der Blockade dopaminerger Transmission im Striatum assoziiert ist. Die Hypothese von Wise (1982), dass eine neuroleptikainduzierte Blockade striärer dopaminerger Transmission zur Dysfunktion des Verstärkungssystems und somit zur Anhedonie führt, konnte demnach nicht bestätigt werden (Heinz et al., 1998d). Statt dessen fanden wir einen Hinweis darauf, dass die Thesen von Robinson und Berridge (1993) zur Funktion des dopaminergen Verstärkungssystems den klinischen Befunden eher gerecht werden. Die Autoren hatten postuliert, dass belohnungsanzeigende Stimuli auf neurobiologischer Ebene durch dopaminerge Transmission enkodiert werden und so zur motivationalen Ausrichtung des Individuums beitragen. Eine neuroleptikainduzierte Dysfunktion der dopaminergen Transmission könnte sich also als "Apathie" oder "Motivationsverlust" manifestieren. Dass die bei unseren Patienten beobachtete "Apathie" bzw. ihre "Motivationslosigkeit" tatsächlich nur auf eine Dysfunktion *striärer* dopaminerger Transmission zurückzuführen ist, lässt sich allerdings aus der Korrelation dieser negativen Symptome mit der psychomotorischen Verlangsamung und dem Ausmaß der D2 Rezeptorblockade im Striatum nicht folgern. Denn die durch IBZM ermittelte Blockade der striären Dopamin D2 Rezeptoren könnte ja einer gleichwertigen Blockade der frontokortikalen D2 Rezeptoren entsprechen, die die eigentliche Ursache der neuroleptikainduzierten Negativsymptomatik darstellen könnte. Die Frage des Entstehungsorts der neuroleptikainduzierten Negativsymptomatik ist somit nicht geklärt. Die positive Korrelation zwischen der psychomotorischen Verlangsamung und dem Ausmaß der Motivationsstörung deutet allerdings darauf hin, dass eine Verminderung der dopaminergen Neurotransmission im Striatum die gemeinsame Ursache dieser psychomotorischen und psychopathologischen Symptome darstellen könnte. Zusammengefasst spricht unsere Untersuchung für die These einer dopaminvermittelten "incentive salience" belohnungsanzeigender Stimuli (Robinson und Berridge, 1993) und gegen die Anhedonie-Hypothese dopaminerger Dysfunktion von Wise (1982).

Wenn die genannten Hypothesen einen generellen Erklärungswert für die psychischen Korrelate dopaminerger Transmission haben sollen, müssten sie unab-

4 Dopaminerge Transmission und Anhedonie bei schizophrenen Patienten mit und ohne neuroleptische Behandlung

hängig von der Gabe neuroleptischer Medikation bei schizophrenen Patienten mit differenter Ausprägung der dopaminergen Transmission gültig sein. Zur Überprüfung dieser Hypothese wurden schizophrene Patienten wiederholt im medikationsfreien Zustand mittels IBZM SPECT untersucht (Knable et al., 1997b). Wir gingen davon aus, dass sich nach Absetzen der neuroleptischen Medikation eine langsame Zunahme der "Positivsymptomatik" findet, die mit einem Anstieg des Dopaminumsatzes und damit der endogenen Kompetition am postsynaptischen D2 Rezeptor verbunden ist. Gleichzeitig sollte ein erhöhter striärer Dopaminumsatz mit einer Abnahme der Negativsymptomatik assoziiert sein.

Untersucht wurden 13 schizophrene Patienten nach mindestens zweiwöchigem Absetzen der neuroleptischen Medikation sowie zwei Wochen später. Als Kontrollgruppe diente eine Gruppe von 16 gesunden Individuen vergleichbaren Alters (Knable et al., 1997b). Wir fanden keine signifikante Differenz zwischen der Verfügbarkeit dopaminerger D2 Rezeptoren bei schizophrenen Patienten und Kontrollpersonen, ein Befund, der frühere Untersuchungen zur D2 Rezeptordichte bei schizophrenen Patienten bestätigt (Farde et al., 1987; 1990; Pilowsky et al., 1994). Bei der zwei Wochen später wiederholten Bestimmung der Dopamin D2 Rezeptorverfügbarkeit zeigten sich individuelle Schwankungen der striären IBZM Bindung, ohne dass es insgesamt zu einer signifikanten Änderung der Verfügbarkeit striärer D2 Rezeptoren kam (Knable et al., 1997b). Innerhalb des zweiwöchigen, medikationsfreien Intervalls zwischen den beiden SPECT Untersuchungen variierten positive und negative Symptome unabhängig voneinander. Wir beobachteten eine Zunahme der Positiv- und Negativsymptomatik bei jeweils sieben der dreizehn untersuchten Patienten, während sich bei den übrigen Patienten eine unveränderte oder sogar verminderte Schwere der positiven oder negativen Symptome fand. Im Untersuchungszeitraum war eine Zunahme der Verfügbarkeit dopaminerger D2 Rezeptoren positiv mit einer Zunahme der Negativsymptomatik korreliert (Pearsons $r = 0.72$, $p < 0.05$; Knable et al., 1997b). Bei differenzierter Betrachtung der Negativsymptomatik zeigte eine Korrelation der IBZM Bindung mit den SANS Subscores "Apathie und Motivationslosigkeit", "Anhedonie" und "affektive Verflachung", während weder das Ausmaß der "Sprachverarmung" noch der "Konzentrationsstörungen" mit Änderungen in der Verfügbarkeit striärer D2 Rezeptoren assoziiert waren. (Knable et al., 1997b).

Eine im Untersuchungszeitraum beobachtete Änderung in der Verfügbarkeit striärer Dopaminrezeptoren könnte auf eine veränderte endogene Dopaminfreisetzung oder auf eine Änderung der D2 Rezeptordichte zurückgeführt werden. Eine Änderung der striären D2 Rezeptordichte würde jedoch Änderungen der Synthese und des Transports der Rezeptorproteine voraussetzen, die wahrscheinlich mehr Zeit als das zweiwöchige Untersuchungsintervall in Anspruch nehmen würde (Knable et al., 1997b). Deshalb werteten wir eine Zunahme der IBZM Bindung und der Negativsymptomatik als Ausdruck einer verminderten endogenen Dopaminfreisetzung (Knable et al., 1997b). Diese Interpretation passt gut zur Annahme, dass eine Minderfunktion der striären dopaminergen Transmission zur Dysfunktion des dopaminergen Verstärkungssystems führt und sich in negativen Symptomen manifestiert, die als Ausfall dopaminvermittelter "Verstärkung" interpretiert werden können (Heinz et al., 1994). Es ist jedoch ebenfalls möglich, dass die im

Striatum beobachteten Hinweise auf eine veränderte Dopaminausschüttung mit einer gleichartigen Änderung der frontokortikalen Dopaminausschüttung assoziiert sind und dass der frontokortikale und nicht der striäre Mangel dopaminerger Neurotransmission zur Pathogenese der Negativsymptomatik beiträgt (Weinberger, 1987). Ein frontokortikaler Dopaminmangel sollte allerdings ebenfalls mit kognitiven Störungen und Störung der Aufmerksamkeitszuwendung verbunden sein (Weinberger et al., 1987; D'Esposito et al., 1995), bei unseren Patienten war jedoch das Ausmaß der Konzentrationsstörungen nicht mit Hinweisen auf einen verminderten Dopaminumsatz assoziiert (Knable et al., 1997b).

Anders als beim Vergleich medizierter und unmedizierter Patienten ergibt die Studie von Knable und Mitarbeitern (1997b) keinen Hinweis darauf, ob die "Anhedonie-Hypothese" von Wise (1982) oder eher die Theorie von Robinson und Berridge (1993) zutrifft, dass die Dysfunktion des Verstärkungssystems mit motivationalen Störungen assoziiert ist. Denn bei unseren Patienten waren sowohl die Anhedonie wie die Apathie und der Motivationsverlust mit Hinweisen auf eine verminderte Dopaminfreisetzung assoziiert. Robinson und Berridge (1993) hatten allerdings darauf hingewiesen, dass ein Verlust der motivierenden Funktion belohnungsanzeigender Stimuli klinisch nur schwer von der Anhedonie unterschieden werden kann, da der Verlust der Fähigkeit, Freude zu empfinden, auch als Folge einer verminderten Aufmerksamkeit gegenüber Reizen auftreten kann, die zur Suche nach freudvollen Erlebnissen motivieren.

Zusammenfassend konnten unsere Untersuchungen bei Schizophrenen unsere Ausgangshypothesen nicht bestätigen, dass eine verminderte dopaminerge Transmission im Striatum sowohl mit Anhedonie als auch mit psychomotorischer Verlangsamung assoziiert ist. Während wir durchaus einen Zusammenhang zwischen dem Ausmaß der D2 Rezeptorblockade und der psychomotorischen Verlangsamung beobachten konnten (Heinz et al., 1998d), war die Anhedonie weder mit der neuroleptikainduzierten D2 Rezeptorblockade noch mit der psychomotorischen Verlangsamung assoziiert. Unsere Befunde sprechen eher für die Annahme, dass eine Dysfunktion dopaminerger Transmission mit der Manifestation motivationaler Störungen assoziiert ist. Dieses "negative" Symptom der Motivationsstörung bzw. Apathie ähnelt jenen Symptomen, die von Robinson und Berridge (1993) als mögliche Folge einer Störung des dopaminergen Verstärkungssystems genannt wurden. Ausgehend von Untersuchungen bei Ratten war postuliert worden, dass das ventrale Striatum bzw. der Nucleus accumbens an der neurobiologischen Kodierung motivationaler Aspekte beteiligt ist, während dem dorsalen Striatum eine primär extrapyramidalmotorische Funktion zukommt (Di Chiara und Imperato, 1988). Demgegenüber hatten andere Autoren die enge funktionelle Verflechtung des dorsalen und ventralen Striatums betont (Wise, 1988; Beninger und Ranaldi, 1994). Obwohl die Untersuchung der Verfügbarkeit dopaminerger D2 Rezeptoren mittels PET und SPECT nicht zwischen dem dorsalen und ventralen Striatum differenziert (Volkow et al., 1997), beobachteten wir signifikante Korrelationen zwischen der striären IBZM Bindung und negativen Symptomen wie Apathie und Motivationsverlust (Knable et al., 1997b; Heinz et al., 1997g). Wenn diese Korrelationen tatsächlich weitgehend durch die Verfügbarkeit dopaminerger Rezeptoren im *ventralen* Striatum bedingt sind, unterstützen unsere Befunde die Annahme, dass aus der Untersuchung der dopaminergen Transmission im *gesamten* Striatum sinnvolle Hypothesen über den Zustand dopaminerger Transmission im ventralen Striatum abgeleitet werden können (Volkow et al., 1997). Der funktionelle Zusammenhang zwischen dem dorsalen und ventralen Striatum wird weiterhin durch unsere Beobachtung nahegelegt, dass bei neuroleptisch behandelten Patienten der Schweregrad der psychomotorischen Verlangsamung mit dem Ausmaß der Apathie und des Motivationsverlusts assoziiert war (Heinz et al., 1998d).

Bezüglich der "Anhedonie-Hypothese" einer Dysfunktion des dopaminergen Verstärkungssystems (Wise, 1982) unterstützen unsere Untersuchungsergebnisse also eher die Annahme von Robinson und Berridge (1993), dass dopaminerge Transmission belohnungsanzeigende Stimuli enkodiert und nicht direkt an der Vermittlung angenehmer Gefühle beim Eintreffen der Belohnung beteiligt ist. Möglicherweise ist die Freisetzung anderer Neurotransmitter als Dopamin an der Vermittlung des durch Psychostimulantien ausgelösten "Highs" beteiligt (Callaway et al., 1991). Die Assoziation spezifischer negativer Symptome mit einer Dysfunktion striärer dopaminerger Transmission wirft allerdings die Frage nach dem Ort der Entstehung anderer negativer Symptome, wie beispielsweise der Aufmerksamkeitsstörung, auf, die in unseren Studien nicht mit der subkortikalen dopaminergen Transmission assoziiert war. Störungen der Kognition und des Arbeitsgedächtnisses waren in verschiedenen Untersuchungen mit einer aufgabenspezifischen Minderaktivation des dorsolateralen präfrontalen Kortex in Verbindung gebracht worden, die wiederum mit einer verminderten dopaminergen Transmission in diesem Hirnareal in Verbindung stehen könnte (Weinberger, 1987; Weinberger und Lipska, 1995; Mattay et al., 1996). Gleichzeitig war postuliert worden, dass eine in der individuellen Entwicklung früh erworbene Dysfunktion des präfrontalen Kortex zur Enthemmung der subkortikalen dopaminergen Transmission führen und so zum Auftreten schizophrener "Postivsymptomatik" beitragen könnte (Weinberger, 1987). Deshalb untersuchten wir die Interaktion frontokortikaler und striärer dopaminerger Transmission in einem Primatenmodell, das gleichzeitig Aussagen zum ontogenetischen Entwicklungszeitraum erlaubt, in welchem eine kortikale Störung Einfluss auf die subkortikale dopaminerge Transmission nehmen kann.

4.3
Untersuchungen zur kortikalen Kontrolle subkortikaler dopaminerger Transmission im Primatenmodell und ihrer Bedeutung für die Pathogenese schizophrener Symptomatik

Schizophrene Patienten zeigen eine verminderte Aktivierung des präfrontalen Kortex, wenn Aufgaben zu lösen sind, die das sogenannte Arbeitsgedächtnis ("working memory") involvieren (Weinberger et al., 1986; 1992). Unter dem Arbeitsgedächtnis wird ein funktionelles System verstanden, das über die kurzzeitige Informationsspeicherung hinaus die Manipulation zerebral gespeicherter Information erlaubt. Es wurde postuliert, dass das Arbeitsgedächtnis ein "zentrales exekutives System" beinhaltet, welches Aufmerksamkeitsprozesse steuert und den Informationsfluß zwischen verschiedenen Kurzzeitspeichern für verbale und räumliche Information reguliert (D'Esposito et al., 1995). Eine Studie mit funktioneller Kernspintomographie (fMRI) zeigte, dass der präfrontale Kortex und das anteriore Cingulum offenbar dann spezifisch aktiviert werden, wenn gleichzeitig verbale und räumliche Informationen zur Lösung einer Aufgabe herangezogen werden müssen (D'Esposito et al., 1995). Der bei Schizophrenen meist zur Untersuchung der präfrontalen Aktivierung herangezogene Test ist der sogenannte "Wisconsin Card Sorting Test" (*WCST*), der das Ordnen bestimmter Symbolkarten unter (unangekündigt) wechselnden Gesichtspunkten verlangt (Weinberger et al., 1986; 1992). Die Leistung schizophrener Patienten im WCST kann durch Amphetamingabe verbessert werden (Daniel et al., 1991). Gleichzeitig erhöht Amphetamingabe die Aktivation des präfrontalen Kortex schizophrener Patienten bei Ausführung des WCST (Daniel et al., 1991; Mattay et al., 1996), während der Blutfluss in Hirnarealen abnimmt, die auch bei Gesunden nicht durch den WCST aktiviert werden (Mattay et al., 1996). Mattay et al. (1996) sprechen deshalb von einer amphetamininduzierten "Fokussierung" neuronaler Aktivität auf Hirnareale, die während bestimmter kognitiver Aufgaben aktiviert werden müssen. Eine derartige Fokussierung neuronaler Aktivität bezeichneten Daniel et al. (1991) als Verbesserung des Verhältnisses zwischen Signalübertragung und Rauschen (d.h. der "Signal-to-noise ratio") im Bereich der evozierten kortikalen Aktivität. Monoaminerge Stimulation des präfrontalen Kortex kann also die Minderaktivation dieses Hirnareals bei schizophrenen Patienten reduzieren, ein Hinweis darauf, dass die testabhängige Unterfunktion des präfrontalen Kortex möglicherweise auf ein Defizit dopaminerger Innervation zurückzuführen ist.

Hinweise auf eine dopaminerge Modulation des Arbeitsgedächtnisses finden sich auch bei der Untersuchung von Primaten. Die Affen mussten lernen, auf das Erscheinen eines bestimmten räumlichen Stimulus *zeitverzögert* mit einer entsprechenden Blickwendung zu reagieren (Williams und Goldman-Rakic, 1995). Die Information bezüglich der genauen räumlichen Lokalisation des Stimulus und damit der erforderlichen Blickwendung muss also während der Verzögerungsperiode im Arbeitsgedächtnis gespeichert werden. Diese Leistung des Arbeitsgedächtnisses wird auf neurobiologischer Ebene offenbar durch eine kontinuierliche Aktivierung bestimmter präfrontaler Neurone während der Verzögerungsperiode ermöglicht (Williams und Goldman-Rakic, 1995). Die Aktivität bestimmter präfrontaler Neurone steigt dabei in Abhängigkeit von der Lokalisation des räumlichen Stimulus oder der Art der zu erwartenden Belohnung an (Watanabe, 1996). Die Aktivität dieser präfrontalen Neurone wird offenbar durch das dopaminerge Verstärkungssystem stimuliert, das bekanntermaßen mit einer phasischen Erhöhung der subkortikalen und kortikalen Entladungsrate auf die Präsentation belohnungsanzeigender Stimuli reagiert (Schultz 1992; Schultz et al., 1993). Tatsächlich sinkt die Aktivität präfrontaler Neurone und die Leistung der Affen bei der Testung ihres Arbeitsgedächtnisses, wenn Dopamin D1 Rezeptoren pharmakologisch blockiert werden (Desimone, 1995; Williams und Goldman-Rakic, 1995). Umgekehrt steigert eine "optimale" Stimulation präfrontaler D1 Rezeptoren die

4 Dopaminerge Transmission und Anhedonie bei schizophrenen Patienten mit und ohne neuroleptische Behandlung

Entladungsrate präfrontaler Neurone, die entsprechend der räumliche Lokalisation des konditionierten Stimulus eine Aktivitätssteigerung im Verzögerungsintervall aufweisen, während eine übermäßige Stimulation präfrontaler D1 Rezeptoren die spezifische Aktivitätssteigerung dieser Neurone beseitigt (Williams und Goldman-Rakic, 1995). In einer Untersuchung an gesunden Kontrollpersonen fanden Luciana et al. (1992), dass die Leistungsfähigkeit des menschlichen Arbeitsgedächtnisses durch Gabe von D2 Agonisten erhöht werden kann. Passend zu diesem Ergebnis beobachteten Williams und Goldman-Rakic (1995), dass die lokalisationsspezifische Entladungsrate präfrontaler Neurone im Verzögerungsintervall abnimmt, wenn der Dopamine D2 Antagonist Raclopride im präfrontalen Kortex der untersuchten Affen appliziert wurde. Zusammengenommen scheint also die Funktion des Arbeitsgedächtnisses von einer optimalen Stimulation der Dopamin D1 und möglicherweise auch D2 Rezeptoren im präfrontalen Kortex abzuhängen. Eine Störung dieser präfrontalen dopaminergen Innervation könnte demnach mit der längerfristigen Planung und verzögerten Ausführung zielgerichteter Handlungen interferieren (Schultz et al., 1997) und sich bei Schizophrenen als Störung der Motivation und Urteilsfähigkeit manifestieren (Weinberger, 1987).

In der ursprünglich von Weinberger (1987) vorgestellten Hypothese zur Pathogenese schizophrener Symptomatik war dieser davon ausgegangen, dass eine Dysfunktion des präfrontalen Kortex (PFC) entwicklungsgeschichtlich früh erworben wird, sich aber erst im postpubertären Verlauf der ontogenetischen Hirnentwicklung manifestiert. Weinberger (1987) hatte postuliert, dass diese Manifestation präfrontaler Dysfunktion zu einem Zeitpunkt erfolgt, an dem die funktionelle Reifung des PFC einen kritischen Entwicklungsschritt durchläuft und die höhere Selbständigkeit der sozial lebenden Primaten eine intakte Funktion dieses Hirnareals voraussetzt. Tatsächlich zeigen Untersuchungen bei Primaten, dass die dopaminerge Innervation des präfrontalen Kortex (PFC) während der Adoleszenz ausgeprägten Veränderungen unterworfen ist (Rosenberg und Lewis, 1994; Lewis, 1995). So nimmt die dopaminerge Innervation des PFC während der frühen Adoleszenz deutlich zu, um im späteren Verlauf auf niedrigere Werte abzusinken (Rosenberg und Lewis, 1994). Der kurzfristige Anstieg der dopaminergen Innervation ist von einem Verlust inhibitorischer Projektionen in den PFC begleitet, die von GABAergen, sogenannten "Local circuit neurons" ausgehen und zu den Pyramidenzellen der dritten Rindenschicht ziehen (Anderson et al., 1995). Gleichzeitig findet eine tiefgreifende Umstrukturierung des PFC statt, in welcher die synaptische Dichte so stark reduziert wird, dass möglicherweise vorbestehende Störungen der präfrontalen Konnektivität jetzt zu manifesten funktionellen Störungen führen könnten (Lewis, 1995). Vorbestehende Störungen in der Organisation des PFC könnten also während der funktionellen Neuorganisation dieses Hirnareals exazerbieren. Tatsächlich beobachtete die Arbeitsgruppe von Lewis und Mitarbeitern (1999) in autoradiographischen Studien, dass schizophrene Patienten im PFC eine Verminderung GABAerger Chandelier Zellen sowie eine Verkürzung der Axone dopaminerg innervierender Neurone aufwiesen (Akil et al., 1999).

Somit ergeben sich Hinweise auf eine präfrontal gestörte dopaminerge Transmission bei schizophrenen Patienten sowie auf eine kritische Neuorganisation der präfrontalen Konnektivität während der Adoleszenz, die zur postpubertären Exazerbation schizophrener Symptomatik beitragen könnte (Weinberger, 1987). Weinberger ging 1987 davon aus, dass ein präfrontales Dopamindefizit mit dem Auftreten kognitiver Störungen und der Negativsymptomatik assoziiert ist und sekundär zur Enthemmung der striären dopaminergen Transmission führt, was in der Tradition Jacksons (1927) als Ursache der Manifestation positiver Symptome verstanden wurde. Weinbergers Hypothese basierte auf einer Studie von Pycock et al. (1980), in der eine Läsion dopaminerger Nervenendigungen im präfrontalen Kortex zur Enthemmung der striären dopaminergen Transmission führte. In dieser Studie fanden sich Hinweise auf eine prä- wie postsynaptisch verstärkte dopaminerge Transmission im ventralen und dorsalen Striatum. Folgestudien konnten diese Befunde jedoch nicht bestätigen (Deutch, 1995). So fanden Jaskiw et al. (1990a) Hinweise auf eine erhöhte präsynaptische Dopaminfreisetzung 14 Tage nach Läsion des präfrontalen Kortex adulter Ratten, diese Veränderungen bildeten sich jedoch zwei Wochen später wieder zurück (Jaskiw et al., 1990a). Die genannten Veränderungen schienen nur dann zu persistieren, wenn die Ratten Stressfaktoren wie wiederholten intraperitonealen Injektionen ausgesetzt waren (Jaskiw et al., 1990b). Auch Deutch (1995) berichtete über eine in Abhängigkeit von Stressfaktoren auftretende, enthemmte striäre Dopaminfreisetzung bei Laborratten mit einer präfrontalen Läsion der dopaminergen Innervation. Bei diesen Tieren fanden sich ebenfalls Hinweise auf eine wahrscheinlich postsynaptisch vermittelte Hypersensitivität gegenüber Stress und DA Stimulation (Jaskiw und Weinberger, 1992a; Deutch, 1995). Die genannten Versuche wurden allerdings bei adulten Tieren durchgeführt, so dass sie keinen Hinweis für die Bedeutung einer entwicklungsgeschichtlich früh erworbenen Dysfunktion des frontalen Kortex und seiner dopaminergen Innervation liefern.

Eine solche stressabhängige und entwicklungsspezifische Enthemmung der subkortikalen dopaminergen Transmission wurde bei Ratten gefunden, denen kurz nach der Geburt eine beidseitige Läsion des temporo-limbischen Kortex zugefügt worden war. Tiere mit einer solchen neonatalen Läsion zeigen *nach der Pubertät* eine erhöhte motorische Aktivität nach Amphetamin- und Apomorphingabe sowie unter Stress (Lipska und Weinberger, 1993; Lipska et al., 1993), nicht jedoch, wenn die Tiere keinen Stressfaktoren und keiner DA Stimulation ausgesetzt waren (Weinberger und Lipska, 1995). Auch Hanlon und Sutherland (2000) beobachteten die postpubertäre Manifestation einer erhöhten dopaminergen Stimulierbarkeit bei Laborratten mit neonataler Läsion von Amygdala oder Hippocampus. Die postpubertär erhöhte Sensitivität gegenüber prä- und postsynaptischer dopaminerger Stimulation lässt sich sowohl durch Gabe von Haloperidol wie Clozapin unterdrücken (Lipska und Weinberger, 1994). Zudem induzierte eine - allerdings erst im Erwachsenenalter zugefügte - Läsion des temporolimbischen Kortex einen verstärkten subkortikalen Dopaminumsatz, während sich im PFC Hinweise auf eine verminderte dopaminerge Aktivität finden (Lipska et al., 1992). Weinberger und Lipska (1995) postulierten deshalb, dass eine früh erworbene Läsion des temporolimbischen Kortex zu einer "Dyskonnektivität" bzw. fehlerhaften Vernetzung

4 Dopaminerge Transmission und Anhedonie bei schizophrenen Patienten mit und ohne neuroleptische Behandlung

mit dem präfrontalen Kortex führt, die funktionell den Folgen einer präfrontalen Läsion ähnelt und im späteren Entwicklungsverlauf dann zur Enthemmung der striären Dopaminfreisetzung führt, wenn die präfrontale Kontrolle der subkortikalen Dopaminfreisetzung unter bestimmten Bedingungen, wie zum Beispiel Stress, versagt.

Grace postulierte 1991, dass ein wichtiger Unterschied zwischen einer *tonischen* und einer *phasischen* Dopaminfreisetzung bestehe. Er hypostasierte, dass die phasische Dopaminfreisetzung auf Grund des Eintreffens der Aktionspotentiale erfolge, während die tonische Dopaminfreisetzung durch Glutamatwirkung im Striatum ausgelöst werde und nicht an das Auftreten von Aktionspotentialen gebunden sei. Da die glutamaterge Innervation des Striatums aus dem frontalen Kortex stamme, manifestiere sich eine "frontale Minderfunktion" als verminderter Tonus jener glutamatergen Projektionsbahnen, die präsynaptisch eine kontinuierliche Dopaminfreisetzung im Striatum induzieren (Grace, 1991). Gegen die Hypothese von Grace (1991) wurde eingewandt, dass die glutamaterg vermittelte, präsynaptische Stimulation der striären Dopaminfreisetzung nur bei unphysiologisch hohen Glutamatkonzentrationen erfolgt und so kaum mit der tonischen Dopaminausschüttung interferieren könnte (Keefe et al., 1990; Moghaddam und Gruen, 1991; Deutch, 1992). Allerdings beobachteten Krebs et al. (1991) glutamaterge, präsynaptisch lokalisierte N-methyl-D-aspartate (*NMDA*) Rezeptoren auf präsynaptischen dopaminergen Nervenendigungen. Diese NMDA Rezeptoren könnten eine stimulus-unabhängige Dopaminfreisetzung durch eine Erhöhung der Membranleitfähigkeit für Calcium bewirken (Mac Dermott et al., 1986). Hierbei spielt möglicherweise eine über NMDA und andere glutamaterge Rezeptoren vermittelte Aktivierung von Nitritoxid (NO) eine Rolle, das wiederum die striäre Dopaminfreisetzung stimuliert (West und Galloway, 1997; 1998). Eine Enthemmung der phasischen Dopaminfreisetzung könnte somit mit einer verminderten Aktivität der tonischen, glutamaterg vermittelten Dopaminfreisetzung im Striatum verbunden sein.

Verschiedene Autoren betonten die Bedeutung von Stressfaktoren in der Pathogenese einer stimulusabhängig und damit "phasisch" erhöhten Dopaminfreisetzung im Striatum (Weinberger, 1987; Jaskiw et al., 1990b). Eine Dysfunktion der kortikalen Regulation striärer Dopaminfreisetzung könnte genau dann eintreten, wenn Stressbedingungen mit der präfrontalen Dopaminfreisetzung interagieren. Tatsächlich beobachteten Abercrombie et al. (1989), dass die Dopaminfreisetzung während der Verabreichung elektrischer Schläge bei Laborratten im PFC stärker zunahm als dies im ventralen und dorsalen Striatum der Fall war. Auch Kalivas und Duffy (1989) fanden eine stressinduzierte Dopaminfreisetzung im präfrontalen Kortex, nicht jedoch im Nucleus accumbens. Wenn die Ratten allerdings mit Cocain vorbehandelt waren, induzierte Stress einen verstärkten Dopaminumsatz in beiden Hirnarealen (Kalivas und Duffy, 1989). Umgekehrt kann auch Stress gegenüber der cocain-vermittelten psychomotorischen Aktivierung sensitivieren, ein Effekt, der durch eine verstärkte Corticosteron-Freisetzung vermittelt werden könnte (Deroche et al., 1992). Die stressinduzierte dopaminerge Sensitivierung ist möglicherweise durch eine verstärkte Sensitivität dopaminerger D1 Rezeptoren bedingt, die nach Corticoidgabe (Schoffelmeer et al., 1995) wie nach dem Stressfaktor sozialer Isolation (Gariépy et al., 1995) beobachtet wurde. Unter Stressbedingungen erfolgt also möglicherweise eine besonders akzentuierte Aktivierung der präfrontalen dopaminergen Transmission auf Grund des Zusammentreffens zweier Faktoren: Einer ausgeprägten präsynaptischen Dopaminfreisetzung sowie einer postsynaptischen Zunahme der Sensitivität dopaminerger D1 Rezeptoren.

Bei gesunden Tieren reduziert eine präfrontale Dopaminfreisetzung nun offenbar die subkortikale dopaminerge Transmission. Eine Stimulation des PFC durch Gabe von Amphetamin führte bei Rhesusaffen wie Ratten zur Abnahme der striären Dopaminfreisetzung (Kolachana et al., 1995) sowie des Dopaminumsatzes (Louilot et al., 1989) im Striatum. Da Amphetamin neben der Dopaminfreisetzung auch die noradrenerge und serotonerge Transmission stimuliert, könnten die beobachteten Effekte der präfrontalen Amphetamingabe auf den subkortikalen Dopaminumsatz allerdings auch durch noradrenerge oder serotonerge Amphetaminwirkungen vermittelt werden (Louilot et al., 1989). Dass spezifisch die dopaminerge präfrontale Stimulation an der Regulation des subkortikalen Dopaminumsatzes beteiligt sein könnte, lässt sich allerdings auf Grund der Beobachtung postulieren, dass die Blockade dopaminerger Rezeptoren im PFC zur Enthemmung des striären Dopaminumsatzes führt (Louilot et al., 1989). Die Inhibition der subkortikalen Dopaminfreisetzung durch präfrontale dopaminerge Stimulation ist möglicherweise über folgenden Regelkreis vermittelt (Heinz et al., 1999b; **Abb. 26**):

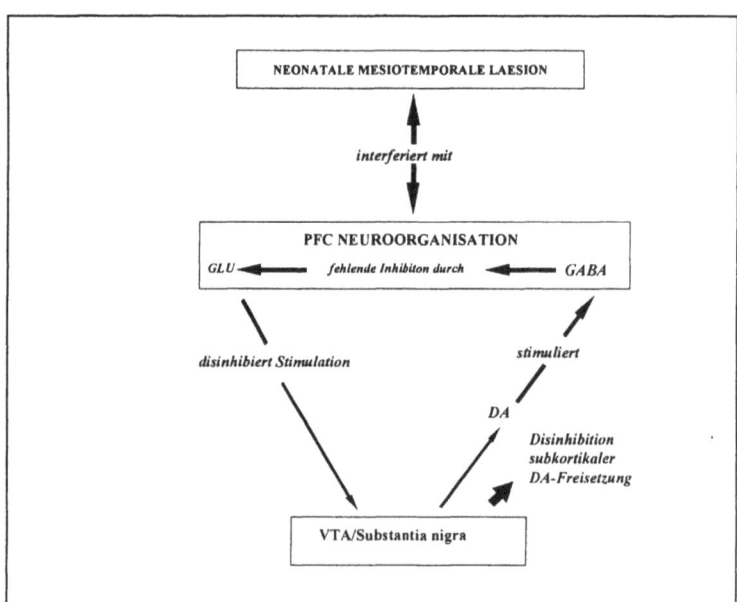

Abb. 26: Mögliche Auswirkung einer Fehlvernetzung des temporolimbischen und frontalen Kortex auf die subkortikale Dopaminfreisetzung

4 Dopaminerge Transmission und Anhedonie bei schizophrenen Patienten mit und ohne neuroleptische Behandlung

Dopaminerge Stimulation des präfrontalen Kortex inhibiert glutamaterge Pyramidenzellen direkt (Goldman-Rakic et al., 1989) und über die Stimulation inhibierender GABAerger Interneurone (Sesack et al., 1995). Dies könnte glutamaterge Projektionen in die Area 9 und 10 inhibieren und so zur Reduktion der Dopaminfreisetzung im ventralen und dorsalen Striatum führen (Kalivas et al., 1989; Taber et al., 1995; Westerink et al., 1996).

Eine präfrontale Inhibition des subkortikalen Dopaminumsatzes, wie sie zum Beispiel bei einer stressinduzierten präfrontalen Dopaminfreisetzung erfolgen sollte, hängt also möglicherweise von der funktionellen Intaktheit eines Regelkreises ab, in welchem dopaminerge, GABAerge und glutamaterge Neurotransmission interagieren. Der Frage, ob eine entwicklungsspezifisch erworbene Läsion des temporolimbischen Kortex tatsächlich zu einer präfrontal vermittelten Disinhibition der striären Dopaminfreisetzung führen kann, wurde in einer eigenen Studie bei Primaten mit einer neonatalen oder adulten, beidseitigen Läsion des temporolimbischen Kortex nachgegangen.

Wir untersuchten je vier Rhesusaffen mit neonataler oder adulter Läsion des temporolimbischen Kortex sowie vier Affen mit unversehrtem Gehirn (Heinz et al., 1999a). Die Läsion umfasste die Amygdala, den Hippocampus und Teile des entorhinalen Kortex. Alle Tiere waren zum Untersuchungszeitpunkt zehn Jahre alt; bei adulten Affen war die Operation mindestens sechs Monate vor der SPECT Untersuchung durchgeführt worden. Die präsynaptische Verfügbarkeit striärer Dopamintransporter wurde mit ß-CIT und SPECT bestimmt, die Verfügbarkeit der postsynaptischen Dopamin D2 und zu einem geringen Teil auch der D3 Rezeptoren (Wolf et al., 1996) wurde mittels IBZM SPECT gemessen. Da IBZM anders als ß-CIT kein längerfristiges Äquilibrium an den Dopaminrezeptoren erreicht, wurde dieser Radioligand nach Bolusinjektion in einer konstanten Infusion verabreicht. Die SPECT Messung erfolgte zwei Stunden nach Beginn der Infusion (Heinz et al., 1999a).

Wir fanden eine signifikant erniedrigte, striäre IBZM Bindung bei Rhesusaffen mit einer neonatalen Läsion des temporolimbischen Kortex im Vergleich zu unversehrten Affen und zu Affen mit einer adulten Läsion (ANOVA, $F = 12.5$, $p < 0.003$; **Abb. 27**). Demgegenüber fanden sich bei der Untersuchung der präsynaptischen Dopamintransporter im Striatum keine Unterschiede zwischen den drei Gruppen (**Abb. 28**). Dies ist ein wichtiger Hinweis darauf, dass die mittels IBZM SPECT beobachtete, reduzierte Bindung an dopaminerge D2 Rezeptoren im Striatum nicht einfach auf sogenannte "Partialvolumeneffekte" zurückgeführt werden kann, wie sie auf Grund einer Atrophie der Basalganglien bei neonatal operierten Tieren auftreten könnten. Wir verglichen unsere Untersuchungsergebnisse mit den Befunden aus zwei Studien an denselben Tieren: Einer Bestimmung der basalen Dopaminkonzentration und der präfrontal regulierten Dopaminfreisetzung im Kopf des Nucleus caudatus mittels Mikrodialyse (Saunders et al., 1997) sowie mit einer Bestimmung neuronaler Marker im frontalen Kortex mittels MR Spektroskopie (Heinz et al., 1997b).

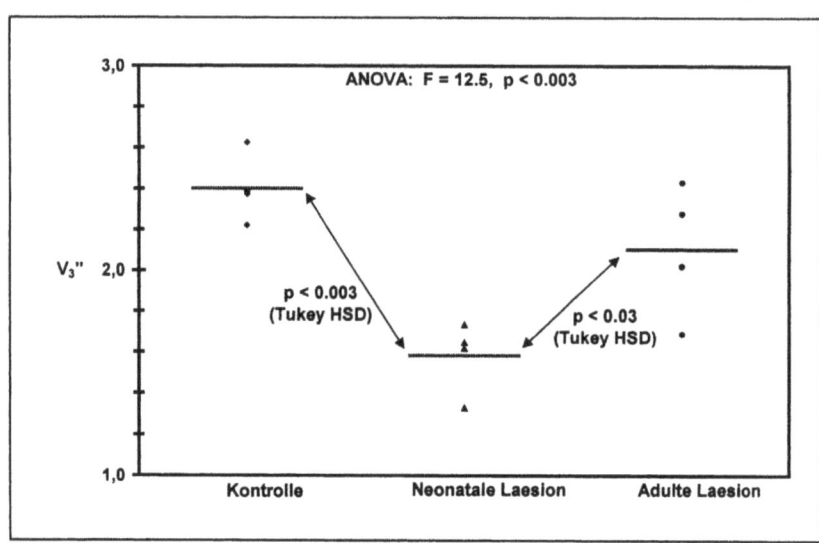

Abb. 27: IBZM Bindung (V3") an postsynaptische D2 Rezeptoren

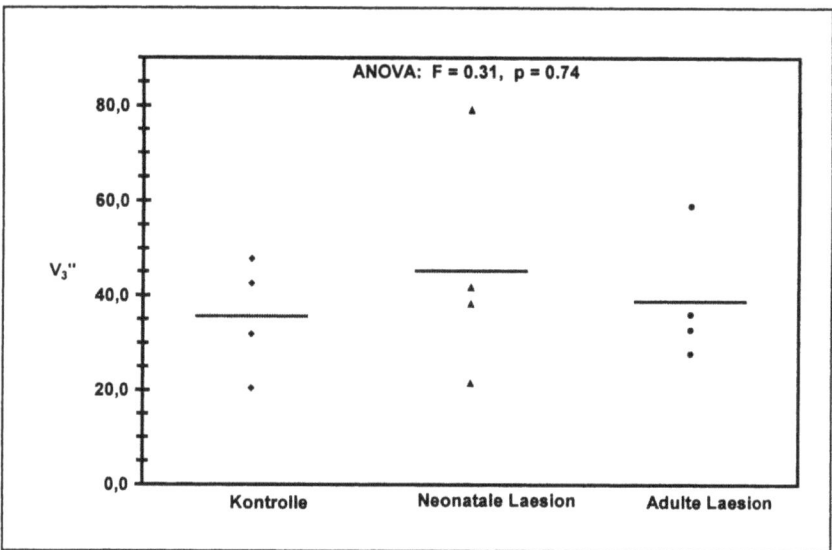

Abb. 28: beta-CIT Bindung (V3") an Dopamintransporter

Voruntersuchungen hatten gezeigt, dass die basalen Dopaminspiegel nicht zwischen den drei Untersuchungsgruppen differierten (Saunders et al., 1997). Die präfrontale monoaminerge Stimulation durch lokale Gabe von 100nM Amphetamin im Sulcus präzentralis des PFC inhibiert die striäre Dopaminausschüttung bei

4 Dopaminerge Transmission und Anhedonie bei schizophrenen Patienten mit und ohne neuroleptische Behandlung

gesunden Tieren und bei Tieren mit einer adulten Läsion des temporolimbischen Kortex (Kolachana et al., 1995; Saunders et al., 1997). Demgegenüber stimuliert bei neonatal operierten Tieren eine solche präfrontale monoaminerge Stimulation die Dopaminausschüttung im Striatum (**Abb. 29**; Saunders et al., 1997). Wenn die durch Amphetamin induzierte, präfrontale monoaminerge Stimulation als Modell einer stimulusinduzierten, präfrontalen Dopaminfreisetzung gewertet werden kann, so zeigt die Untersuchung von Saunders et al. (1997), dass entwicklungsspezifisch nur bei Affen mit einer neonatalen Läsion des temporolimbischen Kortex die präfrontale Kontrolle der striären Dopaminausschüttung versagt. Da die präfrontale Dopaminausschüttung beispielsweise durch Stressfaktoren aktiviert wird (Abercrombie et al., 1989; Kalivas und Duffy, 1989), könnte sich eine solche, stimulusabhängige Enthemmung der striären Dopaminfreisetzung bei Affen mit neonataler Läsion immer dann einstellen, wenn sie in ihrer Umwelt Stressbedingungen ausgesetzt sind.

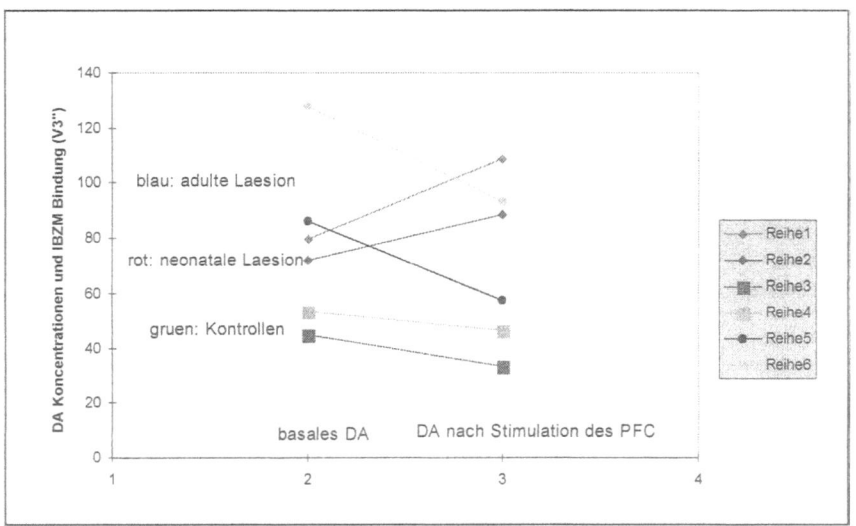

Abb. 29: Basale DA Konzentrationen und DA Konzentrationen nach Stimulation des PFC mit Amphetamin

Während wir keine signifikante Assoziation zwischen den basalen Dopaminkonzentrationen und der striären IBZM Bindung beobachten konnten, waren die nach präfrontaler Stimulation gemessenen, striären Dopaminkonzentrationen signifikant mit der IBZM Bindung korreliert (Pearsons r = -0.94, p < 0.005; **Abb. 30**).

4.3 Untersuchungen zur kortikalen Kontrolle subkortikaler dopaminerger Transmission im Primatenmodell und ihrer Bedeutuntg für die Pathogenes schizophrener Symptomaik

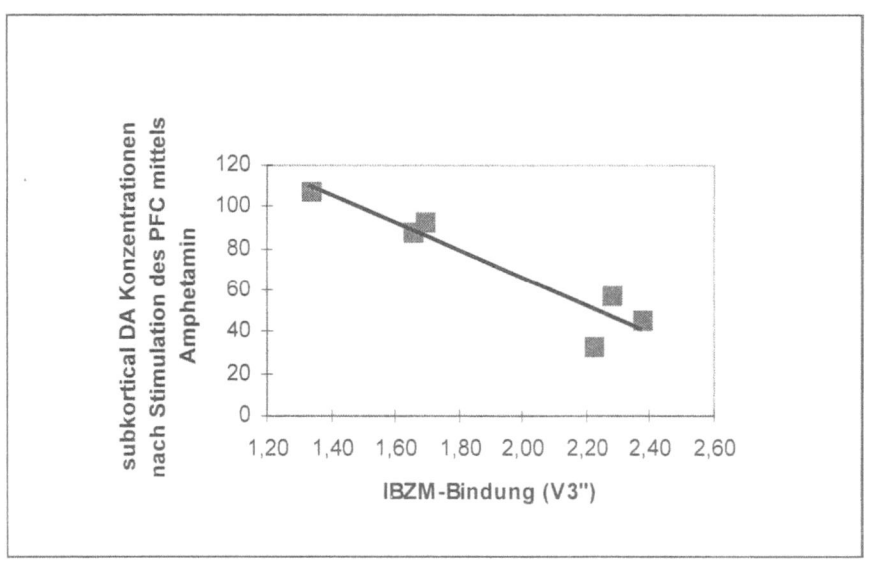

Abb. 30: Subkortikale Dopaminfreisetzung nach monoaminerger Stimulation des PFC und IBZM- Bindung

Die erniedrigte IBZM Bindung bei neonatal operierten Tieren könnte Ausdruck einer verminderten Dichte der D2 Rezeptoren sein oder durch Änderungen der D2 Rezeptor Affinität oder der endogenen Dopaminfreisetzung bedingt sein. Da die Rhesusaffen für die SPECT Untersuchung narkotisiert worden waren, ist es unwahrscheinlich, dass externe Stimuli zu diesem Zeitpunkt eine akute striäre Dopaminfreisetzung auslösen konnten, die mit dem Radioliganden um die Bindung an den D2 Rezeptoren konkurriert. Allerdings ist es möglich, dass vorhergehende Stressfaktoren oder die Ketamingabe selbst (Moghaddam et al., 1997) zu einer Aktivierung der striären Dopaminfreisetzung führten. Die verminderte Verfügbarkeit striärer D2 Rezeptoren könnte demnach die Folge einer stimulus- bzw. stressabhängig auftretenden Disinhibition der subkortikalen Dopaminausschüttung sein, die sich nur bei Rhesusaffen mit einer neonatalen Läsion des temporolimbischen Kortex fand. Interessant an dieser Beobachtung ist, dass eine Läsion des temporolimbischen Kortex offenbar zu einer Dysregulation des präfrontalen Kortex und seiner normalerweise inhibitorischen Wirkung auf die subkortikale dopaminerge Transmission führt. Damit scheint eine der zentralen Thesen von Weinberger und Lipska (1995) Bestätigung zu finden, dass eine früh erworbene Fehlvernetzung des temporolimbischen und präfrontalen Kortex die striäre Dopaminfreisetzung disinhibieren könnte. Demgegenüber ist unwahrscheinlich, dass die temporolimbische Läsion über direkte glutamaterge Projektionen ins Striatum mit der subkortikalen Dopaminfreisetzung interferiert. Denn entorhinale Projektionsbahnen, die zum dorsalen Striatum ziehen, finden sich zwar bei einigen Säu-

4 Dopaminerge Transmission und Anhedonie bei schizophrenen Patienten mit und ohne neuroleptische Behandlung

getierarten, nicht jedoch bei den von uns untersuchten Affen (Sorensen und Witter, 1983).

Die Annahme, dass eine neonatale temporolimbische Läsion indirekt über eine präfrontal induzierte Dysfunktion Einfluss auf die subkortikale Dopaminfreisetzung nimmt, wird durch die Untersuchung neuronaler Marker im PFC der neonatal operierten Rhesusaffen unterstützt. In einer früheren Untersuchung hatten Bertolino et al. (1996) mittels MRI Spektroskopie das Verhältnis des neuronalen Markers N-Acetyl-Aspartat (*NAA*) zu anderen Indikatoren des Energiestoffwechsels ("Creatinin/Phosphocreatinine", *CRE*) und der Cholinspeicher ("Cholinecontaining compounds", *CHO*) im PFC schizophrener Patienten untersucht. Sie beobachteten eine spezifische Reduktion des neuronalen Markers NAA im Verhältnis zu CHO und CRE im dorsolateralen präfrontalen Kortex und im Hippocampus der schizophrenen Patienten. Die Funktion von NAA ist derzeit nicht hinreichend bekannt, eine fokale Erniedrigung dieses neuronalen Markers wird jedoch als Hinweis auf eine funktionell gestörte Organisation des betroffenen Hirnareals gewertet (Bertolino et al., 1996). Bei unseren Rhesusaffen fand sich eine Erniedrigung des NAA/CRE Signals nur bei Tieren mit neonataler Läsion, nicht jedoch bei den Kontrolltieren und den im Erwachsenenalter operierten Affen. Diese präfrontale Erniedrigung des NAA/CRE Signals bei neonatal operierten Primaten war mit einer erniedrigten IBZM Bindung im Striatum assoziiert (**Abb. 31**; Pearsons r = 0.63, p = 0.18; Spearman's R = 0.84, p = 0.04). Wir werteten dies als weiteren Hinweis darauf, dass eine neonatal erworbene, temporolimbische Läsion mit der neuronalen Organisation des PFC interferieren kann und dass die resultierende Dysfunktion des PFC tatsächlich mit der subkortikal beobachteten Enthemmung der dopaminergen Transmission in Verbindung gebracht werden kann (Heinz et al., 1997b). Interessanterweise fanden Bertolino et al. (2000) eine vergleichbare Korrelation zwischen einer präfrontal erniedrigten NAA Konzentration und der Dopaminfreisetzung nach Amphetamingabe bei schizophrenen Patienten. Auch hier scheint also das Ausmaß der präfrontalen neuronalen Organisationsstörung mit einer stimulus-abhängigen Aktivierung der striären Dopaminausschüttung verbunden zu sein.

Zusammengefasst ergaben unsere Untersuchungen zwei Hinweise darauf, dass eine früh erworbene Läsion des temporolimbischen Kortex eine Fehlvernetzung mit dem präfrontalen Kortex induziert und dass diese präfrontale Dysfunktion bei adulten Tieren zu einer stimulusspezifischen Enthemmung der subkortikalen Dopaminfreisetzung führt. Zum einen bewirkt die temporale Läsion offenbar eine Störung in der präfrontalen neuronalen Organisation, die sich mittels Spektroskopie als erniedrigtes NAA/CRE Signal im PFC erfassen lässt (Heinz et al., 1997b). Zum anderen führt diese präfrontale Störung wahrscheinlich dazu, dass eine stimulus- oder stressabhängig ausgelöste, präfrontale Dopaminfreisetzung die subkortikale dopaminerge Transmission nicht inhibiert, sondern enthemmt (Saunders et al., 1997). Sowohl das Ausmaß der präfrontalen Disorganisation wie der subkortikal enthemmten Dopaminfreisetzung sind dabei mit einer verminderten Verfügbarkeit striärer Dopamin D2 Rezeptoren assoziiert (Heinz et al., 1999a). Eine früh erworbene, temporale Läsion scheint also die Funktion des präfrontalen Kortex und insbesondere dessen stimulusspezifische Regulation der subkortikalen

Dopaminfreisetzung zu stören. Die "entwicklungsspezifische" Bedeutung einer neonatalen Läsion des temporolimbischen Kortex wird durch die Beobachtung unterstrichen, dass sich bei im Erwachsenenalter operierten Tieren keine derartige Enthemmung der subkortikalen Dopaminfreisetzung nach präfrontaler Stimulation findet (Saunders et al., 1997; Heinz et al., 1999a).

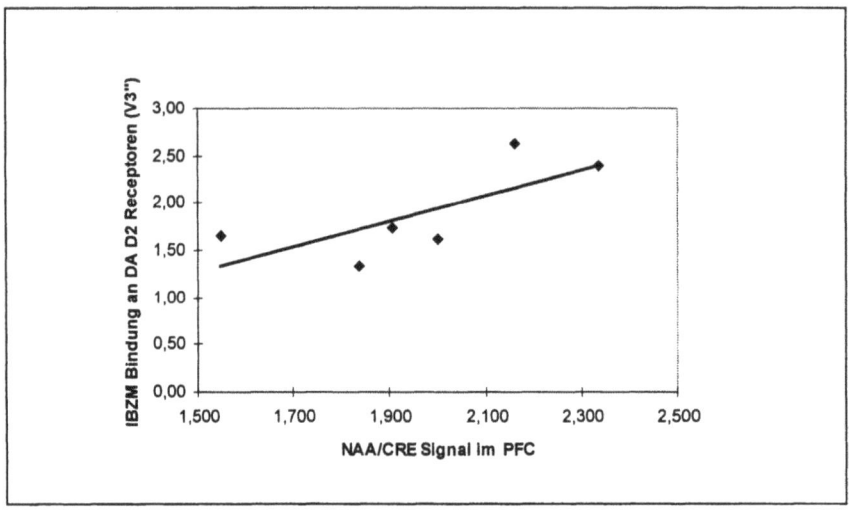

Abb. 31: NAA/CRE im PFC (MRSI) and IBZM Bindung in den Basalganglien (SPECT)

Diese Beobachtungen unterstützen die Hypothese, dass eine entwicklungsspezifisch früh erworbene Störung der temporo-frontalen Vernetzung auch bei schizophrenen Patienten zu einer Dysfunktion des PFC und einer Enthemmung der striären dopaminergen Transmission führt (Weinberger und Lipska, 1995). Allerdings können unsere Untersuchungsergebnisse nicht einfach zur Interpretation neurobiologischer Befunde bei schizophrenen Patienten herangezogen werden. Selbst wenn über die fundamentalen Unterschiede zwischen Menschen und Affen im Bereich der Kommunikationsmöglichkeiten (Fromkin und Rodman, 1983) und der Fähigkeit zur Selbstrepräsentation (Bischof-Köhler, 1993) hinweggesehen wird, so haben schizophrene Patienten schlichtweg nicht beide ventralen Temporallappen eingebüßt, wie dies bei unseren Rhesusaffen der Fall ist. Sollte tatsächlich eine entwicklungsspezifisch verursachte Disorganisation der Zellarchitektur im mesiotemporalen und frontalen Kortex schizophrener Patienten vorliegen, wie dies aus verschiedenen Studien gefolgert werden kann (Jakob und Beckmann, 1986; Arnold et al., 1991; Akbarian et al., 1993a; 1993b), so ist diese Störung weitaus subtiler als die komplette Entfernung des Hippocampus, der Amygdala und des anliegenden entorhinalen Kortex, der die von uns untersuchten Primaten unterzogen worden waren. Zudem können gegen jede der genannten, neuropathologischen Studien verschiedene andere angeführt werden, in denen die Befunde nicht oder nur teilweise repliziert werden konnten (Knable und Weinberger, 1995; Weinberger, 1996; Heinz und Weinberger, 2000). Immerhin scheint eine Erweiterung des temporalen Horns des linken Ventrikels sowie eine Volumenminderung im Bereich des medialen Temporallappens zu den am häufigsten replizierten Befunden bei schizophrenen Patienten zu gehören (Knable und Weinberger, 1995; O'Connell et al., 1997). Eine Fehlfunktion im Bereich der Temporallappen könnte an der Pathogenese schizophrener Halluzinationen (Friston et al., 1995; O'Connell et al., 1997) sowie an der Entstehung der präfrontalen Minderaktivierung bei Testung des Arbeitsgedächtnisses beteiligt sein (Weinberger et al., 1992). Während also mehrere Befunde auf eine Fehlvernetzung des temporolimbischen und frontalen Kortex bei schizophrenen Patienten hinweisen, ist der Bezug dieser Störung zu einer durch Neuroleptika behandelbaren Dysfunktion dopaminerger Transmission weitgehend ungeklärt (Weinberger, 1996). Die Untersuchungen bei Ratten und Primaten mit neonataler Läsion des mesiotemporalen Kortex schließen diese Lücke insofern, als sie darauf hinweisen, dass eine früh erworbene Fehlvernetzung fronto-temporaler Strukturen tatsächlich die subkortikale Dopaminfreisetzung stören kann. Die neonatale Läsion des Temporallappens ist somit kein "Modell" schizophrener Pathogenese, sondern erlaubt nur die Untersuchung entwicklungsspezifischer neurophysiologischer Mechanismen, die auch für die Entstehung schizophrener Symptomatik auf neurobiologischer Ebene relevant sein könnten.

4.4 Schlussfolgerungen für die Hypothese einer phasischen versus tonischen Störung subkortikaler dopaminerger Transmission in der Schizophrenie

Unsere Untersuchungen zeigen, dass eine neonatal erworbene mesiotemporale Läsion bei Primaten zu einer *stimulusabhängigen* Enthemmung der striären Dopaminfreisetzung führt (Heinz et al., 1997b; 1999a). Dieser Befund erinnert an die Hypothese von Grace (1991), dass schizophrene Patienten unter einer phasischen Disinhibition der dopaminergen Transmission leiden, die unter der Bedingung einer verminderten tonischen Dopaminfreisetzung auftritt. Entgegen den Annahmen von Grace (1991) zeigten unsere Untersuchungen jedoch, dass eine phasisch erhöhte Dopaminfreisetzung im Striatum auch dann auftreten kann, wenn sich keine Hinweise auf eine erniedrigte basale Dopaminkonzentration im Striatum finden (Heinz et al., 1999a). Bei den neonatal operierten Rhesusaffen war die "phasisch" erhöhte Dopaminfreisetzung wahrscheinlich durch eine Fehlvernetzung fronto-subkortikaler Regelkreise bedingt, die dazu führt, dass eine präfrontale monoaminerge Stimulation die subkortikale Dopaminfreisetzung nicht inhibiert sondern stimuliert (Heinz et al., 1997b; 1999a). In dem von uns untersuchten Primatenmodell führt eine präzentrale Dopaminfreisetzung offenbar nicht zur physiologischen Hemmung glutamaterger Projektionsbahnen, die sonst die dopaminerge Neurone in der VTA und Substantia nigra stimulieren (Kalivas et al., 1989; Taber et al., 1995; Westerink et al., 1996). Entscheidend für die Genese der dopaminergen Dysfunktion wäre demnach eine Disinhibition glutamaterger Projektionsbahnen ins Mittelhirn (*vgl.* **Abb. 26**), nicht die Minderfunktion glutama-

4.4 Schlussfolgerungen für die Hypothese einer phasischen versus tonischen Störung subkortikaler dopaminerger Transmission in der Schizophrenie

terger Transmission im Striatum (Grace, 1991). Unsere Untersuchungsergebnisse weisen darauf hin, dass eine wiederholte Aktivierung dieses enthemmten Regelkreises, wie sie unter Stressbedingungen denkbar ist, mit einer postsynaptisch verminderten Verfügbarkeit striärer Dopaminrezeptoren verbunden ist (Heinz et al., 1999a). Es ist jedoch zu bedenken, dass eine massive Enthemmung fronto-subkortikaler Regelkreise, wie sie bei den von uns untersuchten Rhesusaffen mit neonataler Entfernung des temporolimbischen Kortex beobachtet wurde, dem pathophysiologischen Geschehen bei schizophrenen Patienten nicht entsprechen muss.

Allerdings verweisen mehrere Studien bei schizophrenen Patienten auf eine Enthemmung der stimulus-abhängigen, striären Dopaminfreisetzung in frühen Erkrankungsstadien (Laruelle et al., 1999). So zeigten PET Untersuchungen eine vermehrte Aktivität der Dopadecarboxylase, die als Hinweis auf eine erhöhte präsynaptische Dopaminproduktion bei den bisher unmedizierten schizophrenen Patienten gewertet wurde (Dao-Castellana et al., 1997; Hietala et al. 1999). Durch Amphetamingabe kann das präsynaptisch gespeicherte Dopamin freigesetzt und seine Wiederaufnahme verlangsamt werden, so dass die synaptischen Dopaminkonzentrationen stark ansteigen und Radioliganden aus der Bindung an striäre D2 Rezeptoren verdrängen (Laruelle et al., 1993; 1996). Mit dieser Methode konnten Laruelle et al. (1996) und Breier et al. (1997) übereinstimmend eine erhöhte amphetamininduzierte Dopaminfreisetzung bei schizophrenen Patienten nachweisen. Eine solche Amphetamingabe ist allerdings als unphysiologische Stimulation der präsynaptischen Dopaminausschüttung zu werten, die nicht notwendigerweise Hinweise darauf gibt, dass schizophrene Patienten auch unter normalen Bedingungen eine erhöhte striäre Dopaminfreisetzung aufweisen. Eine Untersuchung von Abi-Dargham und Mitarbeitern (1999) weist darauf hin, dass schizophrene Patienten auch unter alltäglichen Bedingungen eine erhöhte striäre Dopaminkonzentration aufweisen. Abi-Dargham et al. (1999) blockierten die striäre Dopaminproduktion durch zweitägige Gabe von AMPT und beobachteten einen Anstieg der Radioligandenbindung an D2 Rezeptoren bei Abfall der endogenen Dopaminkonzentration. Der Anstieg der Radioligandenbindung war nun bei noch nie behandelten schizophrenen Patienten gegenüber Kontrollpersonen deutlich erhöht und korrelierte zudem mit der Menge des durch Amphetamin freizusetzenden Dopamins. Damit gelang der Arbeitsgruppe von Laruelle und Abi-Dargham ein entscheidender Nachweis, dass die striäre Dopaminfreisetzung schizophrener Patienten erhöht ist. Diese Erhöhung fand sich in akuten Erkrankungsstadien und korrelierte mit dem Ausmaß der Positivsymptomatik (Abi-Dargham et al., 1999; Laruelle et al., 1999). Hinweise auf eine erhöhte striäre Dopaminfreisetzung fanden sich auch bei medikationsfreien Patienten, die früher bereits Neuroleptika erhalten hatten. Diese Patienten zeigten zudem eine Erhöhung der striären D2 Rezeptorverfügbarkeit nach Blockade der Dopaminproduktion durch AMPT (Abi-Dargham et al., 1999), was wahrscheinlich als gegenregulatorische Erhöhung der D2 Rezeptoren nach längerfristiger neuroleptischer Blockade zu interpretieren ist. Eine Erhöhung der präsynaptischen striären Dopaminproduktion und -freisetzung wäre demnach ein primäres Kennzeichen schizophrener Psychosen, während sich

4 Dopaminerge Transmission und Anhedonie bei schizophrenen Patienten mit und ohne neuroleptische Behandlung

Änderungen der postsynaptischen D2 Rezeptordichte offenbar sekundär als Folge der Neuroleptikamedikation einstellen.

Eine Blockade der zentralen glutamatergen Neurotransmission durch Ketamin führte bei gesunden Versuchspersonen zu einem Anstieg der amphetamininduzierten Dopaminfreisetzung in Bereiche, die auch bei schizophrenen Patienten beobachtet wurden (Kegeles et al., 1999). Dies ist ein Hinweis darauf, dass eine kortikale glutamaterge Dysfunktion an der Enthemmung der striären Dopaminfreisetzung beteiligt sein könnte. Diese Beobachtungen scheinen die Hypothese einer *verminderten* kortikalen glutamatergen Neurotransmission zu stützen (Carlsson et al., 1999b). Allerdings muss hier zwischen der Wirkung auf NMDA und nicht-NMDA Rezeptoren unterschieden werden. Ketamin bewirkt zwar in subanästhetischen Dosen eine Blockade der NMDA Rezeptoren, führt aber gleichzeitig zur Enthemmung der glutamatergen Neurotransmission und zur exzessiven Stimulation von nicht-NMDA Rezeptoren (Krystal et al., 1999a). Dies könnte in der verminderten, NMDA-vermittelten Stimulation GABAerger kortikaler Interneurone resultieren (Krystal et al., 1999b) und letztendlich eine *Enthemmung* spezifischer glutamaterger Projektionsbahnen zu den Ursprungsarealen der dopaminergen Nervenzellen im Hirnstamm bewirken (Kalivas, 1995; Taber et al., 1995; Moghaddam et al., 1997). Bei schizophrenen Patienten selbst könnte eine verminderte Hemmung der glutamatergen Pyramidenzellen durch GABAerge Interneurone (Lewis et al., 1999) das Äquivalent der Ketaminwirkung darstellen und zur Aktivierung absteigender glutamatergen Projektionsbahnen führen (Krystal et al., 1999a), die durch eine verminderte dopaminerge Hemmung präfrontaler Neurone verstärkt wird (*vgl.* **Abb. 26**). Es ist möglich, dass eine präfrontal verminderte Dichte dopaminerger D1 Rezeptoren, wie sie von Okubo et al. (1997) mittels PET bei schizophrenen Patienten beobachtet wurde, das Korrelat einer derartigen präfrontalen dopaminergen Minderfunktion darstellt. Allerdings konnten Karlsson et al. (1999) den Befund von Okubo et al. (1997) nicht replizieren. Auch autoradiographische Studien zeigten keine Änderung der präfrontalen D1 Rezeptordichte bei schizophrenen Patienten (Knable et al., 1994). Es ist also derzeit ungeklärt, ob schizophrene Patienten eine präfrontal verminderte Dichte dopaminerger D1 Rezeptoren aufweisen und ob diese zu einer Enthemmung der subkortikalen dopaminergen Transmission beitragen könnte.

Eine Limitation unserer Studie muss erwähnt werden. Untersucht wurde nur, ob eine präfrontale monoaminerge Stimulation zur Hemmung der subkortikalen dopaminergen Transmission führt (Heinz et al., 1999a). Dieser Untersuchungsaufbau ist durch die Theorie von Jackson (1927) vorgegeben, nach der höhere Hirnzentren die Aktivität der phylogenetisch älteren, primitiveren Zentren hemmen. Ein pathologischer Ausfall des präzentralen Kortex führt demnach zur Negativsymptomatik, während die Enthemmung der striären Dopaminfreisetzung die Genese der Positivsymptomatik erklären soll (Weinberger, 1987). Diese Modellvorstellung lässt jedoch keinen Raum für hemmende Interaktionen "niedrigerer" mit "höheren" Hirnzentren, und die Frage, ob eine subkortikale dopaminerge Stimulation zur Inhibition präfrontaler Zentren führt, wurde gar nicht erst untersucht. Eine solche Untersuchung wäre allerdings wegen der geringen Dichte der präfrontalen dopaminergen Innervation (Adolffson et al., 1979) *in vivo* nur schwer durchführbar. Wenn jedoch dopaminerge Neurone, die zum ventralen Striatum ziehen, ebenso durch belohnungsanzeigende Stimuli aktiviert werden wie dopaminerge Zellen, die in den PFC projizieren (Schultz et al., 1993), ist es denkbar, dass Störungen der subkortikalen dopaminergen Transmission auf die Funktion des PFC zurückwirken. Tatsächlich beobachteten Lindstrom et al. (1999) eine Erhöhung der Dopaminproduktion im Striatum und im medialen präfrontalen Kortex schizophrener Patienten, die gegen eine einfache Enthemmung der striären Dopaminfreisetzung durch einen kortikalen Dopaminmangel spricht. Unsere Untersuchung bestätigt also die Annahme, dass eine neonatal induzierte, präfrontale Dysfunktion zur "phasischen" Enthemmung der striären Dopaminfreisetzung führen kann (Weinberger, 1987; Weinberger und Lipska, 1995), ohne dass Rückwirkungen der subkortikalen Transmission auf die kortikale Funktion ausgeschlossen werden können.

Ausgehend von den Hypothesen von Grace (1991) und Weinberger (1987; 1996) waren verschiedene Ansätze formuliert worden, wie eine stimulusabhängig induzierte, dopaminerge Dysfunktion zur Manifestation spezifischer psychopathologischer Symptome schizophrener Patienten beitragen könnte. Eine von Eysenck (1995) vorgetragene Hypothese beruht sich auf die Untersuchung der sogenannten latenten Inhibition ("latent inhibition", LI) bei Schizophrenen. Schizophrene lernen in Konditionierungsversuchen nicht, irrelevante (d.h. nicht belohnte) Stimuli im selben Ausmaß wie Gesunde zu ignorieren (Lubow und Gewirtz, 1995). Dieser Unterschied wird dann deutlich, wenn die bislang irrelevanten Stimuli in einer nachfolgenden Aufgabe zu spezifischen Stimuli oder "Cues" werden, auf deren Auftreten hin mit einer bestimmten, konditionierten Reaktion geantwortet werden muss. So wurde beispielsweise ein kurzes Rauschen mehrfach während des Erlernens einer Aufgabe eingespielt, ohne dass dieses Rauschen irgendeine Relevanz für die zu lösende Aufgabe hatte; in einer nachfolgenden Untersuchung wurde dieses Rauschen zum konditionierten Stimulus, der eine konditionierte Reaktion hervorrufen sollte - schizophrene Patienten erlernen solche Reaktionen jetzt schneller als Gesunde, da sie es im vorherigen Versuch gar nicht erst gelernt hatten, diesen Stimulus zu ignorieren (Lubow und Gewirtz, 1995). Schizophrene Patienten zeigen also eine verminderte "latente Inhibition" von Reizen, die im Kontext einer bestimmten Aufgabe auftreten, ohne selbst belohnt zu werden. Die latente Inhibition wird durch Amphetamingabe vermindert und tritt umgekehrt bei dopaminverarmten Parkinson-Patienten oder bei Neuroleptikagabe verstärkt auf, was auf dopaminerge Mechanismen in ihrer Genese verweist (Lubow und Gewirtz, 1995). Deshalb wurde postuliert, dass Schizophrene aufgrund einer dopaminergen Überfunktion nicht in der Lage sind, eine latente Inhibition auszubilden und bestimmte Reize zu ignorieren. Ihr Kurzzeitgedächtnis wäre deshalb mit irrelevanten Stimuli überladen (Lubow und Gewirtz, 1995), was sich kognitiv als assoziative Enthemmung zeigen könnte, die zum unscharfen Begriffsgebrauch ("Overinclusion") und zum Denken in Gleichnissen und Bildern führen könnte (Eysenck, 1991).

Eine alternative Theorie war von Cohen und Servan-Schreiber (1992) vorgestellt worden. Die Autoren vermuteten, dass eine tonisch verminderte dopaminerge Aktivierung des präfrontalen Kortex dazu führt (Braver et al., 1999), dass kontext-relevante Reize nicht adäquat im Arbeitsgedächtnis repräsentiert werden können. Cohen und Servan-Schreiber (1992) zählen auch die Aufgabenstellung zu diesen kontext-relevanten Informationen. In neuronalen Netzwerkmodellen modellierten sie schizophrenietypische Fehlleistungen in Tests, die die Aufmerksamkeit oder semantische Leistungen erfassen sollten. So wurden beispielsweise mehrdeutige Wörter in Sätze eingebettet, aus denen hervorging, dass die seltenere Bedeutung in diesem Kontext die passende war (wie "Wir besuchen einen Grafen und sehen sein *Schloss*" versus "Ich hatte meinen Schlüssel verloren, kam nach Hause und konnte mein *Schloss* nicht öffnen"). Wenn in neuronalen Netzen das Modul unteraktiviert wird, das dem präfrontalen Kortex funktionell entsprechen soll und den semantischen Kontext repräsentiert, kommt es häufig zu Fehlern, weil die seltene Wortbedeutung durch den Kontext nicht hinreichend hervorgehoben wird. Das Modell ignoriert dann die kontextuellen Informationen und entscheidet irrig, dass an dieser Stelle die häufigere Wortbedeutung repräsentiert sei. Derartige Fehlleistungen könnten zum "Konkretismus" führen, also zur irrigen Interpretation einer übertragenen Redensart im Sinne des dominanten Wortgebrauchs. Auch Spitzer (1993) versuchte, den Konkretismus mit einer verminderten Aktivierung des präfrontalen Kortex zu erklären. Er postulierte, dass eine von ihm beobachteten Enthemmung semantischer Assoziationen bei schizophrenen Patienten mit einer verminderten dopaminergen Stimulation des PFC in Verbindung stehen könnte. Diese semantische Enthemmung betreffe vor allem die konkreten oder "wörtlichen" Assoziationen, die durch einen bestimmten Begriff aktiviert werden. Deshalb fände sich bei Schizophrene nach dem Hören eines Sprichworts auch dann noch eine Aktivation der "konkreten" semantischen Assoziationen, wenn Gesunde bereits Begriffe assoziieren, die mit der "abstrakten" Bedeutung des Sprichworts in Verbindung stehen (Spitzer, 1993). Der schizophrene "Konkretismus" sei somit möglicherweise auf eine Enthemmung semantischer Assoziationen zurückzuführen, die wiederum durch eine unfokussierte Aktivierung neuronaler Netze bedingt sein könnte. Spitzer (1993) verwies auf Cohen und Servan-Schreiber (1992), die eine solche unfokussierte Aktivierung neuronaler Netze in Computermodellen simulieren konnten, wenn der dopaminerge Input verringert wurde (Cohen und Servan-Schreiber, 1992). Wird dagegen die dopaminerge Neurotransmission stimuliert, steigt die Arbeitskurve dopaminerg innervierter Neurone und resultiert in einer erhöhten Signalübertragung im Verhältnis zum Rauschen (Daniel et al., 1991; Cohen und Servan-Schreiber, 1992). Mit Bezug auf Grace (1991) postulierte Spitzer (1993), dass der präfrontale dopaminerge Input tonisch reduziert sein könnte, während eine phasisch verstärkte dopaminerge Transmission das Verhältnis von Signal und Rauschen so verstärken könnte, dass normale Umweltreize eine überwertige Bedeutung erlangen und so zur Wahngenese beitragen könnten (Spitzer, 1995).

Das interessante an dem Ansatz von Cohen und Servan-Schreiber ist, dass sie bekannte neurobiologische Befunde zur dopaminergen Funktionsstörung und zum Arbeitsgedächtnis mit einem neuronalen Netzwerk simulieren konnten. Allerdings entfernt sich eine Weiterentwicklung ihres Modells deutlich von den ihren früheren Erklärungsversuchen. In diesem neuen Modell geht die Arbeitsgruppe von

Cohen und Mitarbeitern nun nicht mehr von einer *verminderten tonischen* dopaminergen Neurotransmission im präfrontalen Kortex aus (Cohen und Servan-Schreiber, 1992), sondern von einer *tonisch erhöhten und phasisch* verminderten dopaminergen Neurotransmission (Braver et al., 1999). Eine derartige Annahme ist allerdings nicht nur dem Modell von Grace (1991) diametral entgegengesetzt, der aus den damals vorliegenden neurobiologischen Daten folgerte, dass schizophrene Patienten durch eine tonisch verminderte und phasisch erhöhte dopaminerge Neurotransmission gekennzeichnet sind, sondern sie widerspricht auch den derzeit vorliegenden Befunden bildgebender Untersuchungen (Laruelle et al., 1996; 1999; Abi-Dargham et al., 1999).

Zusammenfassend muss gegenüber den genannten Theorien eingewandt werden, dass sie weitgehend auf Hypothesen beruhen, die nicht ausreichend durch empirische Untersuchungen abgesichert sind. Zu häufig werden generalisierte Annahmen über den Funktionszustand dopaminerger Transmission bei schizophrenen Patienten mit psychopathologischen Befunden in Verbindung gesetzt, ohne dass die postulierte Beziehung jeweils empirisch ausreichend überprüft wurde. So ist es zwar durchaus plausibel, aus der Reduktion der latenten Inhibition bei akut schizophrenen Patienten und bei Gesunden nach Amphetamingabe darauf zu schließen, dass eine dopaminerge Überfunktion die gemeinsame Ursache der testpsychologisch beobachteten Phänomene sei, bei direkter Überprüfung konnte diese Hypothese jedoch nicht bestätigt werden: Bei akut schizophrenen Patienten war das Ausmaß der latenten Inhibition zwar mit der Krankheitsdauer, nicht jedoch mit der Verfügbarkeit striärer D2 Rezeptoren assoziiert (Gray et al.,1995). Zudem gibt es Hinweise darauf, dass andere Neurotransmittersysteme, wie z.B. die nikotinerge Transmission, zu der Unfähigkeit schizophrener Patienten beitragen, repetitive Stimuli auszufiltern (Leonard et al., 1996). Die Notwendigkeit einer empirischen Überprüfung der postulierten, spezifischen Assoziation von Psychopathologie und dopaminerger Dysfunktion ist besonders dann gegeben, wenn auf die Hypothese von Grace (1991) zurückgegriffen wird, dass Schizophrene *sowohl* unter einer Erniedrigung der tonischen *als auch* unter einer Erhöhung der phasischen Dopaminausschüttung leiden. Denn ansonsten können psychopathologische Phänomene je nach Plausibilität der dopaminergen Über- oder Unterfunktion zugeschrieben werden, ohne dass der Nachweis einer bestimmten Form der dopaminergen Dysfunktion jemals ein theoretisches Konstrukt widerlegen kann, dass das Vorhandensein einer dopaminergen Unter- wie Überfunktion postuliert. Entscheidend wäre also beispielsweise nicht der Nachweis, dass Wahnbildung und Enthemmung semantischer Assoziationen bei schizophrenen Patienten auftreten, die auch unter Störungen der dopaminergen Transmission leiden, sondern die spezifische Demonstration eines Zusammenhangs zwischen *tonischer* dopaminerger Unterfunktion und der Enthemmung semantischer Assoziationen einerseits und einer *phasischen* Dopaminfreisetzung und der Wahnbildung andererseits. Schließlich verlangt die empirische Überprüfung der postulieren Zusammenhänge zwischen Neurobiologie und Psychopathologie häufig, dass die psychopathologische Symptomatik auf einfache, quantifizierbare Variablen und Konzepte reduziert wird, was den in Frage stehenden Phänomenen jedoch oft nicht

4 Dopaminerge Transmission und Anhedonie bei schizophrenen Patienten mit und ohne neuroleptische Behandlung

gerecht wird, wie sich am Beispiel des schizophrenen "Konkretismus" zeigen lässt (Heinz et al., 1995c).

Die genannten kritischen Einwände gelten natürlich auch gegenüber allen Versuchen, unsere Untersuchungsergebnisse zur neonatal bedingten, phasischen Enthemmung striärer dopaminerger Transmission (Heinz et al., 1997b; 1999a) mit der Pathogenese schizophrener Symptomatik in Verbindung zu bringen. Unsere Befunde stammen aus der Untersuchung von Rhesusaffen, so dass direkte Bezüge zur menschlichen Psychopathologie nicht untersucht werden konnten. Sie stellen also allenfalls eine Test der Plausibilität bestimmter neurobiologischer Mechanismen dar, die auch beim Menschen zur Dysfunktion dopaminerger Transmission führen könnten. Diesbezüglich unterstützen unsere Befunde Hypothesen, die auf die Bedeutung einer phasischen, stimulus- oder stressabhängig induzierten Dopaminfreisetzung verweisen (Grace, 1991; Spitzer, 1995). Unsere Untersuchungen zeigen, dass eine Enthemmung der subkortikalen Dopaminfreisetzung entwicklungsspezifisch nur bei Primaten mit einer neonatalen Läsion des temporolimbischen Kortex auftritt, in ihrem Vorkommen aber nicht an das Vorhandensein einer basal erniedrigten, tonischen Dopaminfreisetzung gebunden ist (Heinz et al., 1997b). Wenn die Befunde von Schultz und Mitarbeitern (1997) zutreffen, so ist die stimulusabhängige Dopaminfreisetzung bei Primaten eng mit dem Erlernen belohnungsanzeigender Reize verbunden. Eine stimulusabhängige Enthemmung dieser dopaminergen Transmission könnte also zur "fehlerhaften" Enkodierung von Umweltreizen als "bedeutsam" führen, ein Mechanismus, dem eine Rolle bei der Entstehung der Wahnstimmung (Conrad, 1958) zukommen könnte. Wenn die phasische Dopaminfreisetzung durch Stressfaktoren aktivierbar ist, so könnte dies zur Exazerbation psychotischer Symptomatik unter psychischen Belastungssituationen beitragen (Weinberger, 1987). Erste Untersuchungen ergaben Hinweise darauf, dass die stimulus-abhängige striäre Dopaminfreisetzung bei schizophrenen Patienten gegenüber Kontrollpersonen erhöht ist (Laruelle et al., 1996; Breier et al., 1997; Abi-Dargham et al., 1999). Weitere Untersuchungen sollten den spezifischen Zusammenhang zwischen einer dopaminergen Dysfunktion einerseits und Aufmerksamkeits- und Konditionierungsprozessen bei schizophrenen Patienten andererseits untersuchen. Möglicherweise lässt sich der Zusammenhang der komplexen schizophrenen Symptomatik mit neurobiologischen Störungen wie einer dopaminergen Dysfunktion dann genauer untersuchen, wenn in einem ersten Schritt eine spezifisch charakterisierte dopaminerge Dysfunktion mit einfachen Lernmechanismen in Bezug gesetzt wird, die in einem zweiten Schritt dann im Hinblick auf ihre Bedeutung für die Genese komplexer schizophrener Symptome untersucht werden.

5 Zusammenfassung und Ausblick

Bevor die Ergebnisse unserer Untersuchungen im Überblick dargestellt werden, sollen die methodologischen Schlussfolgerungen gezogen werden, die sich aus den Studien zur dopaminergen Transmission und ihrer psychopathologischen Korrelate bei verschiedenen psychiatrischen und neurologischen Krankheitsbildern ergeben. Unsere Untersuchungen illustrieren verschiedene Probleme neuropsychiatrischer Forschung, die für die Bewertung unserer Befunde entscheidend sind:

Erstens zeigen sie die begrenzte Verwertbarkeit sogenannter "Ein-Punkt"-Untersuchungen, die einen bestimmten neurobiologischen Parameter bestimmen und mit einer psychopathologischen Symptomatik in Beziehung setzen. Belegen lässt sich dies am Beispiel der Untersuchung zentraler Dopaminrezeptoren, deren Dichte oder Stimulierbarkeit gemessen und deren Korrelation mit psychopathologischen Konstrukten wie der Anhedonie, dem "Craving" nach Suchtstoffen oder dem "Novelty seeking" untersucht wurde (Heinz et al., 1996a; Volkow et al., 1996). Dabei wurde explizit oder implizit davon ausgegangen, dass die gemessene, verminderte Dichte oder Sensitivität der Rezeptoren als Hinweis auf eine dopaminerge Minderfunktion gewertet werden kann. Weiterführende Untersuchungen ergaben jedoch Hinweise darauf, dass die postsynaptische "Down-Regulation" dopaminerger Rezeptoren bei alkoholabhängigen Patienten Folge einer verstärkten präsynaptischen Dopaminfreisetzung sein könnte (George et al., 1992; 1999; Heinz et al., 1995b; Tiihonen et al., 1998). Die Frage, ob ein monoaminerges System über- oder unteraktiv ist, ist aber von entscheidender Bedeutung nicht nur für die vermuteten psychopathologischen Korrelate, sondern auch für die Planung therapeutischer Interventionen. Wenn das dopaminerge Verstärkungssystem bei alkoholabhängigen Patienten tatsächlich in seiner Funktion reduziert wäre, so hätten wir Anhedonie, Depressivität oder Ängstlichkeit als psychopathologisches Korrelat beobachten sollen (Heinz et al., 1994) und eine hilfreiche pharmakologische Intervention wäre eine kurzfristige Substitution der defizitären dopaminergen Funktion (Schmidt und Rommelspacher, 1996). Beide Annahmen konnten in klinischen Studien jedoch nicht bestätigt werden (Heinz et al., 1996a; Schmidt et al., 1997b). Zum einen war die verminderte Stimulierbarkeit zentraler Dopaminrezeptoren nicht mit Depressivität oder erhöhter Ängstlichkeit assoziiert (Heinz et al., 1996a). Zum anderen konnte die Gabe von Dopamin D2 Agonisten wie Lisurid die Rückfallrate alkoholabhängiger Patienten nicht senken (Schmidt et al., 1997b). Angesichts der Hinweise auf eine verstärkte präsynaptische Dopaminfreisetzung bei Alkoholabhängigen mit hohem Rückfallrisiko (George et al., 1992; 1999; Heinz et al., 1995b) könnten diese Beobachtungen dafür sprechen, dass die dopaminerge Transmission bei Patienten mit hohem Rückfallrisiko erhöht und nicht erniedrigt ist (George et al., 1992; 1999; Heinz et al., 1995b). Diese Hypothese erklärt möglicherweise, warum erfolgreiche pharmakotherapeutische Interventionen mit Substanzen erzielt werden, die indirekt - zum Beispiel über eine Blockade der Opioidrezeptoren - die Dopaminausschüttung hemmen (Spanagel et al., 1992; O'Malley et al., 1996), während Dopamin D2 Agonisten die Rückfallrate erhöhen (Schmidt et al., 1997b). Die genannten Beobachtungen zeigen, dass es irreführend sein kann, wenn der Funktionszustand monoaminerger Neurotransmittersysteme mittels einer isolierten Untersuchung einzelner Parameter bestimmt werden soll, da immer die Gefahr besteht, dass gegenregulatorische, kompensatorische Mechanismen mit der Ursache der Funktionsstörung verwechselt werden. Die Neurotransmission hängt von so unterschiedlichen Faktoren wie der Wiederaufnahmekapazität, dem Transmitterumsatz, der Sensitivität prä- und postsynaptischer Rezeptoren und der Aktivität postsynaptischer Secondmessenger Mechanismen ab (Nestler, 1994; Smith, 1996), so dass Aussagen über den Funktionszustand eines Neurotransmittersystems immer im Rahmen dieser Interaktionen formuliert werden sollten.

Zweitens erscheint der Versuch verfehlt, schlicht von einer Über- oder Unterfunktion eines Neurotransmittersystems zu sprechen. Grace (1991) hatte auf den Unterschied zwischen einem tonisch erniedrigten Neurotransmitterumsatz und einer phasisch disinhibierten Transmitterfreisetzung hingewiesen. Unsere Untersuchungen bei Primaten weisen darauf hin, dass eine stimulusabhängig enthemmte Dopaminfreisetzung zwar das entscheidende Kennzeichen einer entwicklungsspezifischen Läsion des temporo-limbischen Kortex sein kann, dass diese "phasische" Enthemmung der dopaminergen Transmission aber nicht von einer Erniedrigung des tonischen Dopaminumsatzes begleitet werden muss (Heinz et al., 1999a). Eine stimulusabhängig induzierte Dopaminfreisetzung spielt wahrscheinlich auch bei der Entstehung der neurobiologischen Korrelate der Abhängigkeitserkrankungen eine Rolle. Schultz und Mitarbeiter (1993; 1997) konnten zeigen, dass die Konditionierung belohnungsanzeigender Stimuli von einer kurzfristigen Erhöhung der dopaminergen Entladungsrate begleitet ist. Beim erneuten Auftreten dieser Reize kommt es demnach zur "phasischen" Entladung dopaminerger Neurone, welche diese Reize als belohnungsanzeigend kennzeichnet und das Individuum zu Handlungen motiviert, die auf die Erringung der Belohnung gerichtet sind (Robinson und Berridge, 1993; Robbins und Everitt, 1996). Wenn Substanzen mit Abhängigkeitspotential das dopaminerge Verstärkungssystem direkt aktivieren, könnten auch die mit der Drogeneinnahme verbundenen Umweltreize als belohnungsanzeigende Stimuli enkodiert werden (Robinson und Berridge, 1993). Die erneute Konfrontation mit diesen Umweltreizen würde so die dopaminerge Transmission stimulieren, was sich psychisch als dringendes Verlangen nach der Suchtsubstanz manifestieren könnte. Die Annahme eines dopaminvermittelten "Cravings" nach Drogen wird durch die Untersuchung von Berger et al. (1996) bestätigt, die dieses reiz- bzw. "cue"-induzierte Verlangen durch Neuroleptikagabe blockieren konnten. Der entscheidende dopaminerge Mechanismus, der zur Aufrechterhaltung der Abhängigkeitserkrankung beiträgt, wäre demnach eine reizspezifische, *phasische* Dopaminausschüttung und keine unspezifische Enthemmung des *tonischen* Dopaminumsatzes.

Drittens verweisen unsere Untersuchungen auf die Bedeutung der Interaktion verschiedener Neurotransmittersysteme in der Pathogenese der dopaminergen Dysfunktion bei alkoholabhängigen und schizophrenen Patienten. Die alkoholinduzierte Dopaminausschüttung kann durch Blockade serotonerger 5-HT$_3$ Rezeptoren unterbunden werden (Carboni et al., 1989), während die Stimulation dieser Serotoninrezeptoren die striäre Dopaminfreisetzung stimuliert (Wallis et al., 1993). Eine Störung der serotonergen Transmission, wie sie bei Alkoholabhängigen vorzuliegen scheint (Heinz et al., 1998a), könnte mit der Sensitivität dopaminerger Rezeptoren interagieren (Heinz et al., 1998c) und damit die Verstärkerwirkung des Alkoholkonsums erhöhen. Auf die Bedeutung der glutamatergen Transmission für die Regulation der phasischen Dopaminfreisetzung verweist unsere Untersuchung an Rhesusaffen mit entwicklungsspezifischer Läsion des Temporallappens (Heinz et al., 1999a). Demgegenüber ist die alkoholinduzierte Dopaminfreisetzung offenbar nicht von glutamatergen Mechanismen abhängig (Diana et al., 1993). Wenn die phasische Dopaminfreisetzung jedoch, wie von Schultz und anderen (1993;1997) beobachtet, zuerst von einem unkonditionierten "primären Verstärker" (z.B. einer Banane) aktiviert wird, dann aber auf den konditionierten, belohnungsanzeigenden Stimulus überwechselt, so muss diese Änderung der dopaminergen Aktivierung vom neuronalen System "gelernt" werden. Das Erkennen bestimmter Reizmuster erfolgt höchstwahrscheinlich durch glutamaterg vermittelte, neurobiologische Äquivalente von Lernprozessen, zum Beispiel durch die längerfristige Potenzierung ("long-term potentiation", LTP) glutamaterger Transmission nach Aktivierung hippocampaler NMDA Rezeptoren (Bliss und Collingridge, 1993). Auch die Sensitivierung der dopaminergen Neurotransmission durch Psychostimulantien scheint über NMDA und nicht-NMDA Rezeptoren vermittelt zu werden (Kalivas, 1995). Es konnte gezeigt werden, dass Alkohol mit der Funktion glutamaterger NMDA Rezeptoren interferiert (Hoffman und Tabakoff, 1993; Zieglgänsberger et al., 1997). Eine alkoholinduzierte Störung glutamatvermittelter Lernprozesse könnte den Erwerb neuer, belohnungsanzeigender Stimuli stören und dazu beitragen, dass starr an einmal engrammierten, alkoholassoziierten Stimuli festgehalten wird, auch wenn diese Reize längst nicht mehr mit dem Erleben angenehmer Gefühle verbunden sind. Möglicherweise liegt hier ein Ansatzpunkt der Wirkung von Acamprosat, einem Pharmakon, das mit der glutamatergen Transmission am NMDA Rezeptor interferiert und effektiv zur Reduktion der Rückfallneigung alkoholabhängiger Patienten eingesetzt wurde (Saß et al., 1996; Whitworth et al., 1996). Eine alkoholinduzierte, glutamaterge Dysfunktion könnte demnach die phasische Dopaminfreisetzung so verändern, dass das Erlernen neuer Verhaltensweisen zugunsten der Wiederholung etablierter Verhaltensmuster behindert wird. Andererseits zeigt unsere Diskussion der serotonergen Einwirkung auf die Entladungsrate thalamischer Neurone (Heinz et al., 1998c), dass auch die von Grace (1991) vorgestellte Unterscheidung in phasische und tonische Dopaminfreisetzung den komplexen Verhältnissen neuronaler Transmission nicht gerecht wird. So unterscheidet McCormick (1992) zwischen einer Entladung thalamischer Neurone in Einzelspikes und in oszillierenden Entladungsgruppen ("bursts"), wobei die Aktivität dieser Neurone jeweils durch eine Reihe verschiedener Neurotransmitter moduliert wird. Während es also verlockend wäre, bestimmte psychopathologische Symptome auf eine stimulusabhängige Enthemmung der phasischen dopaminergen Transmission zurückzuführen, reicht unsere Kenntnis der Informationsübertragung in den kortiko-striär-thalamischen Regelkreisen (Alexander et al., 1986; Cummings, 1993) derzeit nicht aus, um diese Annahmen über den Rang spekulativer Thesen zu erheben.

Viertens können Ergebnisse aus Tierversuchen nur beschränkt auf den Menschen übertragen werden. Dies gilt bereits für Unterschiede in der Funktion und Anatomie des dopaminergen Systems bei Ratten und Primaten. So wurde bei Ratten eine klare anatomische und funktionelle Trennung zwischen den aus der Area 9 und 10 stammenden, dopaminergen Bahnsystemen postuliert (Di Chiara und Imperato, 1988), die sich in dieser Form bei Primaten nicht nachweisen lässt (Berger et al., 1991; Lynd-Balta und Haber et al., 1994a; 1994b). Dies gilt um so mehr für Vergleiche des Verhaltens von Affen und Menschen (Stone, 1993). Während es verlockend ist, aus der stimulusabhängigen, dopaminergen Konditionierung belohnungsanzeigender Reize bei Affen (Schultz, 1992) Rückschlüsse auf die psychopathologischen Korrelate einer phasischen Enthemmung dopaminerger Übertragung bei Schizophrenen zu ziehen, so bleiben diese Hypothesen doch im Bereich unzulässiger Spekulation, wenn sie die Besonderheiten der menschlichen Sprach- und Symbolisationsfähigkeit nicht berücksichtigen (Fromkin und Rodman, 1983; Bischof-Köhler, 1993). Die Untersuchung neurobiologischer Zusammenhänge im Tiermodell erlaubt es nur, Aussagen über die Plausibilität bestimmter pathophysiologischer Mechanismen zu tätigen, während die psychopathologischen Korrelate dieser Funktionsstörungen nur beim Menschen selbst untersucht werden können. Insbesondere sollte vor leichtfertigen und potentiell herabsetzenden Vergleichen zwischen verhaltensgestörten Affen und sozial benachteiligten Menschen gewarnt werden (Stone, 1993).

Mit allen diesen Einschränkungen können die Ergebnisse unserer Untersuchungen bezüglich der Ausgangshypothesen wie folgt zusammengefasst werden:
Erstens ist die *Anhedonie kein übergreifendes Korrelat einer verminderten dopaminergen Neurotransmission* bei schizophrenen, alkoholabhängigen und extrapyramidalmotorisch erkrankten Patienten. Dies zum einen deshalb, weil es Hinweise darauf gibt, dass alkoholabhängige Patienten an einer Enthemmung der präsynaptischen Dopaminfreisetzung leiden (George et al., 1992; 1995; Heinz et al., 1995b; Tiihonen et al., 1998), während schizophrene Patienten und Patienten mit Tourette Syndrom möglicherweise eine tonisch verminderte und phasisch enthemmte Dopaminfreisetzung aufweisen (Grace, 1991; Heinz et al., 1998c). Die tonisch verminderte Dopaminfreisetzung könnte bei Tourette Patienten durch eine verstärkte serotonerge Inhibition dopaminerger Neurone im Mittelhirn bedingt sein (Heinz et al., 1998c). Bei unmedizierten schizophrenen Patienten fand sich eine Korrelation zwischen der Schwere der Negativsymptomatik und Hinweisen auf einen verminderten Dopaminumsatz (Knable et al., 1997b), wobei es ungeklärt ist, ob dieser Dopaminumsatz tonisch oder phasisch reduziert ist. Untersuchungen im Tiermodell weisen darauf hin, dass eine stimulusabhängig enthemmte Dopaminfreisetzung auch dann auftreten kann, wenn keine Reduktion des basalen, tonischen Dopaminumsatzes vorliegt (Heinz et al., 1999a). Auch bei schizophre-

5 Zusammenfassung und Ausblick

nen Patienten fanden sich Hinweise auf eine stimulusabhängig erhöhte Dopaminfreisetzung in frühen Krankheitsstadien, die mit der Positivsymptomatik in Verbindung zu stehen scheint (Laruelle et al., 1996; 1999; Breier et al., 1997; Abi-Dargham et al., 1999). Die Bedeutung einer solchen stimulusabhängigen Dopaminfreisetzung besteht wahrscheinlich in der Enkodierung belohnungsanzeigender Stimuli (Schultz, 1992), so dass eine Störung dieser Funktion zu Motivationsstörungen führen kann, die der Anhedonie zwar ähneln, aber den Genus beim Eintreffen des erstrebten Reizes nicht vermindern (Robinson und Berridge, 1993; Robbins und Everitt, 1996).

Zweitens besteht *kein übergreifender Zusammenhang zwischen der in Folge eines Dopamindefizits auftretenden Negativsymptomatik und der psychomotorischen Verlangsamung*. Bei der Untersuchung schizophrener Patienten fanden wir einen solchen Zusammenhang nur bei jenen Patienten, die eine neuroleptikainduzierte, hochgradige Blockade ihrer D2 Rezeptoren im Striatum aufwiesen (Heinz et al., 1998d). Bei unmedizierten schizophrenen und alkoholabhängigen Patienten und bei Patienten mit Tourette-Syndrom fanden wir keine signifikanten Korrelationen zwischen der psychomotorischen Reaktionszeit und dem Ausmaß der Negativsymptomatik (unveröffentlichte, in allen am NIMH durchgeführten Studien erhobene Daten; *vgl.* Heinz et al., 1998a; 1998b; 1998c; Knable et al., 1997b). Wenn wie vermutet die extrapyramidalmotorische Funktion dopaminerger Transmission von einer relativ kontinuierlichen Dopaminfreisetzung im Striatum abhängt (Heinz et al., 1992a; 1992b), während die psychopathologisch relevante Dopaminfreisetzung stimulusabhängig erfolgt (Schultz, 1992), dann ist es nicht verwunderlich, dass psychopathologische und psychomotorische Störungen nur bei einer sehr massiven Behinderung der dopaminergen Transmission miteinander korrelieren.

Hingegen verweisen unsere Untersuchungen auf die *Bedeutung der stimulus- und stressinduzierten Dopaminfreisetzung für die Entstehung psychopathologischer und neuropsychiatrischer Symptomatik* (Laruelle et al., 1996; Heinz et al., 1999a). Die subkortikale dopaminerge Transmission interagiert mit verschiedensten *Umwelteinflüssen* (Gariépy et al., 1995; Schoffelmeer et al., 1995; Heinz et al., 1999a) und wird *durch die präfrontale Dopaminfreisetzung* sowie *durch Serotonin, Glutamat, GABA und andere Neurotransmitter in jeweils spezifischer Weise moduliert* (Weinberger, 1987; Krebs et al., 1991; Heinz et al., 1998c; Wallis et al., 1993). Störungen der dopaminergen Transmission könnten somit bei jeder Symptomkonstellation durch spezifische Störungen in der Interaktion der Neurotransmitterssysteme mit "Second messenger" Mechanismen und Transkriptionsfaktoren zustande kommen (Nestler, 1994; Nestler und Aghajanian, 1997; Heinz et al., 1995b). Insgesamt empfiehlt sich also eine differentielle Betrachtung der jeweils implizierten dopaminergen Dysfunktion im Hinblick auf die systemischen Verknüpfungen mit anderen Mechanismen der zerebralen Informationsverarbeitung. Besonders eindrucksvoll ist der Beitrag des dopaminergen Systems zur menschlichen Fähigkeit, aus Umwelteindrücken zu lernen und sich den jeweils wechselnden Umweltanforderungen anzupassen. Weit davon entfernt, menschliches Erleben auf mechanistisch verstandene Störungen monoaminerger Funktion zu reduzieren, verweisen unsere Untersuchungen auf die Komplexität und Flexibilität menschlichen Verhaltens und seiner neurobiologischen Korrelate.

Literatur

Abercrombie ED, Keefe KA, DiFrischia DS, Zigmond MJ (1989): Differential effects of stress on in vivo dopamine release in striatum, nucleus accumbens, and medial frontal cortex. J Neurochem 52:1655-1658

Abi-Dargham A, Krystal JH, Anjilvel S, Scanley BE, Zoghbi S, Baldwin RM, Rajeevan N, Ellis S, Petrakis IL, Seibyl JP, Charney DS, Laruelle M, Innis RB (1998): Alterations of benzodiazepine receptors in type II alcoholic subjects measured with SPECT and (123I)Iomazenil. Am J Psychiat 155:1550-1555

Abi-Dargham A, Kegeles L, Zea-Ponce Y, Printz D, Gil R, Rodenhiser J, Weiss R, Schneider D, van Heertum R, Mann JJ, Gorman J, Laruelle M (1999) Removal of endogenous dopamine reveals elevation of D2 receptors in schizophrenia. J Nuc Med 40 (Suppl):30P

Adolffson R, Gottfries GC, Roos E (1979): Postmortem distribution of dopamine and homovanillic acid in human brain, variations related to age and a review of the literature. J Neurol 45:81-105

Akbarian S, Bunney Jr WE, Potkin SG, Vinuela A, Kim JJ, Jones EG (1993a): Altered distribution of nicotinamide-adenine dinucleotide phosphate-diaphorase cells in frontal lobe of schizophrenics implies disturbance of cortical development. Arch Gen Psychiat 50:169-177

Akbarian S, Bunney Jr WE, Potkin SG, Vinuela A, Kim JJ, Jones EG (1993b): Distorted distribution of nicotinamide-adenine dinucleotide phosphate-diaphorase neurons in temporal lobe of schizophrenics implies anomalous cortical development. Arch Gen Psychiat 50:178-187

Akil M, Pierri JN, Whitehead RE, Edgar CL, Mohila C, Sampson AR, Lewis DA (1999): Lamina-specific alterations in the dopamine innervation of the prefrontal cortex in schizophrenic patients. Am J Psychiat 156:1580-1589

Alexander GE, DeLong MR, Strick PL (1986): parallel oragnization of functionally segregated circuits linking basal ganglia and cortex. Ann Rev Neurosci 9:357-381

Anderson SA, Classey JD, Condé F, Lund JS, Lewis DA (1995): Synchronous development of pyramidal neuron dendritic spines and parvalbumin-immunoreactive chandelier neuron axon terminals in layer III of monkey prefrontal cortex. Neurosci 67:7-22

Andreason NC (1982): Negative symptoms in schizophenia. Definition and reliability. Arch Gen Psychiat 39:784-788

Andreason NC (1990): Positive and negative symptoms: historical and conceptual aspects. In: Andreason NC (Hrsg): Positive and negative symptoms and syndromes. Basel, Karger, Mod Probl Pharmacopsychiat 24:1-42

Ansseau M, Von Freckell R, Cerfontaine JL, Papart P, Franck G, Timsit-Berthier M, Geenen V, Legros JJ (1988): Blunted response of growth hormone to clonidine and apomorphine in endogeneous depression. Br J Psychiat 153:65-71

Arnold SE, Hyman BT, van Hoesen GW, Damasio AR (1991): Some cytoarchitectural abnormalities of the entorhinal cortex in schizophrenia. Arch Gen Psychiat 48:625-632

Artigas F (1995): Pindolol, 5-hydroxytryptamine, and antidepressant augmentation. Arch Gen Psychiat 52:969-971

Baldwin R, Zea-Ponce Y, Zoghbi S, Laruelle M, Al-Tikriti M, Smith E, Innis R, Sybirska E, Malison R, Neumeyer J, Milius R, Wang S, Stabin M, Charney D, Hoffer P (1993): Evaluation of the monoamine uptake site ligand [I-123]ß-CIT in non-human primates:

pharmacokinetics, biodistribution and SPECT brain imaging coregistered with MRI. Nucl Med Biol 20:597-606
Balldin J, Alling C, Gottfries CG, Lindtstedt G, Langström G (1985): Changes in dopamine receptor sensitivity in humans after heavy alcohol intake. Psychopharmacol 86:142-146
Balldin JI, Berggren UC, Lindstedt G (1992): Neuroendocrine evidence for reduced dopamine receptor sensitivity in alcoholism. Alc Clin Exp Res 16:71-74
Balldin J, Berggren U, Lindstedt G, Sundkler A (1993): Further neuroendocrine evidence for reduced D2 dopamine receptor function in alcoholism. Drug Alc Dep 32:159-162
Ballenger JC, Goodwin FK, Major LF, Brown GL (1979): Alcohol and central serotonin metabolism in man. Arch Gen Psychiat 36:224-227
Barr LC, Goodman WK, McDougle CJ; Delgado PL, Heninger GR, Charney DS, Price LH (1994): Tryptophan depletion in patients with obsessive-compulsive disorder who respond to serotonin reuptake inhibitors. Arch Gen Psychiat 51:309-317
Baumgarten HG, Grozdanovic Z (1995): Psychopharmacology of central serotonergic systems. Pharmacopsychiat 28:73-79
Baxter LR, Phleps ME, Mazziotta JC, Guze BH, Schwartz JM, Selin CE (1987): Local cerebral glusoce metabolic rates in obsessive-compulsive disorder. Arch Gen Psychiat 44:211-218
Baxter LR, Schwartz JM, Bergman KS, Szuba MP, Guze BH, Mazziotta JC, Akazraju A, Selin CE, Ferng HK, Munford P, Phleps ME (1992): Caudate glucose metabolic rate changes with both drug and behavior therapy for obsessive-compulsive disorder. Arch Gen Psychiat 49:681-689
Beninger RJ, Ranaldi R (1994): Dopaminergic agents with different mechanisms of action differentially affect responding for conditioned reward. In: Palomo T, Trevor A: Strategies for studying brain disorders. Vol 1. Depressive, anxiety and drug abuse disorders. London, Farrand Press:411-428
Beninger RJ, Ranaldi R (1995): Bromocriptine enhancement of responding for conditioned reward depends on intact D1 receptor function. Psychopharmacol 118:437-443
Benjamin J, Lin L, Patterson C, Greenberg BD, Murphy DL, Hamer DH (1996): Population and familial association between the D4 dopamine receptor gene and measures of novelty seeking. Nat Genet 12:81-84
Benkelfat C, Murphy DL, Hill JL, George DT, Nutt D, Linnoila M (1991): Ethanollike properties of the serotonergic partial agonist m-chlorophenylpiperazine in chronic alcoholic patients. Arch Gen Psychiat 48:383
Benninghoff (1985): Makroskopische und mikroskopische Anatomie des Menschen. 3. Band: Nervensystem, Haut und Sinnesorgane. München, Wien, Baltimore: Urban & Schwarzenberg:353-362 & 410-411
Berger B, Gaspar P, Verney C (1991): Dopminergic innervation of the cerebral cortex: unexpected differences between rodents and primates. TINS 14:21-27
Berger SP, Hall S, Mickalian JD, Reid MS, Crawford CA, Delucchi K, Carr K, Hall S (1996): Haloperidol antagonism of cue-elicited cocaine craving. Lancet 347:504-508
Bergström KA, Halldin C, Kuikka JT, Swahn CG, Tiihonen J, Hultunen J, Laensimies E, Farde L (1995): Lipophilic metabolite of [^{123}I]ß-CIT in human plasma may obstruct quantification of the dopamine transporter. Synapse 19:297-300
Bermanzohn PC, Siris SG (1992): Akinesia: a syndrome common to parkinsonism, retarded depression, and negative symptoms of schizophrenia. Compr Psychiat 33:221-232
Berridge KC, Robinson TE (1998): What is the role of dopamine in reward: hedonic impact, reward learning, or incentive salience? Brain Res Rev 28:309-369
Bertolino A, Nawroz S, Mattay VS, Barnett AS, Duyn JH, Moonen CTW, Frank JA, Tedeschi G, Weinberger DR (1996): Regionally specific pattern of neurochemical pathology in schizophrenia as assessed by multislice proton magnetic resonance spectroscopic imaging. Am J Psychiat 153:1554-1563
Bertolino A, Breier A, Callicott JH, Adler C, Mattay VS, Shapiro M, Frank JA, Pickar D, Weinberger DR (2000): The relationship between dorsolateral prefrontal N-acetylaspartate

and evoked release of striatal dopamine in schizophrenia. Neuropsychopharmacol 22:125-132
Bischof-Köhler D (1993): Spiegelbild und Empathie. Die Anfänge der sozialen Kognition. Kapitel 5: Synchrone Identifikation und situationsvermittelte Identität. Huber, Bern:58-71
Blakey M (1994): Psychophysiological stress and disorders of industrial society: a critical theoretical formulation for biocultural research. In: Forman S: Diagnosing America. Anthropology and public engagement. Ann Arbor, University of Michigan Press:149-192
Bleuler E (1906): Freudsche Mechanismen in der Dementia praecox. In: Bleuler M (Hrsg; 1979): Beiträge zur Schizophrenielehre der Züricher Universitätsklinik Burghölzli. Wissenschaftliche Verlagsanstalt, Darmstadt
Bleuler E (1911): Dementia praecox oder die Gruppe der Schizophrenien. Springer, Berlin
Bleuler E (1927): Das autistisch-undisziplinierte Denken in der Medizin und seine Ueberwindung. Springer, Berlin
Blum K, Noble EP, Sheridan PJ, Montgomery A, Ritchie T, Jagadeeswaran P, Nogami H, Briggs AH, Cohn JB (1990): Allelic association of human dopamine D2 receptor gene in alcoholism. J Am Med Assoc 263:2055-2060
Bohmann M, Cloninger CR, Sigvardsson S, von Knorring AL (1988): Predisposition to petty criminality in Swedish adoptees. I. Genetic and environmental heterogeneity. Arch Gen Psychiat 39:1233-1241
Bower B (1996): New data challenge personality gene. Sci News 150:279
Braver TS, Barch DM, Cohen JD (1999): Cognition and control in schizophrenia: a computational model of dopamine and prefrontal function. Biol Psychiat 46:312-328
Breier A, Su TP, Saunders R, Carson RE, Kolachana BS, de Bartolomeis A, Weinberger DR, Weisenfels N, Malhotra AK, Eckelman WC, Pickar D (1997): Schizophrenia is associated with elevated amphetamine-induced synaptic dopamine concentrations: evidence from a novel positron emission tomography method. Proc Natl Acad Sci USA 94:2569-2574
Breier A, Adler CM, Weisenfeld N, Su TP, Elman I, Picken L, Malhotra AK, Pickar D (1998) Effects of NMDA antagonism on striatal dopamine release in healthy subjects: application of a novel PET approach. Synapse 29:142-147
Brennan PA, Mednick SA (1993): Genetic perspectives on crime. Acta Psychiat Scand 370 (Suppl):19-26
Brodie MS, Bunney MB (1996): Serotonin potentiates dopamine inhibition of ventral tegmental area neurons in vitro. J Neurophysiol 76:2077-2082
Brücke T, Roth J, Podreka I, Strobl R, Wenger S, Asenbaum S (1992): Striatal dopamine D2 receptor blockade by typical and atypical neuroleptics. Lancet 339:497
Bunzow JR, Van Tol HH, Grandy DK, Albert P, Salon J, Christie M, Machiada CA, Neve KA, Civelli O (1988): Cloning and expression of a rat D2 dopamine receptor cDNA. Nature 336:783-787
Butler IJ, Koslow SH, Seifert WE, Caprioli RM, Singer SH (1979): Biogenic amine metabolism in Tourette syndrome. Ann Neurol 6:37-39
Butterworth RF, Barbeau A (1975): Apomorphine: stereotyped behavior and regional distribution in rat brain. Can J Biochem. 53:308-311
Callaway CW, Johnson MP, Gold LH, Nichols DE, Geyer MA (1991): Amphetamine derivatives induce locomotor hyperactivity by acting as indirect serotonin agonists. Psychopharmacol 104:293-301
Carboni E, Acquas E, Leone P, Perezzani L, Di Chiara G (1989): Differential inhibitory effects of a 5-HT$_3$ antagonist on drug-induced stimulation of dopamine release. Eur J Pharmacol 164:515
Carey G (1996): Family and genetic epidemiology of aggressive and antisocial behavior. In: Stoff DM, Cairns RB: Aggression and violence: genetic, neurobiological, and biosocial perspectives. Mahwah NJ, Lawrence Erlabaum Associates:3-21
Carlsson A, Waters N, Carlsson ML (1999a): Neurotransmitter interactions in schizophrenia: therapeutic implications. Biol Psychiat 46:1388-1395

Carlsson A, Hansson LO, Waters N, Carlsson ML (1999b): A glutamatergic deficiency model of schizophrenia. Br J Psychiat (Suppl) 37:2-6
Chang FM, Kidd JR, Livak KJ, Kidd KK (1996): The world-wide distribution of allele frequencies at the human dopamine D4 receptor locus. Hum Genet 98:91-101
Chang FM, Ko HC, Lu RB, Pakstis AJ, Kidd KK (1997): The dopamine D4 receptor gene (DRD4) is not associated with alcoholism in three Taiwanese populations: six polymorphisms tested separately and as haplotypes. Biol Psychiat 41:394-405
Chapman LJ, Chapman JP, Numbers JF, Edell WS, Carpenter BN, Beckfield D (1984): Impulsive nonconformity as a trait contributing to the prediction of psychoticlike and schizotypal symptoms. J Nerv Mental Dis 172:681-691
Chu B, Kelley AE (1992): Potentiation of reward-related responding by psychostimulation infusion into nucleus accumbens: role of dopamine receptor subtypes. Psychobiol 20:153-162
Clarke AS, Hedeker DR, Ebert MH, Schmidt DE, McKinney WT, Kraemer GW (1996): Rearing experiments and biogenic amine activity in infant rhesus monkeys. Biol Psychiat 40:338-352
Cloninger CR (1987a): A systematic method for clinical description and classification of personality variants: a proposal. Arch Gen Psychiat 44:573-588
Cloninger CR (1987b): Neurogenetic adaptive mechanisms in alcoholism. Science 236:410-416
Cloninger CR (1995): The psychobiological regulation of social cooperation. Nat Med 1:623-624
Cloninger CR, Bohman M, Sigvardsson S (1981): Inheritance of alcohol abuse. Cross-fostering analysis of adopted men. Arch gen Psychiat 38:861-868
Coccaro EF, Siever LJ, Klar HM, Maurer G, Cochrane K, Cooper TB, Mohs RC, Davis KL (1989): Serotonergic studies in patients with affective and personality disorders. Arch Gen Psychiat 46:587-599
Coccaro EF, Kavoussi RJ, Hauger RL, Cooper TB, Ferris CF (1998): Cerebrospinal fluid vasopressin levels. Correlates with aggression and serotonergic function in personality-disordered subjects. Arch Gen Psychiat 55:708-714
Cohen J, Servan-Schreiber D (1992): Context, cortex, and dopamine: a connectionist approacch to behavior and biology in schizophrenia. Psychol Rev 12:45-77
Cohen DJ, Shaywitz BA, Caparulo BK, Young JG, Bowers MB (1978): Chronic multiple tics of Gilles de la Tourette's syndrome: CSF acid monoamine metabolites after probenecid administration. Arch Gen Psychiat 35:245-250
Cohen JD, Servan-Schreiber D (1992): Context, cortex, and dopamine: a connectionist approach to behavior and biology in schizophrenia. Psychol Rev 99:45-77
Cohen R (1990): Das Anhedonie-Konzept in der Schizophrenie-Forschung. In: Heimann H (Hrsg): Anhedonie - Verlust der Lebensfreude. Gustav Fischer Verlag, Stuttgart, New York
Conrad K (1958): Die beginnende Schizophrenie. Thieme, Stuttgart
Cook EW III., Davis TL, Hawk LW, Spence EL, Glautier CH (1992): Fearfulness and startle potentiation during aversive visual stimuli. Psychophysiol 29:633-645
Coppens HJ, Sloof CJ, Paans AM, Wiegman T, Vaalburg W, Korf J (1992): High central D2-dopamine receptor occupancy as assessed with positron emission tomography in medicated but therapy-resistent schizophrenic patients. Biol Psychiat 26:629-634
Corvaja N, Doucet G, Bolam JP (1993): Ultrastructure and synaptic targets of the raphe-nigral projection in the rat. Neurosci 55:417-427
Cravchik A, Sibley DR, Gejman PV (1996): Functional analysis of the human D2 receptor missense variants. J Biology Chemistry 271:26013-26017
Cummings JL (1993): Frontal-subcortical circuits and human behavior. Arch Neurol 50:873-880
Cunnigham CL, Malott DH, Dickinson SD, Risinger FO (1992): Haloperidol does not alter expression of ethanol-induced conditioned place preference. Behav Brain Res 50:1-5
Czihak G (1981): Biologie. Berlin, Heidelberg, New York, pp.812-813
D'Esposito M, Detre JA, Alsop DC, Shin RK, Atlas S, Grossman M (1995): The neural basis of the central executive system of working memory. Nature 378:279-281

Dahlström A, Fuxe K (1964): Evidence for the existence of monoamine neurons in the central nervous system. I. Demonstratios of monamines in the cell bodies of brain stem neurons. Acta Physiol Scand 62 (Suppl 232):1-55

Daniel DG, Weinberger DR, Jones DW, Zigun JR, Coppola R, Handel S, Bigelow LB, Goldberg TE, Berman KF, Kleinman JE (1991): The effect of amphetamine on regional cerebral blood flow during cognitive activation in schizophrenia. J Neurosci 11:1907-1917

Dao-Castellana MH, Pailliere-Martinot ML, Hantraye P, Attar-Levy D, Remy P, Crouzel C, Artiges E, Feline A, Syrota A, Martinot JL (1997): Presynaptic dopaminergic function in the striatum of schizophrenic patients. Schizophr Res 23:167-174

Delgado PL, Lawrence HP, Miller HL, Salomon RM, Aghajanian GK, Heninger GR, Charney DS (1994): Serotonin and the neurobiology of depression. Effects of tryptophan depletion in drug-free depressed patients. Arch Gen Psychiat 51:865-874

Deroche V, Piazza PV, Casolini P, Maccari S, Le Moal M, Simon H (1992): Stress-induced sensitization to amphetamine and morphine psychomotor effects depends upon stress-induced corticosterone secretion. Brain Res 598:343-348

Desimone R (1995): Is dopamine a missing link? Nature 376:549-550

Dettling M, Heinz A, Dufeu P, Rommelspacher H, Gräf KJ, Schmidt LG (1995): Dopaminergic responsivity in alcoholism: trait-, state- or residual marker? Am J Psychiat 152:1317-1321

Deutch AY (1992): The regulation of subcortical dopamine systems by the prefrontal cortex: interactions of central dopamine systems and the pathogenesis of schizophrenia. J Neural Transm (Suppl) 36:61-69

Dewey SL, Smith GS, Logan J, Alexoff D, Ding YS, King P, Pappas N, Brodie JD, Ashby CR (1995): Serotonergic modulation of striatal dopamine measured with positron emission tomography (PET) and in vivo microdialysis. J Neurosci15:821-829

Diana M, Rossetti ZL, Gessa G (1993): Rewarding and aversive effects of ethanol: interplay of GABA, glutamate and dopamine. Alcohol Alcohol 2 (Suppl):315-319

Di Chiara G (1995): The role of dopamine in drug abuse viewed from the perspective of its role in motivation. Drug Alc Dependence 38:95-137

Di Chiara G, Imperato A (1988): Drugs abused by humans preferentially increase synaptic dopamine concentrations in the mesolimbic system of freely moving rats. Proc Natl Acad Sci 85:5274-5278

Di Chiara G, Acquas E, Tanda G (1996): Ethanol as a neurochemical surrogate of conventional reinforcers: the dopamine-opioid link. Alcohol 13:13-17

Doudet D, Hommer D, Higley JD, Andreason PJ, Moneman R, Suomi SS, Linnoila M (1995): Cerebral glucose metabolism, CSF 5-HIAA levels, and aggressive behavior in rhesus monkeys. Am J Psychiat 152:1782-1787

Dubertret C, Gorwood P, Ades J, Feingold J, Schwartz JC, Sokoloff P (1998): Meta-analysis of DRD3 gene and schizophrenia: ethnic heterogeneity and significant association in Caucasians. Am J Med Gen 81:318-322

Ebstein RP, Novick O, Umansky R, Priel B, Osher Y, Blaine D, Bennett ER, Nemanov L, Katz M, Belmaker RH (1996): Dopamine D4 receptor (DRD4) exon III polymorphism associated with the human personality trait of Novelty Seeking. Nat Genet 12:78-80

Eckblad ML, Chapman LJ, Chapman JP, Mishlove M (1985): Revised Social Anhedonia Scale. In: Mishlove M, Chapman LJ. J Abnorm Psychol 94:384-396

Enjalbert A, Musset F, Chenard C, Priam M, Kordon C, Heisler S (1988): Dopamine inhibits prolactin secretion by the calcium channel agonist Bay-K-8644 through a pertussis toxin-sensitive G protein in anterior pituitary cells. Endocrinol 123:406-412

Eshleman AJ, Henningsen RA, Neve KA, Janowsky A (1993): Release of dopamine via the human transporter. Mol Pharmacol 45:312-316

Ettigi P, Lal S, Martin JB, friesen HG (1975): Effects of sex, oral contraception, and glucose loading on apomorphine-induced growth hormone secretion. J. Clin. Endocrinol. Metab. 40:1094-1098

Evans-Pritchard EE (1965): Theories of primitive religion. Oxford, Clarendon Press.

Evans-Pritchard EE (1976): Witchcraft, oracles, and maigc among the Azande. Oxford University Press, Oxford
Eysenck HJ (1967): The biological basis of personality. Springfield, Thomas
Eysenck HJ (1995) Can we study intelligence using the experimental method? Intelligence 20:217-228
Fabbrini G, Braun A, Mouradian MM, Tamminga CA, Chase TN (1988): Dopamine D1-receptor agonist stimulation of prolactin secretion in man. J Neural Transm 71:159-163
Farde L, Wiesel F, Hall H,Halldin C, Stone-Elander S, Sedvall G (1987): No D2 receptor increase in PET study of schizophrenia. Arch Gen Psychiat 44:671
Farde L, Wiesel FA, Stone-Elander S, Halldin C, Nordström AL, Hall H, Sedvall G (1990): D2 Dopamine receptors in neuroleptic-naive schizophrenic patients. Arch Gen Psychiat 47:213-219
Farde L, Nordström AL, Wiesel FA, Pauli S, Halldin C, Sedvall G (1992): Positron emission tomography analysis of central D1 and D2 dopamine receptor occupancy in patients treated with classical neuroleptics and clozapine. Relation to extrapyramidal side effects. Arch Gen Psychiat 49:538-544
Farde L, Halldin C, Mueller L, Suhara T, Karlsson P, Hall H (1994): PET study of [C-11]ß-CIT binding to monoamine transporters in the monkey and human brain. Synapse 16:93-103
Ferrier IN, Johnstone EC, Crow TJ (1984): Hormonal effects of apomorphine in schizophrenia. Br J Psychiat 144:349-357
Fils-Aime ML, Eckhardt MJ, George DT, Brown GL, Mefford I, Linnoila M (1996): Early-onset alcoholics have lower cerebrospinal fluid 5-hydroxyindoleacetic acid levels than late-onset alcoholics. Arch Gen Psychiat 53:211-216
Finckh U, Rommelspacher H, Kuhn S, Dufeu P, Otto G, Heinz A, Dettling M, Giraldo-Velasquez M, Pelz J, Gräf KJ, Harms H, Sander T, Schmidt LG, Rolfs A (1997): Influence of the dopamine D2 receptor (DRD2) genotype on neuroadaptive effects of alcohol and the clinical outcome of alcoholism. Pharmacogenet 7:271-281
Fisher RE, Morris ED, Alpert NM, Fischman AJ (1995): In vivo imaging of neuromodulatory synaptic transmission using PET: a review of relevant neurophysiology. Hum Brain Map 3:24-34
Fischman MW, Foltin RW (1992): Self-administration of cocaine in humans: a laboratory perspective. In: Bock JR, Whelan J: Cocaine, scientific and social dimensions. CIBA foundation symposium No. 166, Wiley, Chichester:165-180
Fleminger S (1991); The relationship between the occupancy of the D-1 dopamine receptor by [H-3] pifluxitol and the activity of dopamine-sensitive adenylate cyclase in rat striatal membranes. Biochem Pharmacol 42:229-237
Fowler JS, Volkow ND, Wang GJ, Pappas N, Logan J, MacGregor R, Alexoff D, Shea C, Schlyer D, Wolf AP, Warner D, Zezulkova I, Cilento R (1996): Inhibition of monoamine oxidase B in the brain of smokers. Nature 379:733-736
Freud S (1911-13): Psychoanalytische Bemerkungen über einen autobiographisch beschriebenen Fall von Paranoia (Dementia paranoides). In: Gesammelte Werke (1977), Band VIII. 5. Ausgabe. Fischer, Frankfurt, pp. 239-320
Freud S (1913): Totem und Tabu. In: Gesammelte Werke (1977), Band IX. 5. Ausgabe. Fischer, Frankfurt
Freud S (1913-17): Zur Einführung des Narzissmus. In: Gesammelte Werke, Band X. 5. Ausgabe. Fischer, Frankfurt, pp. 137-170
Friston KJ, Herold S, Fletcher P, Cahill C, Dolan RJ, Liddle PF, Frackowiak RSJ, frith CD (1995): Abnormal fronto-temporal interactions in schizophrenia. In: Watson SJ (Hrsg): Biology of schizophrenia and affective disorders. Raven Press, New York
Fromkin V, Rodman R (1983): An introduction to language. Part IV, chapter 11: Animal "languages". Holt, Rinehart, Winston, New York:353-360
Gardner EL, Chen J, Paredes W (1994): Clozapine produces potent antidopaminergic effects anatomically specific to the mesolimbic system. J Clin Psychiat 55 (9 Suppl B):15-22

Gariépy JL, Gendreau PL, Mailman RB, Tancer M, Lewis MH (1995): Rearing conditions alter social reactivity and D1 dopamine receptors in high- and low-aggressive mice. Pharmacol Biochem Behav 51:767-773

Geany DP, Ellis PM, Soper N, Shepstone BJ, Cowen PJ (1992): Single emission tomography assessment of cerebral dopamine D2 receptor blockade in schizophrenia. Biol Psychiat 32:293-295

Gebhardt T, Heinz A, Knöbel W (1996): Die gefährliche Wiederkehr der gefährlichen Klassen. Krim J 2:82-106

Gelernter J, Kranzler HR, Satel SL, Rao PA (1994): Genetic association between dopamine transporter protein alleles and cocaine-induced paranoia. Neuropsychopharmacol 11:195-200

George DT, Lindquist T, Rawlings RR, Eckhardt MJ, Moss H, Mathis C, Martin PR, Linnoila M (1992): Pharmacologic maintenance of abstinence in patients with alcoholism. Clin Pharmacol Ther 52:553-560

George DT, Rawlings R, Eckhardt MJ, Phillips MJ, Shoaf S, Linnoila M (1998): Buspirone treatment of alcoholism: age of onset, and cerebrospinal fluid 5-hydroxyindoleacatic acid and homovanillic acid concentrations, but not medication treatment, predict return to drinking. Alc Clin Exp Res 23:272-278

Gerfen CR (1992); The neostriatal mosaic: Multiple levels of compartmental organization. J Neural Transm 36 (Suppl.):43-59

Gessa GL, Muntoni F, Collu M, Vargiu L, Mereu G (1985): Low doses of ethanol activate dopaminergic neurons in the ventral tegmental area. Brain Res 384:201-203

Gilman S, Koeppe RA, Adams K, Johnson-Greene D, Junck L, Kluin KJ, Brunberg JB, Martorello S, Lohman M (1996): Positron emission tomographic studies of cerebral benzodiazepine-receptor binding in chronic alcoholics. Ann Neurol 40:163-171

Giros B, Caron MG (1993): Molecular characterization of the dopamine transporter. TiPS 14:43-49

Giros B, Jaber M, Jones SR, Wightman RM, Caron MC (1996): Hyperlocomotion and indifference to cocaine and amphetamine in mice lacking the dopamine transporter. Nature 379:606-612

Goldman D (1996): Why mice drink. Nature Gen 13:137-138

Goldman D, Nielsen D, Okada M, Adamson M, Lappalainen J, Malhotra N, Pesonen U, Koulu M, Eggert M, Virkunnen M, Ozaki N, Linnoila M (1996): Molecular genetics of impaired impulse control and early onset alcoholism. Biol Psychiat 39:561

Goldman D, Urbanek M, Guenther D, Robin R, Long JC (1997): Linkage and association of a functional DRD2 variant [Ser311Cys] and DRD2 markers to alcoholism, substance abuse and schizophrenia in Southwestern American Indians. Am J Gen 74:386-394

Goldman D, Urbanek M, Guenther D, Robin R, Long JC (1998): A functionally deficient DRD2 variant [Ser311Cys] is not linked to alcoholism and substance abuse. Alcohol 16:47-52

Goldman-Rakic PS, Leranth C, Williams SM, Mons N, Geffard M (1989): Dopamine synaptic complex with pyramidal neurons in primate cortex. Proc Natl Acad Sci USA 86:9015-9019

Goodwin GM, Fairburn CG, Cowen PJ (1987): The effects of dieting and weight loss on neuroendocrine responses to tryptophan, clonidine, and apomorphine in volunteers. Arch Gen Psychiat 44:952-957

Goodwin FK (1992) Partial transcript of February 11th, 1992, meeting of the National Mental Health Advisory Council. Center for the Study of Psychiatry, Bethesda

Gould SJ (1977): Ontogeny and phylogeny. Harvard University Press, Cambridge, London

Gould SJ (1981): The mismeasure of man. New York, London, Norton

Grace AA (1991): Phasic versus tonic dopamine release and the modulation of dopamine system responsivity: a hypothesis for the etiology of schizophrenia. Neurosci 41:1-24

Gray JA (1982); The neuropsychology of anxiety. An inquiry into the function of the septo-hippocampal system. New York, Oxford University Press

Gray NS, Pilowsky LS, Gray JA, Kerwin RW (1995): Latent inhibition in drug naive schizophrenics: relationship to duration of illness and dopamine D2 binding using SPET. Schizophr Res 17:95-107

Grüsser SM, Heinz A, Flor H (2000a): Standardized cues to assess drug craving. J Neural Transm (im Druck)

Grüsser SM, Heinz A, Thiem P, Wessa M, Flor H (2000b): Cue-induced startle and craving among alcoholics. Eur Psychiat (im Druck)

Gunne LM, Anggard E, Jonsson LE (1972): Clinical trials with amphetamine-blocking drugs. Psychiatr Neurol Neurochir 75:225-232

Gustafson EL, Durkin MM, Bard JA, Zgombick J, Branchek TA (1996): A receptor autoradiographiv and in situ hybridization analysis of the distribution of the 5-ht$_7$ receptor in rat brain. Br J Pharmacol 117:657-666

Hall LM, Anderson GM, Cohen DJ (1995): Acute and chronic effects of fluoxetine and haloperidol on mouse brain serotonin and norepinephrine turnover. Life Sci 57:791-801

Halliday G, Ellis J, Heard R, Caine D, Harper C (1983): Brainstem serotonergic neurons in chronic alcoholics with and without Korsakow's Psychosis. J Neuropathol Exp Neurol 52:567-579

Hanlon FM, Sutherland RJ (2000): Changes in adult brain and behavior caused by neonatal limbic damage: implications for the etiology of schizophrenia. Behav Brain Res 107:71-83

Hartka E, Johnestone B, Leino EV, Motoyoshi M, Temple MT, Fillmore KM (1991): The collaborative alcohol-related longitudinal project: a meta-analysis of depressive symptomatology and alcohol consumption over time. Br J Addict 86:1283-1298

Hashizume K, Ogihara T, Yamatodani A, Yamamoto T, Wada H, Kumahara Y (1988): Plasma levels and renal clearance of two isomeres of dopamine sulfate in patients with essential hypertension. Clin Exp Hyper Theory pract 4:561-574

Hauser RA, Zesiewicz TA (1995): Sertraline-induced exacerbation of tics in Tourette's syndrome. Movement Dis 10:682-683

Hawley RJ, Major LF, Schulman EA, Linnoila M (1985): Cerebrospinal fluid 3-methoxy-4-hydroxyphenylglykol and norepinephrine levels in alcohol withdrawal. Correlations with clinical signs. Arch Gen Psychiat 42:1056-1062

Heinz A (1987): Regression bei Schizophrenen - ein pathogenetischer Begriff im historischen Wandel. Dissertation, Ruhr-Universität Bochum.

Heinz A (1996): Experimentelle Behandlungsansätze und Zukunftsperspektiven bei therapieresistenten Depressionen. In: Bauer M, Berghöfer A (Hrsg.): Therapieresistente Depressionen: Aktueller Wissensstand und Leitlinien für die Behandlung in Klinik und Praxis. Berlin: Springer

Heinz A (1997): Savage thought and thoughtful savages - on the context of the evaluation of logical thought by Lévy-Bruhl and Evans-Pritchard. Anthropos 92:165-173

Heinz A (1999a): Anthropological and neurobiological aspects of compulsions and rituals. Pharmacopsychiat 32:223-229

Heinz A (1999b): Anhedonie - nosologieübergreifendes Korrelat einer Dysfunktion des dopaminergen Verstärkungssystems? Nervenarzt 70:391-398

Heinz A, Schmidt LG (1993): Biologische Marker als Indikatoren des Alkoholismus. TW Neurol Psychiat 7:189-192

Heinz A, Heinze M (1999): From pleasure to anhedonia - forbidden desires and the construction of schizophrenia. Theory Psychol 9:47-65

Heinz A, Weinberger DR (2000): Schizophrenia: the neurodevelopmental hypothesis. In: Current Concepts in Psychiatry. Springer, Berlin (im Druck)

Heinz A, Wöhrle J, Schöls L, Klotz P, Kuhn W, Przuntek H (1992a): Continous subcutaneous Lisuride infusion in OPCA. J Neural Transm (Gen Sect) 90: 145-150

Heinz A, Suchy I, Klewin I, Kuhn W, Klotz P, Przuntek H (1992b): Long-term observation of chronic subcutaneous administration of lisuride in the treatment of motor fluctuations in Parkinson's patients. J Neural Transm (P-D Sect) 4:291-301

Heinz A, Schmidt LG, Reischies FM (1994): Anhedonia in schizophrenic, depressed, or alcohol-dependent patients - neurobiological correlates. Pharmacopsychiat 27 (Suppl.):7-10

Heinz A, Dettling M, Kuhn S, Graef KJ, Kuerten I, Romelspacher H, Schmidt LG (1995a): Blunted growth hormone response is associated with early relapse in alcohol-dependent patients. Alc Clin Exp Res 19:62-65

Heinz A, Lichtenberg-Kraag B, Sällström Baum S, Gräf K, Krüger F, Dettling M, Rommelspacher H (1995b): Evidence for prolonged recovery of dopaminergic transmission in alcoholics with poor treatment outcome. J Neural Transm 102:149-158

Heinz A, Leferink K, Bühmann Y, Heinze M (1995c): Autismus und Konkretismus - widersprüchliche Konzepte schizophrener Denkstörung? Fund Psychiat 2:54-61

Heinz A, Dufeu P, Kuhn S, Dettling M, Graef KJ, Kuerten I, Rommelspacher H, Schmidt LG (1996a): Psychopathological and behavioral correlates of dopaminergic sensitivity in alcohol-dependent patients. Arch Gen Psychiat 53:1123-1128

Heinz A, Schmidt K, Sällström Baum S, Kuhn S, Dufeu P, Schmidt LG, Rommelspacher H (1996b): Influence of dopaminergic transmission on severity of withdrawal syndrome in alcoholism. J Stud Alcohol 57:471-474

Heinz A, Sander T, Harms H, Finckh U, Kuhn S, Dufeu P, Dettling M, Gräf K, Rolfs A, Rommelspacher H, Schmidt LG (1996c): Lack of allelic association of dopamine D1 and D2 (TaqA1) receptor gene polymorphism with reduced dopaminergic sensitivity in alcoholism. Alc Clin Exp Res 20:1109-1113

Heinz A, Dufeu P, Kuhn S, Dettling M, Podschus J, Gräf KJ, Rommelspacher H, Schmidt LG (1996d): Reduced dopaminergic sensitivity as associated with low levels of depression, but not craving, in alcohol-dependent patients with poor treatment outcome. Alcoholism 32:19-27

Heinz A, Knable MB, Weinberger DR (1996e): Dopamine D2 receptor imaging and neuroleptic drug response. J Clin Psychiat 57 (Suppl 11):84-88

Heinz A, Jones DW, Gorey JG, Knable MB, Lee KS, Saunders RC, Weinberger DR (1997a): Analysis of the metabolites of [I-123]ß-CIT in plasma of humans and non-human primates. Synapse 25:306-308

Heinz A, Bertolino A, Saunders RC, Kolachana BS, Jones DW, Gorey JG, Bachevalier J, Lee KS, Knable MB, Weinberger DR (1997b): Frontal lobe dysfunction measured with SPECT, MRSI, and microdialysis in monkeys with neonatal mesial temporal lesions. J Nucl Med 38 [Abs]:283

Heinz A, Ragan P, Jones DW, Hommer D, Williams W, Knable MB, Gorey J, Doty L, Geyer C, Lee KS, Coppola R, Weinberger DR, Linnoila M (1998a): Reduced serotonin transporters in alcoholism. Am J Psychiat 155:1544-1549

Heinz A, Higley JD, Jones DW, Gorey JG, Hommer D, Saunders R, Zajicek K, Suomi SS, Knable MB, Lesch KP, Weinberger DR, Linnoila M (1998b): In vivo association between brainstem serotonin transporters and sensitivity to alcohol intoxication. Am J Psychiat 155:1023-1028

Heinz A, Wolf SS, Jones DW, Knable MB, Gorey JG, Lee KS, Hyde TM, Weinberger DR (1998c): Brainstem serotonin transporters predict severity of tics in Tourette's syndrome. Neurology 51:1069-1074

Heinz A, Knable MB, Coppola R, Gorey JG, Jones DW, Lee KS, Weinberger DR (1998d): Psychomotor slowing, negative symptoms and dopamine receptor availability - an IBZM study in neuroleptic-treated and drug-free schizophrenic patients. Schizophr Res 31:19-26

Heinz A, Saunders RC, Kolachana BS, Bertolino A, Jones DW, Gorey JG, Bachevalier J, Lee KS, Knable MB, Saunders RC, Weinberger DR (1999a): Disinhibition of subcortical dopaminergic neurotransmission in rhesus monkeys with neonatal mesial temporal lesions. Synapse 39:71-79

Heinz A, Weingartner H, George D, Hommer D, Wolkowitz OM, Linnoila M (1999b): Severity of depression in abstinent alcoholics is associated with monoamine metabolites, cortisol and dehydroepiandrosterone-sulfate. Psychiat Res 89:97-106

Heinz A, Ragan P, Linnoila M, Hommer D (2000a): Erhöhter Dopaminumsatz bei rauchenden Alkoholabhängigen und Kontrollpersonen. Mod Suchtmed (im Druck)

Heinz A, Goldman D, Jones D, Palmour R, Hommer D, Gorey JG, Lee KS, Linnoila M, Weinberger DR (2000b): Genetic effects on stritala dopamine transporter availability. Neuropsychopharmacol 22:133-139

Heinz A, Jones DW, Mazzanti C, Goldman D, Ragan P, Hommer D, Linnoila M, Weinberger DR (2000c): Serotonin transportr genotype interacts with in vivo protein expression and chronic alcohol inatke. Biol Psychiat 47:643-649

Helmchen H, Hippius H (1967): Depressive Syndrome im Verlauf neuroleptischer Therapie. Nervenarzt 38:455-468

Hemphill JF, Hart SD, Hare RD (1994): Psychopathy and substance abuse. J Pers Dis 8:169-180

Herz A (1995): Neurobiologische Grundlagen des Suchtgeschehens. Dargestellt am Beispiel der Opioide und der Psychostimulantien. Nervenarzt 66:3-14

Hietala J, Salonen I, Lappalainen J, Sylvälathi E (1990): Ethanol administration does not alter dopamine D1 and D2 receptor characteristics in rat brain. Neurosci Lett 108:289-294

Hietala J, West C, Sylvälahti E, Nygren K, Lehikoinen P, Sonninen P, Ruotsalainen U (1994): Striatal dopamine receptor binding characteristics in vivo in patients with alcohol dependence. Psychopharmacol 116:285-290

Hietala J, Syvalathi E, Vilkman H, Vuorio K, Rakkolainen V, Bergman J, Haaparanta M, Solin O, Kuoppamaki M, Eronen E, Ruotsalainen U, Salokangas RK (1999): Depressive symptoms and presynaptic dopamine function in neuroleptic-naive schizophrenia. Schizophr Res 35:41-50

Higley JD, Suomi SS, Linnoila M (1991): CSF monoamine metabolite concentrations vary according to age, rearing, and sex, and are influenced by the stressor of social separation in rhesus monkeys. Psychopharmacol (Berl) 103:551-556

Higley JD, Suomi SS, Linnoila M (1992a): A longitudinal assessment of CSF monoamine metabolite and plasma cortisol concentrations in young rhesus monkeys. Biol Psychiat 32:127-145

Higley JD, Mehlman PT, Taub DM, Higley SB, Suomi SS, Linnoila M, Vickers JH (1992b): Cerebrospinal fluid monoamine and adrenal correlates of aggression in free-ranging rhesus monkeys. Arch Gen Psychiat 49:436-441

Higley JD, Thompson WW, Champoux M, Goldman D, Hasert MF, Kraemer GW, Scanlan JM, Suomi SS, Linnoila M (1993): Paternal and maternal genetic and environmental contributions to cerebrospinal fluid monoamine metabolites in rhesus monkeys (Macaca mulatta). Arch Gen Psychiat 50:615-623

Higley JD, Suomi SS, Linnoila M (1996): A non-human primate model of type II excessive alcohol consumption. Part 1 & 2. Alc Clin Exp Res 20:629-651

Higuchi S, Muramatsu T, Matsushita S, Murayama M (1996): No evidence of association between structural polymorphism at the dopamine D3 receptor locus and alcoholism in the Japanese. Am J Med Gen 26:412-414

Hjorth S, Suchowski CS, Galloway MP (1995): Evidence for 5-HT autoreceptor-mediated, nerve impulse-independent, control of 5-HT synthesis in the rat brain. Synapse 19:170-176

Hodge CW, Samson HH, Haraguchi M (1992): Microinjections of dopamine agonists in the nucleus accumbens increase ethanol-reinforced responding. Pharmacol Biochem Behav 43:249-254

Horgan J (1992): D2 or not D2. Scientific American, April:16-17

Hoffman PL, Tabakoff B (1993): Ethanol, sedative hyponotics and glutamate receptor function in brain and cultured cells. Alcohol Alcohol 2 (Suppl):345-351

Hollingshead AB (1972): Four factor index of social skills. New Haven, Connecticut, Yale University

Howland RH, Kupfer DJ (1993): Refractory depression. New directions. Clin Neurosc 1:81-85

Hume D (1978): A treatise of human nature. University Press, Oxford, pp.276-277

Hunt WA, Lands WEM (1992): A role for the behavioral sensitization in uncontrolled ethanol intake. Alcohol 9:327-328

Imperato A, Di Chiara G (1986): Preferential stimulation of dopamine release in the nucleus accumbens of freely moving rats by ethanol. J Pharmacol Exp Ther 239:219-228

Imperato A, Honoré T, Jensen LH (1990): Dopamine release in the nucleus caudatus and in the nucleus accumbens is under glutamatergic control through non-NMDA receptors: a study in freely moving rats. Brain Res 530:223-228

Irwin M, Schuckit M, Smith TL (1990): Clinical importance of age at onset in type 1 and type 2 primary alcoholics. Arch Gen Psychiat 47:320-324

Jackson JH (1927): Die Croon-Vorlesungen über Aufbau und Abbau des Nervensystems. Berlin.

Jagust WJ, Eberling JL, Biegon A, Taylor SE, van Brocklin HF, Jordan S, Hanrahan SM, Roberts JA, Brennan KM, Mathis CA (1996): Iodine-123-5-iodo-nitroquipazine: SPECT radiotracer to image the serotonin transporter. J Nucl Med 37:1207-1214

Jakob H, Beckmann H (1986): Prenatal developmental disturbances in the limbic allocortex in schizophrenics. J Neural Transm 65:303-326

Janssen PAJ, Niemeggers CJE, Awouters FHL, Schellekens KHL, Megens AAHP, Meert TF (1988): Pharmacology of Risperidon (R6766), a new antipsychotic, with serotonin S2 and dopamine D2 antagonist properties. J Pharmacol Exp Ther 244:685-693

Jaskiw GE, Weinberger DR (1992): Ibotenic acid lesions of medial prefrontal cortex augment swim-stress-induced locomotion. Pharmacol Biochem Behav 41:607-609

Jaskiw GE, Karoum F, Freed WJ, Phillips I, Kleinman JE, Weinberger DR (1990a): Effect of ibotenic acid lesions of the medial prefrontal cortex on amphetaime-induced locomotion and regional brain catecholamine concentrations in the rat. Brain Res 534:263-272

Jaskiw GE, Karoum FK, Weinberger DR (1990b): Persistent elevation in dopamine and its metabolites in the nucleus accumbens after mild chronic stress in rats with ibotenic acid lesions of the medial prefrontal cortex. Brain Res 534:321-323.

Johnson EO, van den Bree MBM, Pickens RW (1996): Subtypes of alcohol-dependent men: a typology based on relative genetic and environmental loading. Alc Clin Exp Res 20:1472-1480

Jones J (1993): The Tuskegee syphilis experiment: a moral 'astigmatism'. In: Harding S (Hrsg): The racial economy of science. Toward a democratic future. Bloomington, Indianapolis, Indiana University Press:275-286

Jones GH, Hernandez TD, Kendall DA, Marsden CA, Robbins TW (1992): Dopaminergic and serotonergic function following isolation rearing in rats: study of behavioral responses and postmortem and in vivo neurochemistry. Pharmacol Biochem Behav 43:17-35

Jones DW, Heinz A, Gorey JG, Lee KS, Knable MB, Urbina RA, Weinberger DR (1997): A simple, sensitive, and efficient method of directly determining plasma concentrations of the free [I-123]ß-CIT at extended times by TLC ultrafiltrates. J Nucl Med 38 (Suppl):287

Jones DW, Gorey JG, Zajicek K, Das S, Urbina R, Lee KS, Heinz A, Knable MB, Higley DR, Weinberger D, Linnoila M (1998): Depletion-restoration studies reveal the impact of endogenous dopamine and serotonin on [I-123]b-CIT SPECT imaging in primate brain. J Nucl Med 39 (Suppl):42

June HL, Greene TL, Murphy JM, Hite ML, Williams JA, Cason CR, Mellon-Burke J, Cox R, Duemler SE, Torres L, Lumeng L, Li TK (1996): Effects of the benzodiazepine inverse agonist Ro19-4603 alone and in combination with the benzodiazepine receptor agonist flumazenil, ZK 93426 and CGS 8216, on ethanol intake in alcohol-preferring (P) rats. Brain Res 734:19-34

June HL, Zuccarelli D, Torres L, Craig KS, DeLong J, Allen A, Braun MR, Cason CR, Murphy JM (1998): High affinity benzodiazepine antagonists reduce responding maintained by ethanol presentation in ethanol-preferring rats. J Pharmacol Exp Ther 284:1006-1014

Kalivas PW, Duffy P (1989): Similar effects of daily cocaine and stress on mesocorticolimbic dopamine neurotransmission in the rat. Biol Psychiat 25:913-928

Kalivas PW, Duffy P, Barrow J (1989): Regulation of the mesocorticolimbic dopamine system by glutamic acid receptor subtypes. J Pharmacol Exp Ther 251:378-387

Kalivas PW (1995): Interactions between dopamine and excitatory amino acids in behavioral sensitization to psychostimulants. Drug Alcohol Dependen 37:95-100

Kapur S, Remington G, Jones C, Wilson A, DaSilva J, Houle S, Zipursky R (1996): High levels of dopamine D2 receptor occupancy with low doses of haloperidol tretment: a PET study. Am J Psychiat 153:948-950

Karlsson P, Farde L, Halldin C, Swahn CG, Sedvall G (1999): Dopamine D1-receptor binding in neuroleptic naive schizophrenic patients examined by PET. J Nuc Med 40 (Suppl):30P

Keefe KA, Zigmond MJ, Abercrombie ED (1990): In vivo regulation of extracellular dopamine in the neostriatum: influence of impulse activity and local excitatory amino acids. J Neural Transm [Gen Sect] 91:223-240

KegelesLS, Zea-Ponce Y, Abi-Dargham A, Schneider D, van Heertum R, Mann JJ, Laruelle M (1999): Ketamine modulation of amphetamine-induced striatal dopamine release in humans measured by (123I)IBZM SPECT. J Nuc Med 40:30P

Kelland MD, Freeman AS, Rubin J, Chiodo LA (1993): Ascending afferent regulation of rat midbrain dopamine neurons. Brain Res Bull 31:539-546

Kilts CD (1991): The dopamine receptor family and schizophrenia. Curr Opinion Neursc 4:81-85

Klaiber EL, Broverman DM, Vogel W, Kobayashi T (1979): Estrogen therapy for severe persistent depression in women. Arch Gen Psychiat 36:550-554

Klein DF (1974): Endogenomorphic depression: a conceptual and terminological revision. Arch Gen Psychiat 31:447-454

Knable MB, Weinberger DR (1995): Are mental diseases brain diseases? The contribution of neuropathology to understanding of schizophrenic psychoses. Eur Arch Psychiatry Clin Neurosci 245:224-230

Knable MB, Hyde TM, Herman MM, Carter JM, Bigelow L, Kelinman JE (1994): Quantitative autoradiography of dopamine-D1 receptors, D2 receptors, and dopamine uptake sites in postmortem striatal specimens from schizophrenic patients. Biol Psychiat 40:1191-1199

Knable MB, Heinz A, Raedler TM, Weinberger DR (1997a): Extrapyramidal side effects with Risperidon and haloperidol at comparable D2 receptor occupancy levels. Psychiat Res Neuroimag Sect 75:91-101

Knable MB, Egan MF, Heinz A, Gorey JG, Lee KS, Coppola R, Weinberger DR (1997b): Evidence for a relationship between altered dopamine function and negative symptoms in drug free schizophrenic patients: an I-123 IBZM SPECT study. Br J Psychiat (im Druck)

Knott P, Haroutunian V, Bierer L, Perl D, Handler M, De Leon M, Yang RK, Davis K (1989): Correlations post-mortem between ventricular CSF and cortical tissue concentrations of MHPG, 5-HIAA and HVA in Alzheimer's disease. Biol Psychiat 25 [Abs]:111A-119A

Knutson B, Panksepp J, PruittD (1996a): Effects of fluoxetine on play dominance in juvenile rats. Aggr Behav 22:297-307

Knutson B, Panksepp J, Narayanana TK, Rossi J (1996b): Early central serotonin damage increases "anxious" behaviors in juvenile rats. Abs Soc Neurosc 22 (1):446

Knutson B, Wolkowitz OM, Cloe SW, Moore EA, Johnson RC, Terpstra J, Turner RA, Reus VI (1998): Selective alteration of personality and social behavior by serotonergic intervention. Am J Psychiat 155:373-379

Kolachana BS, Saunders RC, Weinberger DR (1995): Augmentation of prefrontal cortical monoaminergic activity inhibits dopamine release in the caudate nucleus: an in vivo neurochemical assessment in the rhesus monkey. Neurosci 69:859-868

Koob GF (1992): Drugs of abuse: anatomy, pharmacology and function of reward pathways. TiPS 13:177-184

Koob GF, Le Moal M (1997): Drug abuse: hedonic momeostatic dysregulation. Science 278:52-58

Kraepelin E (1897): Psychiatrie. Springer, Berlin

Krebs MO, Trovero F, Desban M, Gauchy C, Glowinski J, Kemel ML (1991): Distinct presynaptic regulation of dopamine release through NMDA receptors in striosome- and matrix-enriched areas of the striatum. J Neurosci 11:1256-1262

Kreiss DS, Lucki I (1995): Effects of acute and repeated administration of antidepressant drugs on extracellular levels of 5-hydroxytryptamine measured in vivo. J Pharamcol Exp Ther 274:866-876

Kretschmer E (1928): Körperbau und Charakter. 7. & 8. Ausgabe. Thieme, Berlin

Kretschmer E (1939): Medizinische Psychologie. 9. Ausgabe. Thieme, Berlin

Krystal JH, Petrakis IL, Webb E, Cooney NL, Karper LP, Namanworth S, Stetson P, Trevisan LA, Charney DS (1998) Dose-related ethanol-like effects of the NMDA antagonist, ketamine, in recently detoxified alcoholics. Arch Gen Psychiat 55:354-360

Krystal JH, Abi-Dargham A, Laruelle M, Moghaddam B (1999a): Pharmacological models of psychoses. In: Charney DS, Nestler EJ, Bunney BS (Hrsg): Neurobiology of mental illness. New York, Oxford, Oxford University Press:214-224

Krystal JH, Belger A, D'Souza DC, Anand A, Charney DS, Aghajanian GK, Moghaddam B (1999b): Therapeutic implications of the hyperglutamatergic effects of NMDA antagonists. Neuropsychopharmacol 22:S143-S157

Lahti RA, Roberts RC, Cochrane EV, Primus RJ, Gallager DW, Conley RR, Tamminga CA (1998): Direct determination of dopamine D4 receptors in normal and schizophrenic postmortem brain tissue: a (3H)NGD-94-1 study. Mol Psychiatry 3:528-533

Laine TP, Ahonen A, Torniainen P, Heikkilä J, Pyhtinen J, Räsänen P, Niemelä O, Hillbom M (1999): Dopamine transporters increase in human brain after alcohol withdrawal. Mol Psychiat 4:189-191

Lal S (1988): Apomorphine in the evaluation of dopaminergic function in man. Prog Neuro-Psychopharmacol Biol Psychiat 12:117-164

Lal S, Martin JB (1980): Neuroanatomy and neuropharamcological regulation on neuroendocrine function. In: Van Praag HM, Lader MH, Rafaelsen OJ, Sacher EJ: Handbook of biological psychiatry. Part III. Brain mechanisms and abnormal behavior - genetics and neuroendocrinology. New York, Marcel Dekker:101-167

Lal S, Oravec M, Arnonoff A, Kiely ME, Guyda H, Solomon S, Nair NPV (1982): Hypothalamic-pituitary dopaminergic function in renal failure in man. J Neural Transm 53:7-21

Lamb RJ, Preston KL, Schindler C, Meisch RA, Davis F, Katz JL, Henningfeld JE, Goldberg SR (1991): The reinforcing and subjective effects of morphine in post-addicts: a dose-response study. J Pharmacol Exp Ther 259:1165-1173

Landis CA, Masters SB, Spada A, Pace A, Bourne HR, Vallar L (1989): GTP-ase inhibiting mutations activate the alpha chain of Gs and stimulate adenylyl cyclase in human pituitary tumors. Nature 340:692-696

Lang PJ, Bradley MM, Cuthberg BN (1990): Emotion, attention, and startle reflex. Psychol Rev 97: 377-395

Laruelle M, Baldwin R, Malison R, Zea-Ponce Y, Zoghbi S, Al-Tikriti M, Sybirska E, Zimmermann R, Wisniewski G, Neumeyer J, Milius R, Wang S, Smith E, Roth R, Charney D, Hoffer P, Innis R (1993): SPECT imaging of dopamine and serotonin transporters with [^{123}I]ß-CIT: pharmacological characterization of brain uptake in non-human primates. Synapse 13:295-309

Laruelle M, Wallace A, Seibyl JP, Baldwin M, Zea-Ponce Y, Zoghbi SS, Neumeyer JL, Charney DS, Hoffer PB, Innis RB (1994): Graphical, kinetic, and equilibrium analysis of in vivo [I-123]ß-CIT binding to dopamine transporters in healthy human subjects. J Cerebr Blood Flow Metab 14:982-994

Laruelle M, Abi-Dargham A, van Dyck CH, Gil R, D'Souza CD, Erdos J, McCance E, Rosenblatt W, Fingado C, Zoghbi SS, Baldwin RM, Seibyl JP, Krystal JH, Charney DS, Innis RB (1996) Single photon emission computerized tomography imaging of amphetamine-induced dopamine release in drug-free schizophrenic subjects. Proc Natl Acad

Sci USA 93: 9235-9240
Laruelle M, Iyer RN, Al-Tikriti MS, Zea-Ponce Y, Malison R, Zoghbi SS, Baldwin RM, Kung HF, Charney DS, Hoffer PB, Innis RB, Bradberry CW (1997): Microdialysis and SPECT measurements of amphetamine-induced dopamine release in non-human primates. Synapse 25:1-14
Laruelle M, Abi-Dargham A, Gil R, Kegeles L, Innis R (1999): Increased dopamine transmission in schizophrenia: relationship to illness phases. Biol Psychiat 46:56-72
Lawford BR, Young RM, Rowell JA, Qualichefski J, Fletcher BH, Syndulko H, Ritchie T, Noble EP (1995): Bromocriptine in the treatment of alcoholics with the D2 dopamine receptor A1 allele. Nat Med 1:337-341
Leonhard S, Adams C, Breese CR, Adler LE, Bickford P, Byerley W, Coon C, Griffith JM, Miller C, Myles-Worsley M, Nagamoto HT, Rollins Y, Stevens KE, Waldo M, Freedman R (1996): Nicotine receptor function in schizophrenia. Schizophr Bull 22:431-445
Le Marquandt D, Phil RO, Benkelfat C (1994a): Serotonin and alcohol intake, abuse, and dependence: findings in animal studies. Biol Psychiat 36:395-421
Le Marquandt D, Phil RO, Benkelfat C (1994b): Serotonin and alcohol intake, abuse, and dependence: clinical evidence. Biol Psychiat 36:326-337
Lesch KP, Bengel D, Heils A, Sabol SZ, Greenberg BD, Petri S, Benjamin J, Müller CR, Hamer DH, Murphy DL (1996): Association of anxiety-related traits with a polymorphism in the serotonin transporter gene regulatory region. Science 274:1527-1531
Lévi-Strauss C (1973): Das wilde Denken. Frankfurt/M., Suhrkamp
Lévy-Bruhl L (1985):How natives think. Princeton University Press, Princeton (Original 1910)
Lewis DA (1995): The functional architecture of the prefrontal cortex and schizophrenia. Psychol Med 25:887-894
Lewis DA, Anderson SA (1995): The functional architecture of the prefrontal cortex and schizophrenia. Psychol Med 25:887-894
Lewis DA, Pierri JN, Volk DW, Melchitzky DS, Woo TU (1999): Altered GABA neurotransmission and prefrontal cortical dysfunction in schizophrenia. Biol Psychiat 46:616-626
Lichtenberg-Kraag B, May T, Schmidt LG, Rommelspacher H (1995): Changes of G protein levels in platelet membranes from alcoholics during shortterm and longterm abstinence. Alcohol Alcohol 30:455-464
Limberger N, Starke K, Singer EA (1990): Serotonin uptake blockers influence serotonin autoreceptors by increasing the biophase concentration of serotonin and not through a 'molecular link'. Naunyn-Schmiedeberg Arch Pharmacol 342:363-370
Lin AMY, Freund RK, Palmer MR (1991): Ethanol potentiation of GABA-induced electrophysiological responses in cerebellum: requirement for catecholamine modulation. Neurosci Lett 122:154-158
Lindstrom LH, Gefvert O, Hagberg G, Lundberg T, Bergstrom M, Hartvig P, Langstrom B (1999): Increased dopamine synthesis rate in medial prefrontal cortex and striatum in schizophrenia indicated by L-(beta-11C)DOPA and PET. Biol Psychiat 46:681-688
Linnoila A (1987): Alcohol withdrawal and noradrenergic function. Ann Int Med 107:875-889
Linnoila M, Virkunnen M, Scheinin M, Nuutila A, Rimon R, Goodwin FK (1983): Low cerebrospinal fluid 5-hydroxyindoleacetic acid concentration differentiates impulsive from non-impulsive violent behavior. Life Sci 33:2609-2614
Lipska BK, Weinberger DR (1994): Subchronic treatment with haloperidol and clozapine in rats with neonatal excitotoxic hippocampal damage. Neuropsychopharmacol 10:199-205
Lipska BK, Jaskiw GE, Weinberger DR (1993): Postpubertal emergence of hyperresponsiveness to stress and to amphetamine after neonatal excitotoxic damage: a potential animal model of schizophrenia. Neuropsychopharmacol 9:67-75
Lipska BK, Jaskiw GE, Chrapusta S, Karoum F, Weinberger DR (1992): Ibotenic acid lesion of the ventral hippocampus differentially affects dopamine and its metabolites in the nucleus accumbens and prefrontal cortex in the rat. Brain Res 585:1-6

Little KY, McLaughlin DP, Zhang L, Livermore CS, McFinton PR, DelProposto ZS, Hill E, Cassin BJ, Watson SJ, Cook EH (1998): Cocaine, ethanol, and genotype effects on human midbrain serotonin transporter binding sites and mRNA levels. Am J Psychiat 155:207-213

Liu Q, Sobell JL, Heston LL, Somer SS (1995): Screening the dopamine D1 receptor gene in 131 schizophrenics and eight alcoholics: identification of polymorphisms but lack of functionally significant sequence changes. Am J Med Genet (Neuropsychiatr Genet) 60:165-171

Ljungberg T (1987): Blockade by neuroleptics of water intake and operant responding for water in the rat: anhedonia, motor deficit, or both? Pharmacol Biochem Beh 27:341-350

Louilot A, Le Moal M, Simon H (1989): Opposite influences of dopaminergic pathways to the prefrontal cortex or the septum on the dopaminergic transmission in the nucleus accumbens. An in vivo voltametric study. Neurosci 29:45-56

Lubow RE, Gewirtz JC (1995): Latent inhibition in humans: data, theory, and implications for schizophrenia. Psychol Bulletin 117:87-103

Luciana M, Depue RA, Arbisi P, Leon, A (1992): Facilitation of working memory in humans by a D2 dopamine receptor agonist. J Cogn Neurosc 4:58-68

Lynd-Balta E, Haber SN (1994a): The organization of midbrain projections to the ventral striatum in the primate. Neurosci 53:609-623

Lynd-Balta E, Haber SN (1994b): The organization of midbrain projections to the ventral striatum in the primate: Sensorimotor-related striatum versus ventral striatum. Neurosci 53:625-640

Lyotard JF (1993): The postmodern condition: a report on knowledge. University of Minneapolis Press, Minneapolis

Macciardi F, Petronis A, Van Tol HH, Marino C, Cavallini C, Smeraldi E, Kennedy JL (1994): Analysis of the D4 dopamine receptor gene variant in an Italian schizophrenia kindred. Arch Gen Psychiat 51:288-293

Madden PAF, Heath AC, Starmer GA, Whitfield JB, Martin NG (1995): Alcohol sensitivity and smoking history in men and women. Alc Clin Exp Res 19:1111-1120

Maddox J (1992): How to publish the unpalatable? Nature 358:187

Mac Dermott AB, Mayer ML, Westbrook GL, Smith SJ, Barker JL (1986): NMDA-receptor activation increases cytoplasmic calcium concentrations in cultured spinal cord neurons. Nature 321:519-522

Mäki T, Heikonnen E, Härkonen T, Kontula K, Härkonen M, Ylikahri R (1990): Reduction of lymphozytic beta-adrenoreceptors in chronic alcoholics and rapid reversal after ethanol withdrawal. Eur J Clin Invest 20:313-316

Malas KL, van Kammen DP, de Fraites EA, Brown GM, Gold PW (1987): Reduced growth hormone response to apomorphine in schizophreic patients with poor premorbid social functioning. J Neural Transm 1987; 69:319-324

Malhotra AK, Virkunnen M, Rooney W, Eggert M, Linnoila M, Goldman D (1996): The association between the dopamine D4 receptor (DRD4) 16 amino acid repeat polymorphism and novelty seeking. Mol Psychiat 1:388-391

Malhotra AK, Goldman D, Buchanan RW, Rooney W, Clifton A, Kosmidis MH, Breier A, Pickar D (1998): The dopamine D3 receptor (DRD3) Ser9Gly polymorphism and schizophrenia: a haplotype relative risk study and association with clozapine response. Mol Psychiat 3:72-75

Malinowski B (1987): The sexual life of savages in North-Western Melanesia. Beacon Press, Boston (Original 1927)

Mann K, Mundle G, Strayle M, Wakat P (1995): Neuroimaging in alcoholism: CT and MRI results and clinical correlates. J Neural Transm (Gen Sect) 99:145-155

Marcovitz S, Goodyer CG, Guyda H, Gardiner RJ, Hardy J (1982): Comparative study of human fetal, normal adult, and somatotropic adenoma pituitary function in tissue culture. J Clin Endocrinol Metab 54:6-16

Mash DC, Staley JK, Doepel FM, Yound SN, Ervin FR, Palmour RM (1996): Altered dopamine transporter densities in alcohol-preferring vervet monkeys. NeuroReport 7:457-462

Matsumoto M, Hidaka K, Tada S, Tasaki Y, Yamaguchi T (1996): Low levels of mRNA for dopamine D4 receptor in human cerebral cortex and striatum. J Neurochem 66:915-919

Mattay VS, Berman KF, Ostrem JL, Esposito G, Van Horn JD, Bigelow LB, Weinberger DR (1996): Dextroamphetamine enhance neural network-specific physiological signals: a positron-emission tomography rCBF study. J Neurosci 16:4816-4822

May T (1992): Striatal dopamine D1-like receptors have higher affinity for dopamine in ethanol-treated rats. Eur J Pharmacol 215:313-316

McCormick DA (1992): Neurotransmitter action in the thalamus and cerebral cortex. J Clin Neurophysiol 9:212-223

McDougle CJ, Goodman WK, Leckman LF, Lee NC, Heninger GR, Price LH (1994a): haloperidol addition in fluvoxamine-refractory obsessive-compulsive disorder. Arch Gen Psychiat 51:302-308

McDougle CJ, Goodman WK, Price LH (1994b); Dopamine antagonists in tic-related and psychotic spectrum obsessive compulsive disorder. J Clin Psychiat 55(3; Suppl):24-31

Meehl PE (1962): Schizotaxia, schizotypy, schizophrenia. Am Psychol 17:827-838

Meister B, Hoekfelt T, Vale WW, Goldstein M (1985): Growth hormone releasing factor (GRF) and dopamine coexist in hypothalamic arcuate neurons. Acta Physiol Scand 124:133-136

Meltzer HY, Kolakowska T, Fang VS, Fogg L, Robertson A, Lewine R, Strahilevitz M, Busch D (1984): Growth hormone and prolactin response to apomorphine in schizophrenia and the major affective disorders. Arch Gen Psychiat 14:512-519

Meltzer HY, Maes M, Elkis H (1994): The biological basis of refractory depression. In: Nolen WA, Zohar J, Roose SP, Amsterdam JD (Hrsg.): Refractory depression: current strategies and future directions. Chichester, John Wiley and Sons:177-198

Mereu G, Fadda F, Gessa GL (1984): Ethanol stimulates the firing rate of nigral neurons in unanesthetized rats. Brain Res 292:63-69

Mereu G, Yoon KW, Boi V, Gessa GL, Naes L, Westfall TC (1987): Preferential stimulation of ventral tegmental area dopaminergic neurons by nicotine. Eur J Pharmacol 141:395-399

Mester H (1984): Klinische Aspekte der Trieb- und der Ich-Regression. In: Heinrich K (Hrsg): Psychopathologie der Regression. Schattauer, Stuttgart, New York, p. 177

Moghaddam B (1994) Preferential activation of cortical dopamine neurotransmission by Clozapine: functional significance. J Clin Psychiat 55 (9 Suppl B):27-29

Moghaddam B, Gruen RJ (1991): Do endogeneous excitatory amino acids influence striatal dopamine release? Brain Res 544:329-330

Moghaddam B, Adams B, Verma A, Daly D (1997): Activation of glutamatergic neurotransmission by ketamine: a novel step in the pathway from NMDA receptor blockade to dopaminergic and cognitive disruptions associated with the prefrontal cortex. J Neurosc 17:2921-2927

Müller WE (1992): Pharmakologie der Neuroleptika unter besonderer Berücksichtigung des Remoxiprids. Krankenhauspsychiat 3:14-22

Munemura M, Agui T, Sibley DR (1989): Chronic estrogen treatment promotes a functional uncoupling of the D2 dopamine receptor in rat anterior pituitary gland. Endocrinol 124:346-355

Myerson A (1922): Anhedonia. Am J Psychiat 2:87-111

Naber D (1990): Neurobiologische und psychopharmakologische Aspekte der Anhedonie. In: Heimann H: Anhedonie - Verlust der Lebensfreude: Ein zentrales Phänomen psychischer Störungen. Stuttgart, New York: Gustav Fischer Verlag:131-145

Nakajima S (1989): Subtypes of dopamine receptors involved in the mechanism of reinforcement. Neurosc Biobehav Rev 13:123-128

Nanko S, Sasaki T, Fukuda R, Hattori M, Dai XY, Kazamatsuri H, Kuwata S, Juji T, Gill M (1993): A study of the association between schizophrenia and the dopamine D3 receptor gene. Hum Genet 92:336-338

Nestler EJ (1994): Molecular neurobiology of drug addiction. Neuropsychopharmacol 11:77-87

Nestler EJ, Aghajanian GK (1997): Molecular and cellular basis of addiction. Science 278:58-63

Newman JP, Kosson DS (1986): Passive avoidance learning in psychopathic and nonpsychopathic offenders. J Abnorm Psychol 95:257-263

Newman JP, Patterson CM, Howland EW, Nichols SL (1990): Passive avoidance in psychopaths: the effects of reward. Pers Indiv Diff 11:1101-1114

Noble EP, Blum K, Ritchie T, Montgomery A, Sheridan PJ (1991): Allelic association of the D2 receptor gene with receptor-binding characteristics in alcoholism. Arch Gen Psychiat 48:648-654

Nordström AL, Farde L, Wiesel FA, Forslund K, Pauli S, Halldin C, Uppfeldt G (1993): Central D2-dopamine receptor occupancy in relation to antipsychotic drug effects: a double-blind PET study of schizophrenic patients. Biol Psychiat 33:227-235

O'Connell P, Woodruff PWR, Wright I, Jones P, Murray RM (1997): Developmental insanity or dementia praecox: was the wrong concept adopted? Schizophr Res 23:97-106

O'Malley SS, Jaffe AJ, Chang G, Rode S, Schottenfeld R, Meyer RE, Rounsaville B (1996): Six-month follow-up of naltrexone and psychotherapy for alcohol dependence. Arch Gen Psychiat 53:217-224

Okubo Y, Suhara T, Suzuki K, Kobayashi K, Inoue O, Terasaki O, Someya Y, Sassa T, Sudo Y, Matsushima E, Iyo M, Tateno Y, Toru M (1997): Decreased prefrontal dopamine D1 receptors in schizophrenia revealed by PET. Nature 385:634-636

Overall JE, Gorham DR (1962): The brief psychiatric rating scale. Psychol Rep 10:799-812

Oxenstierna G, Edman G, Iselius L, Oreland L, Ross SB, Sedvall G (1985): Concentrations of monoamine metabolism in the cerebrospinal fluid of twins and unrelated individuals - a genetic study. J Psychiat Res 20:19-29

Panocka I, Massi M (1992): Long-lasting suppression of alcohol preference in rats following serotonin receptor blockade by ritanserin. Brain Res Bull 28:493-496

Parsian A, Chakraverty S, Fisher L, Cloninger CR (1997): No association between polymorphisms in the human dopamine D3 and D4 receptors genes and alcoholism. Am J Med Genet 74:281-285

Pato CN, Macchiardi F, Pato MT, Verga M, Kennedy JL (1993): Review of the putative association of the D2 dopamine receptor and alcoholism: a meta-analysis. Am J Genet (Neuropsychiatr Genet) 48:78-82

Patterson CM, Newman JP (1993): Reflectivity and learning from aversive events: toward a psychological mechanism for the syndromes of disinhibition. Psychol Rev 100:716-736

Pellegrino SM, Druse MJ (1992): The effects of chronic ethanol consumption on the mesolimbic and nigrostriatal dopamine system. Alc Clin Exp Res 16:275-280

Perani D, Colombo C, Bressi S, Bonfanti A, Grassi F, Scarone S, Bellodi L, Smeraldi E, Fazio F (1995): [F-18]FDG Pet study in obsessive-compulsive disorder. A clinicl/metabolite correlation study after treatment. Br J Psychiat 166:244-250

Pich M, Pagliusi SR, Tessari M, Talabot-Ayer D, Hooft van Huijsden R, Chiamulera C (1997): Common neural substrates for the addictive properties of nicotine and cocaine. Science 275:83-86

Pilowsky LS, Costa DC, Ell PJ, Murray RM, Verhoeff NPLG, Kerwin W (1993): Antipsychotic medication, D2 dopamine receptor blockade and clinical response: a ^{123}I IBZM SPET (single photon emission tomography) study. Psychol Med 23:791-797

Pilowsky LS, Costa DC, Ell PJ, Verhoeff NLPG, Murray RM, Kerwin RW (1994): D2 dopaine receptor binding in the basal ganglia of antipsychotic-free schizophrenic patients. A ^{123}I-IBZM single photon emission computerised tomography study. Brit J Psychiat 164:16-26

Pilowsky LS, Busatto GF, Taylor M, Costa DC, Sharma T, Sigmundsson T, Ell PJ, Nohria W, Kerwin RW (1996): Dopamine D2 receptor occupancy in vivo by the novel atypical antipsychotic olanzapine: a 123 I IBZM single photon emission tomography (SPET) study. Psychopharmacol (Berl) 124:148-153

Pirker W, Asenbaum S, Kasper S, Walter H, Angelberger P, Koch G, Pozzera A, Deecke L, Podreka I, Brücke T (1995): ß-CIT SPECT demonstrates blockade of 5H-uptake sites by citalopram in the human brain in vivo. J Neural Transm 100:247-256

Pitchot W, Ansseau M, Moreno AG, Hansenne M, Von Freckell R (1992): Dopaminergic function in panic disorder: comparison with major and minor depression. Biol Psychiat 32:1004-1011

Ploog D (1990): Neuronale Substrate der Lust und Unlust. In: Heimann H: Anhedonie - Verlust der Lebensfreude: Ein zentrales Phänomen psychischer Störungen. Stuttgart, New York: Gustav Fischer Verlag:31-57

Pflug B (1990): Depression und Anhedonie. In: Heimann H: Anhedonie - Verlust der Lebensfreude: Ein zentrales Phänomen psychischer Störungen. Stuttgart, New York: Gustav Fischer Verlag:71-81

Powell J, Dawe S, Richards D, Gossop M, Marks I, Strang J, Gray J (1993): Can opiate addicts tell us about their relapse risk? Subjective predictors of clinical prognosis. Addict Behav 18:473-490

Pycock CJ, Kerwin RW, Carter CJ (1980): Effect of lesion of cortical dopamine terminals on subcortical dopamine receptors in rats. Nature 286:74-77

Rado S (1956): Psychoanalysis of behavior. Grune und Stratton, New York, London

Raleigh MJ, McGuire MT (1991): Bidirectional relationship between tryptophan and social behavior in vervet monkeys. In: R Schwarcz R, Young SN, Brown RR: Kynurenine and serotonin pathways. Progress in tryptophan research. Plenum Press, New York, London:289-298

Rattray M. Baldessari S, Gobbi M, Mennini T, Samanin R, Bendotti C (1996): p-Chlorphenylalanine changes serotonin transporter mRNA levels and expression of the gene product. J Neurochem 67:463-472

Reich W (1973): Charakteranalyse. Fischer, Frankfurt

Rinne JO, Kuikka JT, Bergström KA, Rinne UK (1995): Striatal dopamine transporter in different disability stages of parkinson's disease studied with [I-123]]ß-CIT SPECT. Park Rel Dis 1:47-51

Risinger FO, Bormann NM, Oakes RA (1996): Reduced sensitivity to ethanol reward, but not ethanol aversion, in mice lacking 5-HT_{1B} receptors. Alc Clin Exp Res 20:1401-1405

Ritter LM, Meador-Woodruff JH (1997): Antipsychotic regulation of hippocampal dopamine receptor messanger mRNA. Biol Psychiat 42:155-164

Robbins TW, Everitt BJ (1996): Neurobehavioral mechanisms of reward and motivation. Curr Opin Neurobiol 6:228-236

Roberts DA, Balderson D, Pickering-Brown SM, Deakin JF, Owen F (1996): The relative abundance of dopamine D4 receptor mRNA in post-mortem brains of schizophrenics and controls. Schizophr Res 20:171-174

Robins LN, Wing J, Wittchen HU (1988): The composite International Diagnostic Interview: an epidemiological instrument suitable for use in conjugation with different diagnostic systems and in different cultures. Arch Gen Psychiat 45:1069-1077

Robinson SE, Hambrecht KL (1988): The effect of cocaine on hippocampal cholinergic and noradrenergic metabolism. Brain Res 457:383-385

Robinson TE, Berridge KC (1993): The neural basis of drug craving: an incentive-sensitization theory of addiction. Brain Res Rev 18:247-291

Rommelspacher H, Raeder C, Kaulen P, Brüning G (1992): Adaptive changes of dopamine-D2 receptors in rat brain following ethanol withdrawal: a quantitative autoradiographic investigation. Alcohol 9:1-8

Rose RJ, Viken RJ, Dunlap JE, Christian JC (1994): Individual differences in subjective response to alcohol challenge: data from studies of twins. Alc Clin Exp Res 18:453

Rosenberg DR, Lewis DA (1994): Changes in the dopaminergic innervation of monkey prefrontal cortex during late postnatal development: a tyrosine hydroxylase immunohistochemical study. Biol Psychiat 36:272-277

Rossetti ZL, Melis F, Carboni S, Diana M, Gessa GL (1992): Alcohol withdrawal in rats is associated with a marked fall in extraneural dopamine. Alc Clin Exp Res 16:529-532

Rothenberg J, Heinz A (1997): Meddling with monkey metaphors - modernism and the threat of impulsive desires. Soc Justice (im Druck)
Roy A, Virkunnen M, Linnoila M (1988): Monoamines, glucose metabolism, aggression towards self and others. Int J Neurosc 41:261-264
Sabol SZ, Nelson ML, Fisher C, Gunzerath L, Brody CL, Hu S, Sirota LA, Marcus SE, Greenberg BD, Lucas FR IV., Benjamin J, Murphy DL, Hamer DH (1999): A genetic association for cigarette smoking behavior. Health Psychol 18:7-13
Sällström Baum S, Rommelspacher H (1994): Determination of total dopamine, R- and S-salsolinol in human plasma by cyclodextrin bonded phase liquid chromatography with electrochemical detection. J Chromatogr B 660:235-241
Salomon RM, Mazure CM, Delgado PL, Mendia P, Charney DS (1994): Serotonin function in aggression: the effect of acute plasma tryptophan depletion in aggressive patients. Biol Psychiat 35:570-572
Samson HH, Harris RA (1992): Neurobiology of alcohol abuse. TiPS 13:206-211
Sander T, Harms H, Dufeu P, Kuhn S, Rommelspacher H, Schmidt LG (1997a): Dopamine D4 receptor exon III alleles and variation of novelty seeking in alcoholics. Am J Med Genetics (Neuropsychiat Gen) 74:483-487
Sander T, Harms H, Podschus J, Finckh U, Nickel B, Rolfs A, Rommelspacher H, Schmidt LG (1997): Allelic association of a dopamine transporter gene polymorphism in alcohol dependence with withdrawal seizures or delirium. Biol Psychiat 41:299-304
Sano A, Kondoh K, Katimoto Y, Kondo I (1993): A 40-nucleotide repeat polymorphism in the human dopamine transporter gene. Human Genetics 91:405-406
Sanyal S, Van Tol HH (1997): Review the role of dopamine D4 receptors in schizophrenia and antipsychotic action. J Psychiat Res 31:219-232
Sass H, Soyka M, Mann K, Zieglgänsberger W (1996): Relapse prevention by Acamprosat: results from a placebo-controlled study on alcohol dependence. Arch Gen Psychiat 53: 673-680.
Saudou F, Amara DA, Dierich A, LeMeur M, Ramboz S, Segu L, Buhot MC, Hen R (1994): Enhanced aggressive behavior in mice lacking 5-HT$_{1B}$ receptor. Science 265:1875-1878
Saunders RC, Kolachana BS, Bachevalier J, Weinberger DR (1997): Neonatal lesions of the medial temporal lobe disrupt prefrontal cortical regulation of striatal dopamine. Nature 393:169-171
Scherer J, Tatsch K, Schwarz, Oertel W, Kirsch MC, Albus M (1994): D2-dopamine receptor occupancy differs between patients with and without extrapyramidal side effects. Acta Psychiat Scand 90:266-268
Schmidt K, Bauer M, Schmidt LG, Heinz A (2000): Dysfunction of dopaminergic transmission and anhedonia in alcoholism (in Vorbereitung)
Schmidt LG, Rommelspacher H (1996): Neue Ergebnisse zur Pathobiochemie und Rückfallprophylaxe der Alkoholabhängigkeit. In: Möller HJ, Müller-Spahn F, Kurtz G (Hrsg.): Aktuelle Perspektiven der Biologischen Psychiatrie. Wien, New York: Springer:353-357
Schmidt LG, Dettling M, Gräf KJ, Heinz A, Kuhn S, Rommelspacher H (1996): Reduced dopaminergic function in alcoholics is related to severe dependence. Biol Psych 39:193-198
Schmidt LG, Kuhn S, Smolka M, Rommelspacher H (1997a): Cigarette smoking and alcoholism: clinical and neurobiological findings. Pharmacopsychiat 30 [Abs]:220
Schmidt LG, Kuhn S, Rommelspacher H (1997b): Pharmacological effects of lisuride shorten, expectations to receive the drug prolong the latency of relapse in weaned alcoholics. Pharmacopsychiat 30 [Abs]:219
Schmidt LG, Harms H, Kuhn S, Rommelspacher H, Sander T (1998) Modification of alcohol withdrawal by the A9 allele of the dopamine transporter gene. Am J Psychiat 155:474-478
Schneider K (1980): Klinische Psychopathologie. Thieme, Stuttgart, New York
Schoffelmeer ANM, de Vries TJ, Hogenboom F, Mulder AH (1993): Mu- and delta-opioid receptors inhibitorily linked to dopamine sensitive adenylate cyclase in rat striatum display a

selectivity profile toward endogeneous opioid peptides different from that of presynaptic mu, delta and kappa receptors. J Pharmacol Exp Ther 267:205-210

Schoffelmeer ANM, de Vries TJ, Vanderschueren LJMJ, Tjon GHK, Nestby P, Wardeh G, Mulder AH (1995): Glucocorticoid receptor activation potentiates the morphine-induced adaptive increase in dopamine D1 receptor efficacy in gamma-aminobutyric acid neurons of rat striatum/nucleus accumbens. J Pharmacol Exp Ther 274:1154-1160

Schöls L, Heinz A, Langkafel M, Wöhrle J, Przuntek H (1993): Continuous subcutaneous Lisuride infusion in olivopontocerebellar atrophies. In: Trouillas P, Fuxe K: Serotonin, the cerebellum, and ataxia. New York: Raven Press:363-370

Schuckit MA, Parker DC, Rossman LR (1983): Ethanol-related prolactin responses and risk for alcoholism. Biol Psychiat 18:1153-1159

Schuckit MA, Smith TL (1996): An 8-year follow-up of 450 sons of alcoholic and control subjects. Arch Gen Psychiat 53:202-210

Schuckit MA, Mazzanti C, Smith TL, Ahmed U, Radel M, Iwata N, Goldman D (1999): Selective genotyping for the role of $5-HT_{2A}$, $5-HT_{2C}$, and $GABA_{\alpha 6}$ receptors and the serotonin transporter in the level of response to alcohol: a pilot study. Biol Psychiat 45:647-651

Schultz W (1992): Activity of dopamine neurons in the behaving primate. Prog Neurosc 4:129-138

Schultz W, Apicella P, Ljungberg T (1993): Responses of monkey dopamine neurons to reward and conditioned stimuli during successive steps of learning a delayed response task. J Neurosc 13:900-913

Schultz W, Dayan P, Montague PR (1997): A neural substrate of prediction and reward. Science 275:1593-1599

Segal DS, Kuczenski R (1992): In vivo microdialysis reveals a diminished amphetamine-induced DA response corresponding to behavioral sensitization produced by repeated amphetamine pretreatment. Brain Res 571:330-337

Seibyl JP, Wallace E, Smith EO, Stabin M, baldwin RM, Zoghbi S, Zea-Ponce Y, Gao Y, Zhang WY, Neumeyer JL, Zubal IG, Charney DS, Hoffer PB, Innis RB (1994): Whole-body biodistribution, radiation absorbed dose and brain SPECT imaging with Iodine-123-ß-CIT in healthy human subjects. J Nucl Med 35:764-770

Serretti A, Lattuada E, Cusin C, Lilli R, Lorenzi C, Smeraldi E (1999a): Dopamine D3 receptor gene not associated with symptomatology of major psychoses. Am J Med Gen 88:476-480

Serretti A, Lilli R, Di Bella D, Bertelli S, Nobile M, Novelli E, Catalano M, Smeraldi E (1999b): Dopamine receptor D4 gene is not associated with major psychoses. Am J Med Genet 88:486-491

Sesack S, Bressler CN, Lewis DA (1995): Ultrastructural associations between dopamine terminals and local circuit neurons in the monkey prefrontal cortex: a study of calretinin-immunoreactive cells. Neurosci Lett 200:9-12

Shippenberg TS, Herz A (1987): Place preference conditioning reveals the involvement of D1-dopamine receptors in the motivational properties of µ- and κ-opioid agonists. Brain Res 436:169-172

Sibley DR, Monsma FJ (1992): Molecular biology of dopamine reeptors. TIPS Rev 13:61-69

Singer HS, Butler IJ, Tune LE, Seifert WE, Coyle JT (1979): Dopaminergic dysfunction in Tourette syndrome. Ann Neurol 12:361-366

Skinner BF (1935): Two types of conditioned reflex and a pseudotype. J Gen Psychol 12:66-77

Skinner BF (1953): Science and human behavior. Macmillan, New York

Slotkin TA, McCook EC, Ritchie JC, Carroll BJ, Seidler FJ (1997): Serotonin transporter expression in rat brain regions and blood platelets: aging and glucocorticoid effects. Biol Psychiat 41:172-183

Smith CUM (1996): Elements of molecular neurobiology. Chichester, Wiley & Sons.

Solomon RL (1977): An opponent-process theory of motivation. IV. The affective dynamics of addiction. In: Maser JD, Seligman MEP: Psychopathology: Experimental models. San Francisco, Freeman.
Sorensen KE, Witter MP (1983): Entorhinal efferents reach the caudate-putamen. Neurosci Lett 35:259-264
Soyka M, Huppert D (1992): L-dopa abuse in a patient with former alcoholism. Br J Addict 87:117-118
Spanagel R, Herz A, Shippenberg TS (1992): Opposing tonically active endogeneous opioid systems modulate the mesolimbic dopaminergic pathway. Proc Natl Acad Sci USA 89:2046-2050
Spitzer M (1993): The psychopathology, neuropsychology, and neurobiology of associative and working memory in schizophrenia. Eur Arch Psychiatry Clin Neurosci 243:57-70
Spitzer M (1995): A neurocomputational approach to delusions. Comp Psychiat 36:83-105
Stanley M, Traskman-Bendz L, Dorovini-Zis K (1985): Correlations between aminergic metbolites simultaneously obtained from human CSF and brain. Life Sci 37:1279-1286
Stefanis NC, Bresnick JN, Kerwin RW, Shofield WN, McAllister G (1998): Elevation of dopamine D4 receptor mRNA in postmortem schizophrenic brain. Brain Res Mol Brain Res 53:112-119
Stein L, Wise, CD (1971): Possible etiology of schizophrenia: progressive damage to the noradrenergic reward system by 6-hydroxydopamine. Science 171:1032-1036
Stewart J, de Wit H, Eikelboom R (1984): Role of unconditioned and conditioned drug effects in the self-administration of opiates and stimulants. Psychol Rev 91:251-268
Stewart J, Wise RA (1992): Reinstatement of heroin self-administration habits: morphine prompts and naltrexone discourages renewed responding after extinction. Psychopharmacol 108:79-84
Stibler H, Borg S, Joustra M (1986): Microanion exchange chromatography of carbohydrate-deficient transferrin in serum in relation to alcohol consumption (Swedish patent 8400587-5). Alc Clin Exp Res 10:535-544
Storozhuk VM, Sachenko VV, Kruchenko JA (1995): Dependence of sensorimotor cortex neuron activity on norarenergic and serotonergic transmission in unspecific thalamic nuclei. Neurosci 2:315-322
Stolberg S (1993): Fear clouds search for genetic roots of violence. Los Angeles Times 30.12.1992:1-2
Stone R (1993). Panel finds gap in violence studies. Science 260:1584
Strobl JS, Thomas MJ (1994): Human growth hormone. Pharmacol Rev 46:1-34
Sullivan JT, Sykora K, Schneiderman J, Narkanjo CA, Sellers EM (1989): Assessment of alcohol withdrawal: the revised Clinical Institute Withdrawal Assessment for Alcohol Scale (CIWA-Ar). Br J Addict 84:1353-1357
Svrakic DM, Przybeck TR, Cloninger CR (1992): Mood states and personality traits. J Affect Disord 24.217-226
Symes AL, Lal S, Sourkes TL (1976): Time-course of apomorphine in the brain of the immature rat after apomorphine injection. Arch Int Pharmacodyn 223:260-264
Szymanski S, Singer H, Guiliano J, Yokoi F, Dogan S, Villemagne V, Chin B, Gjedde A, Wong DF (1997): Basal ganglia dopamine release in Tourette syndrome. J Nucl Med 38 [Abs]:283
Tabakoff B, Kiianmaa K (1982): Does tolerance develop to the activating, as well as the depressant, effects of alcohol? Pharmacol Biochem Behav 17:1073-1076
Tabakoff B, Hoffman PL (1993): The neurochemistry of alcohol. Curr Opinion Psychiatr 6:388-394
Taber MT, Das S, Fibiger HC (1995): Cortical regulation of dopamine release: mediation via the ventral tegmental area. J Neurochem 65:1407-1410
Tallo D, Malarkey WB (1981): Adrenergic and dopaminergic modulation of growth hormone and prolactin secretion in normal and tumor-bearing human pituitaries in monolayer culture. J Clin Endocrinol Metab 53:1278-1284

Tao R, Auerbach SB (1995): Involvement of the dorsal raphe but not median raphe nucleus in morphine-induced increases in serotonin release in the rat forebrain. Neurosci 68:553-561

Tiihonen J, Kuikka J, Bergström K, Hakola P, Karhu J, Ryynänen OP, Föhr J (1995): Altered striatal dopamine re-uptake stites in habitually violent and non-violent alcoholics. Nat Med 1:654-657

Tiihonen J, Vilkman H, Räsönen P, Ryynänen OP, Hakko H, Bergman J, Hämäläainen T, Laakso A, Haaparanta-Solin M, Solin O, Kuoppamäki M, Sylvalathi E, Hietala J (1998): Striatal presynaptic dopamine function in type 1 alcoholics measured with positron emission tomography. Mol Psychiat 4:156-161

Träskman-Bendz L, Asberg M, Bertilsson L, Thoren P (1984): CSF metabolites of presssed patients during illness and recovery. Acta Psychiat Scand 69:333-342

Trent F, Tepper JM (1993): Dorsal raphe stimulation modifies striatal-evoked antidromic invasion of nigral dopaminergic neurons in vivo. Exp Brain Res 84:620-630

Tsai G, Gastfriend DR, Coyle JT (1995): The glutamatergic basis of human alcoholism. Am J Psychiat 152:332-340

Vandenbergh DJ, Persico AM, Hawkins AL, Griffin CA, Li X, Jabs EW, Uhl GR (1992): Human dopamine transporter gene (DAT1) maps to chromosome 5p15.3 and displays a VNTR. Genomics 14:1104-1106

van Praag HM (1977): Significance of biochemical parameters in the diagnosis, treatment and prevention of depressive disorders. Biol Psychiat 12:101-131

Van Tol HHM, Bunzow JR, Guan HC, Sunahara RK, Seeman P, Niznik HB, Civelli O (1991): Cloning of the gene for a human dopamine D4 receptor with high affinity for the antipsychotic drug clozapine. Nature 350:610-614

Virkunnen M, DeJong J, Bartko J, Goodwin FK, Linnoila M (1989): Relationship of psychobiological variables to recidivism in violent offenders and impulsive fire setters: a follow-up study. Arch Gen Psychiat 46:600-603

Virkunnen M, Kallio E, Rawlings R, Tokola R, Poland RE, Guidotti A, Nemeroff C, Bissette G, Kalogeras K, Karonen SL, Linnoila M (1994): Personality profiles and state aggressiveness in Finnish alcoholic, violent offenders, fire setters, and healthy volunteers. Arch Gen Psychiat 51:28-33

Virkunnen M, Eggert M, Rawlings R, Linnoila M (1996): A prospective follow-up study of alcoholic violent offenders and fire-setters. Arch Gen Psychiat 53:523-529

Volkow N, Ding YS, Fowler JS, Wang GJ, Logan J, Gatley JS, Dewey S, Ashby C, Liebermann J, Hitzemann R, Wolf AP (1995): Is methylphenidate like cocaine? Studies on their pharmacokinetics and distribution in the human brain. Arch Gen Psychiat 52:456-463

Volkow ND, Wang GJ, Fowler JS, Logan J, Hitzemann R, Ding YS, Pappas N, Shea C, Piscani K (1996): Decreases in dopamine receptors but not in dopamine transporters in alcoholics. Alc Clin Exp Res 20:1594-1598

Volkow ND, Wang GJ, Fowler JS, Logan J, Gately SJ, Hitzemann R, Chen AD, Dewey SL, Pappas N (1997): Decreased striatal dopaminergic responsiveness in detoxified cocaine-dependent subjects. Natre 386:830-833

Volpicelli JR, Watson NT, King AC, Sherman CE, O'Brien CP (1995): Effect of naltrexone on alcohol "high" in alcoholics. Am J Psychiat 152:613-615

Vrana SR, Spence EL, Lang PJ (1988): The startle probe response: a new measure of emotion? J Abnorm Psychol 97:487-491

Waddington JL (1989): Implications of recent research on dopamine D-1 and D-2 receptor subtypes in relation to schizophrenia and neuroleptic drug action. Curr Opin Psychiat 2:89-92

Wafford KA, Burnett DM, Leidenheimer NJ, Burt DR, Wang JB, Kofuji P, Dunwiddie TV, Harris RA, Sikela JM (1991): Ethanol sensitivity of the GABA$_A$ receptor expressed in xenopus oocytes requires eight amino acids contained in the gamma$_{2L}$ subunit of the receptor complex. Neuron 7:27-33

Wafford KA, Whiting PJ (1992). Ethanol potentiation of GABA(A) receptors requires phosphorylation of the alternatively spliced variant of the gamma2 subunit. FEBS Lett 313:113-117
Wallis CJ, Rezazadeh SM, Lal H (1993): Role of serotonin in alcohol abuse. Drug Dev Res 30:178-188
Watanabe M (1996): Reward expectancy in primate prefrontal neurons. Nature 382:629-632
Watson JB (1913): Psychology as the behaviorist views it. Psychol Rev 20: 158-177
Weed MR, Wolverton WL (1995): The reinforcing effects of dopamine D1 receptor agonists in rhesus monkeys. J Pharmacol Exp Ther 275:1367-1374
Weinberger DR (1987): Implications of normal brain development for the pathogenesis of schizophrenia. Arch Gen Psychiat 44:660-669
Weinberger DR (1996): On the plausibility of "The Neurodevelopmental Hypothesis" of schizophrenia. Neuropsychopharmacol 14:1S-11S
Weinberger DR, Lipska BK (1995): Cortical maldevelopment, anti-psychotic drugs, and schizophrenia: a search for common ground. Schizophr Res 16:87-110
Weinberger DR, Berman KF, Zec RF (1986): Physiological dysfunction of dorsolateral prefrontal cortex in schizophrenia, I: regional cerebral blood flow (rCBF) evidence. Arch Gen Psychiat 43:126-135
Weinberger DR, Berman KF, Suddath R, Fuller Torrey E (1992): Evidence of dysfunction of prefrontal-limbic network in schizophrenia: a magnetic resonance imaging and regional cerebral blood flow study of discordant monozygotic twins. Am J Psychiat 149:890-897
West AR, Galloway MP (1997): Inhibition of glutamate reuptake potentiates endogenous nitric oxide-facilitated dopamine efflux in the rat striatum: an in vivo microdialysis study. Neurosci Lett 230:21-24
West AR, Galloway MP (1998) Endogenous nitric oxide facilitates striatal dopamine and glutamate efflux in vivo: role of ionotropic glutamate receptor-dependent mechanisms. Neuropharmacol 36:1571-1581
Wester P, Bergström U, Eriksson A, Gezelius C, Hardy J, Winblad B (1990): Ventricular cerebrospinal fluid monoamine transmitter and metabolite concentrations reflect human brain neurochemistry in autopsy cases. J Neurochem 54:1148-1156
Westerink BHC, Kwint HF, de Vries JB (1996): The pharmacology of mesolimbic dopamine neurons: a dual-probe microdialysis study in the ventral tegmental area and nucleus accumbens of the rat brain. J Neurosci 16:2605-2611
Whitworth AB, Fischer F, Lesch OM, Nimmerrichter A, Oberbauer H, Platz T, Potgieter A, Walter H, Fleischhacker WW (1996): Comparison of Acamprosat and placebo in long-term treatment of alcohol dependence. Lancet 347:1438-1442
Wiesbeck GA, Maurer C, Thome J, Jakob F, Boening J (1995): Alcohol dependence, family history, and D2 dopamine receptor function as neuroendocrinologically assessed with apomorphine. Drug Alc Dep 40:49-53
Wiesbeck GA, Müller T, Wodarz N, Davids E, Kraus T, Thome J, Weijers HG, Boening J (1998): Growth hormone response to placebo, apomorphine and growth hormone releasing hormone in abstinent alcoholics and control subjects. Drug Alc Dep 52:53-56
Williams GV, Goldman-Rakic PS (1995): Modulation of memory fields by dopamine D1 receptors in prefrontal cortex. Nature 376:572-575
Wilson JQ, Herrnstein RJ (1986): Crime and human nature. New York, London, Toronto, Sidney, Tokyo, Singapore, Touchstone
Wirtshafter D, Straford TR, Asin KE (1987): Evidence that serotonergic projections to the substantia nigra in the rat arise in the dorsal, but not the median, raphe nucleus. Neurosci Lett 77:261-266
Wise RA (1980): Actions of drugs of abuse on the brain reward systems. Pharmacol Biochem Behav 13:213-223
Wise RA (1982): Neuroleptics and operant behavior: the anhedonia hypothesis. Behav Brain Sci 5:39-87

Wise RA (1988): The neurobiology of craving: Implications for the understanding of addiction. J Abnorm Psychol 97:118-132
Wise RA, Bozarth MA (1987): A psychomotor stimulant theory of addiction. Psychol Rev 94:469-492
Wolf SS, Jones DW, Knable MB, Gorey JG, Lee KS, Hyde TS, Coppola R, Weinberger DR (1996): Tourette syndrome: prediction of phenotypic variation in monozygotic twins by caudate nucleus D2 receptor binding. Science 273:1225-1227
World Health Organisation (1991): Tenth revision of the International Classification of Diseases, chapter V (F). Mental and behavioral disorders. Huber, Göttingen
Yoshimura M, Ikegaki I, Fukyyama M, Nishimura M, Takahashi H (1989): Interaction of noradrenaline and dopamine in patients with essential hypertension or with pheochromozytoma. Clin Exp Hypertens 11 (Suppl 1):397-402
Young LT, Warsh JJ, Kish SJ, Shannak K, Hornykeiwicz O (1994): Reduced brain 5-HT and elevated NE turnover and metabolites in bipolar affective disorder. Biol Psychiat 35:121-127
Yu A, Yang J, Pawlyk AC, Tejani-Butt SM (1995): Acute depletion of serotonin down-regulates serotonin-transporter mRNA in raphe neurons. Brain Res 688:209-212
Zieglgänsberger W, Wetzel C, Hauser C, Putzke J, Spanagel R (1997): Glutamatergic transmission - a target for alcohol and anti-craving drugs. Alcohol Alcohol 32 [Abs]:329
Zung WWK (1965): A self-rating depression scale. Arch Gen Psychiat 12:63-70
Zung WWK (1971): A rating instrument for anxiety disorders. Psychosomatics 12:371-379

Index

Nummern und Symbole

ß-CIT 51, 52, 53, 54, 55, 56, 57, 59, 60, 73, 75, 77, 78, 79, 93, 94, 95, 97, 117, 139, 140, 144, 147, 149, 151, 156, 158

µ-Opioidrezeptoren 11
5-HT$_2$ Rezeptoren 82, 91, 95, 96, 102, 103, 104
5-HT$_3$ Rezeptoren 81, 91, 96, 134
5-HT$_7$ Rezeptoren 95

A10 2
A9 2, 3
Abbildung 25, 36, 37, 41, 43, 53, 57, 77, 87, 90, 94, 105, 116, 117, 119, 121, 124, 125
Abhängigkeitserkrankungen 2, 133
Abstinenz 21, 23, 24, 25, 26, 27, 28, 29, 30, 31, 33, 34, 35, 36, 37, 38, 39, 44, 50, 55, 59, 64
Acamprosate 68, 134
ACTH 84
Adenylatzyklase 15, 28
Adoleszenz 113
Adoptions- und Zwillingsstudien 83
Affinität 21, 54, 56, 78, 103
Aggressivität 69, 72, 74, 75, 77, 78, 79, 82, 83, 84, 90
Alcohol, Drug Abuse and Mental Health Administration 85
Alkoholabhängigkeit 19, 20, 21, 24, 37, 38, 39, 47, 68, 69, 72, 73, 75, 79, 82, 96, 97, 157
Alkoholintoxikation 22, 24, 27, 28, 40, 74, 87, 97
Alkoholkonsum 19, 20, 21, 22, 24, 25, 27, 28, 33, 38, 39, 40, 45, 47, 48, 49, 51, 66, 78, 80, 81, 86, 96
Alkoholsuchverhalten 19
Alkoholtoleranz 73, 75, 78
amerikanische Sozialpolitik 85

Amphetamin 4, 51, 56, 67, 68, 91, 114, 115, 118
Amygdala 3, 15, 117, 123
Ängstlichkeit 41, 43, 45, 47, 71, 84, 88, 96, 132
Anhedonie 7, 10, 12, 20, 22, 24, 33, 40, 47, 49, 60, 64, 65, 97, 99, 101, 103, 104, 105, 107, 108, 109, 110, 132, 135, 155, 156
Anhedoniehypothese 10
Anhedonie-Hypothese 107
Anthropologie 100
antisoziale Persönlichkeitszüge 73
Antizipation 12
Apathie 105, 107, 108, 109
apathy 105
Apomorphin 20, 23, 25, 37, 46
Äquilibrium 51, 117
Arbeitsgedächtnis 13, 14, 101, 111
Area 3, 9, 10, 102, 116, 135
Area ventralis tegmenti 2
Artdifferenzen 54
Ataxie 73, 74, 81
Attentional Rigidity 70
Aufmerksamkeitszuwendung 109
Ausgangshypothese 13, 64, 66, 67, 97, 99
Autorezeptoren 16, 71, 102
avolition 105

basale Dopaminkonzentration 124
Basalganglien 74, 92, 117
Bedingungen sozialer Isolation 83
Bedrohung 72
Behavior inhibition system 69
Belohnung 1, 3, 4, 6, 10, 14, 19, 110, 112, 133
belohnungsanzeigende Stimuli 12, 107, 110, 126, 133
Bestrafung 69, 70, 72
Bildungsgrad 90
B_{max}/k_D 34
BPRS 41

Bromocriptin 36

c-AMP 4, 31
Caudatus 3, 4, 60
CHO 121
Clinical Institute Withdrawal Assessment for Alcohol Scale 25, 159
Clozapin 101, 102, 103, 114
Cocain 4, 12, 49, 56, 67, 115
Core region 3
Cortisolausschüttung 72, 73
Craving 33, 41, 47, 48, 51, 65, 66, 67, 132
CRE 121
Cues 48, 66, 126

D1 Rezeptoren 4, 6, 14, 21, 112, 115, 125
D2 Rezeptorblockade 6, 96, 101, 102, 103, 104, 105, 106, 109
D2 Rezeptoren 4, 6, 14, 15, 17, 20, 21, 22, 23, 24, 25, 31, 34, 35, 36, 37, 39, 45, 46, 47, 49, 56, 82, 91, 93, 95, 99, 100, 101, 103, 104, 105, 107, 108, 110, 112, 117, 120, 122, 128, 136
D4 Rezeptoren 15, 103
Degeneration 58, 94, 97
Depolarisationsblock 101
Depression 2, 41, 69, 71, 85, 88, 99, 156
Depressivität 24, 41, 43, 45, 47, 48, 49, 65, 69, 71, 72, 84, 88, 96, 132
Detoxikation 19, 23, 24, 27, 28, 29, 30, 33, 36, 40, 41, 44, 45, 50, 64, 65, 86, 87, 88
Disinhibition glutamaterger Projektionsbahnen 124
dopaminerge Neurotransmission 1, 11, 12, 30, 50, 60, 64, 66
dopaminerge Transmission 12, 14, 15, 21, 55, 59, 64, 65, 67, 97, 99, 107, 109, 110, 113, 120, 122, 133, 137
Dopaminfreisetzung 11, 13, 15, 17, 19, 21, 22, 27, 32, 33, 40, 49, 50, 51, 54, 55, 57, 64, 65, 67, 81, 91, 95, 96, 97, 101, 103, 108, 109, 113, 114, 115, 116, 117, 119, 120, 121, 123, 124, 126, 129, 132, 133, 134, 136
Dopamintransporter 12, 21, 51, 54, 55, 56, 57, 59, 60, 64, 65, 86, 97, 117

Down-Regulation 21, 22, 26, 33, 34, 35, 49, 51, 132
DRD1 37, 38
DRD2 20, 36, 37, 38, 39, 144
DRD3 15
Drogen 4, 11, 25, 134
Dynorphin 4
Dysfunktion des präfrontalen Kortex 110, 112
Dyskonnektivität 114
Dysphorie 20, 22, 24, 33, 48

Emotionsverlust 10
Enkephalin 4
Enthemmung 4, 15, 16, 51, 71, 92, 95, 96, 100, 110, 113, 114, 115, 116, 119, 121, 122, 123, 124, 126, 127, 129, 133, 135, 136
Entladungsrate thalamischer Neurone 135
Entscheidungszeit 104, 105
entwicklungsspezifisch 16, 116, 119, 122, 129
Entwicklungszeitraum 110
Erb- und Umweltfaktoren 84
Erkrankungsalter 79
Ethylacetat 52, 53
Euphorie 11, 12, 67, 68, 73
evolutionäres Modell zerebraler Entwicklung 99
Explorationsverhalten 72
Exploratory behavior 19
extrapyramidale Nebenwirkungen 101
extrapyramidalmotorisch 135

Federal Violence Initiative 85
Fehlvernetzung 120, 121, 123, 124
fMRI 111
Fokussierung neuronaler Aktivität 111
frontokortikale Regulation 15
frontokortikaler Dopaminmangel 109
fronto-striato-thalamische Regelkreise 95

GABA 137, 143, 152, 161
$GABA_A$ Rezeptor 81
Gedächtnisfeld 14
Genexpression 31, 84
Gen-Umwelt Interaktionen 84
Gewalttätigkeit 83, 85
GH 23, 25, 26, 27, 28, 29, 31, 33, 34,

36, 37, 38, 39, 41, 46, 47, 149
Glücksgefühle 12
Glutamat 137
glutamaterge Innervation 114
glutamaterge Stimulation 15
G-Proteine 4, 23, 28, 29, 31, 59
Growth hormone 19, 23, 154
G$_\beta$-Proteine 28

Halluzinationen 123
Haloperidol 49, 102, 114, 140, 142
Harm Avoidance 40, 43, 45, 47, 48, 70
High 12, 28, 48, 53, 67, 68, 82, 142, 150
Hippocampus 67, 117, 121, 123
Hirnstamm 73, 77, 79, 86, 87, 88, 93, 95, 97
HPLC 28, 53
HVA 21, 32, 50, 51, 86, 91, 150
Hypothalamus 15, 23, 73

IBZM 104, 107, 108, 110, 117, 119, 121, 147, 150, 155, 156
ICD-10 24
Impulsivität 20, 69, 70, 73, 90
incentive 11, 12, 50, 107, 157
incentive salience 107
indirect pathway 4
International Classification of Diseases 24, 162

Kleinhirnatrophie 52, 60
Kognition 110, 141
Kommunikationsmöglichkeiten 122
Kompetition 57, 108
konditionierte Reaktion 127
konditioniertes Verlangen 4
Konditionierung 4, 133, 135
Konkretismus 128, 129, 147
Konsumption 12, 48
Konzentrationsstörungen 108, 109
Kurzzeitgedächtnis 127

Läsion des temporolimbischen Kortex 114, 116, 117, 119, 120, 121, 129
latent inhibition 126
Local circuit neurons 113
long-term potentiation 134
L-Tryptophan 84
Lustempfinden 3
Lustempfindung 10

Memory field 14
Metabolisierung des ß-CIT 52
Mißbrauch 40, 68, 86
Modellbildung 100
Monoamintransporter 58
Morphin 11
mother-reared 74
Motivation 3, 7, 12, 49, 50, 66, 112
motivationale Prozesse 3
motivationale Störungen 101
Motivationsstörungen 136
Motivationsverlust 103, 107, 109, 110
motorische Bewegungszeit 60, 104
MRI Spektroskopie 117

NAA 121
Naltrexonbehandlung 68
Negativsymptomatik 99, 100, 103, 104, 107, 108, 113, 126, 136
Netze 128
Neuroleptika 7, 93, 99, 101, 102, 103, 104, 106, 123, 154
Nikotinkonsum 64, 65
NIMH 81, 104, 136
NMDA 114, 134, 149
Nonkonformität 90
Noradrenalin-Rezeptoren 10
Novelty seeking 19, 20, 22, 24, 45, 132
Nucleus accumbens 2, 3, 4, 21, 51, 109, 115
Nucleus caudatus 35, 91, 92, 93, 95, 117
Nucleus subthalamicus 4, 96

opponent process theory 22
Overinclusion 127

Pathogenese 13, 15, 80, 84, 91, 92, 93, 97, 109, 111, 112, 115, 123, 129
peer-reared 74, 76
Persönlichkeitsfaktoren 46, 47, 48
PET 34, 35, 110, 143, 144, 150, 155
PFC 15, 112, 114, 115, 118, 121, 122, 126
phasisch erhöhte Dopaminfreisetzung 124
phasische Dopaminfreisetzung 17, 67, 91, 95, 114, 130, 134
Pindolol 71, 139
PKC 81
Plasmaaktivität 53

Pons 79
Positivsymptomatik 100, 105, 108, 126
Prädisposition zur Alkoholabhängigkeit 73, 82
primäre Verstärker 1
Primaten 3, 21, 73, 74, 81, 83, 84, 85, 111, 112, 117, 121, 123, 129, 133, 135
psychomotorische Aktivierung 12, 67, 81
Psychopathen 69, 70
Putamen 3
Pyramidenzellen 113, 116

Raclopride 6, 34, 56, 91, 112
Raphekerne 80, 86, 88, 91, 97
Reaktion auf Alkohol 73
Reaktionszeitmessung 60, 104
reduzierte basale Dopaminausschüttung 20
Regulation des subkortikalen Dopaminumsatzes 115
Reizmuster 134
Restriction fragment length polymorphisms 37
Reward 3, 10, 40, 161
Risperidone 102, 104, 106
Rückfallrate 33, 36, 47, 133
Rückfallrisiko 24, 32, 33, 36, 38, 39, 44, 45

salient 11
SANS 60, 64, 65, 104, 105, 108
SAS 41, 44
Schizophrenie 2, 13, 15, 68, 142
Schmerzerleben 71
SDS 41, 43
Second messenger 4, 23, 27, 31, 137
Second-messenger Mechanismen 133
Sedierung 81
Selbstapplikation 4
Selbstrepräsentation 122
Selbststimulation 10
Sensitivierung 50, 64, 115
Sensitivität 19, 21, 22, 23, 24, 25, 26, 27, 28, 29, 30, 31, 33, 34, 35, 36, 38, 39, 40, 45, 46, 47, 48, 50, 64, 71, 82, 114, 115, 132
Sensitivität zentraler Dopaminrezeptoren 24, 25, 28, 29, 33, 34, 35, 36, 38, 40, 45, 46, 50

Serotoninfreisetzung 67, 74
Serotoninverarmung 71, 72, 85, 88
Shell region 3
Signal-to-noise ratio 111
Signalübertragung 95, 111
soziale Faktoren 90
Sozialstaatsgarantien 85
SPECT 34, 51, 53, 54, 57, 59, 73, 75, 79, 93, 104, 107, 108, 110, 117, 120, 139, 147, 149, 150, 151, 152, 156, 158
Sprach- und Symbolisationsfähigkeit 135
SSRIs 54, 71, 93
Stimmenhören 100
Stimmungslage 41, 44, 45, 46, 47, 65, 71, 80, 88, 91, 97
Stimulus 11, 13, 14, 49, 111, 127, 134
Stress 14, 114, 143
Streßfaktoren 74, 77, 83, 84, 113, 114, 115, 119, 130
Streßreaktionen 72
Striatum 2, 3, 4, 11, 12, 13, 14, 15, 19, 21, 49, 54, 57, 59, 64, 92, 95, 96, 97, 99, 100, 101, 102, 103, 104, 105, 107, 108, 109, 113, 114, 115, 116, 117, 119, 121, 124, 126, 136
Substantia nigra 2, 3, 95, 96, 100, 124
Substanz P 4
synaptische Dichte 113

TaqA1 36, 38, 147
Temperament 46
Thalamus 49, 73, 92, 94, 95
Tic-Symptomatik 91, 93, 95
Toleranz 73, 80
Tourette-Syndrom 68, 136
TPQ 40, 43
Transmitterfreisetzung 54, 56, 133
Transporterbindungsstellen 54, 57, 87
Typ 2 79

Umweltreize 1, 11, 12, 133

Verhaltensantwort 3
Verhaltensdisinhibition 69, 70
Verlangen nach Alkohol 20, 24, 33, 41, 47, 48, 49, 50, 82
Verstärker 1, 6, 11, 12, 14
Verstärkung 1, 3, 10, 19, 48, 70, 108
Verstärkungssystem 1, 11, 12, 14, 16,

Index

19, 22, 33, 47, 50, 67, 68, 112, 132, 133
VTA 2, 3, 11, 102, 124

WCST 111
Wisconsin Card Sorting Test 111
working memory 111, 143, 153, 159
Working memory 13

zentrales exekutives System 111
Zerebellum 52, 57, 60, 74
Zivilisation 100
Zwangserkrankung 71, 92, 93
Zwangshandlungen 92

If you have any concerns about our products,
you can contact us on
ProductSafety@springernature.com

In case Publisher is established outside the EU,
the EU authorized representative is:
**Springer Nature Customer Service Center GmbH
Europaplatz 3, 69115 Heidelberg, Germany**

Printed by Libri Plureos GmbH
in Hamburg, Germany